MPR 出版物链码使用说明

本书中凡文字下方带有链码图标“══”的地方，均可通过“泛媒关联”App 的扫码功能或“泛媒阅读”App 的“扫一扫”功能，获得对应的多媒体内容。

您可以通过扫描下方的二维码下载“泛媒关联”App、“泛媒阅读”App。

“泛媒关联”App 链码扫描操作步骤：

1. 打开“泛媒关联”App；
2. 将扫码框对准书中的链码扫描，即可播放多媒体内容。

“泛媒阅读”App 链码扫描操作步骤：

1. 打开“泛媒阅读”App；
2. 打开“扫一扫”功能；
3. 扫描书中的链码，即可播放多媒体内容。

扫码体验：

产科：送上一份产检指南

暨南大学
影像工作坊丛书

这YOUNG健康
健康科普短视频创作与实践

李　洁　黄贤君　编著

Health Science Popularization Short Video Creation and Practice

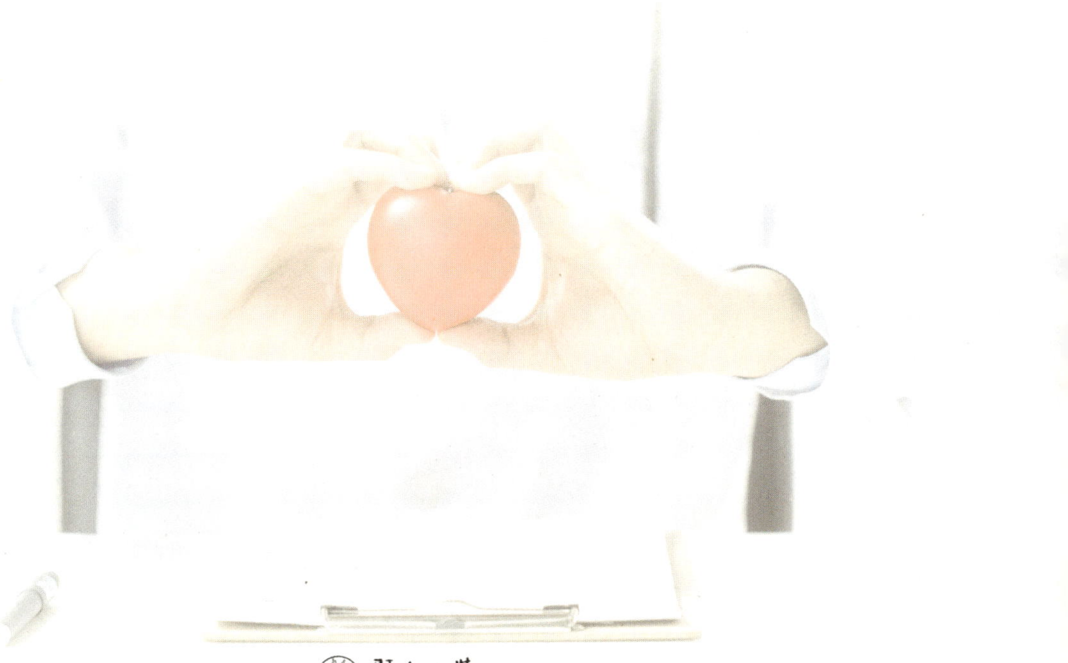

暨南大學出版社
JINAN UNIVERSITY PRESS

中国·广州

图书在版编目（CIP）数据

这 YOUNG 健康：健康科普短视频创作与实践/李洁，黄贤君编著．—广州：暨南大学出版社，2023.11
（影像工作坊丛书）
ISBN 978－7－5668－3737－0

Ⅰ.①这… Ⅱ.①李… ②黄… Ⅲ.①保健—视频制作 Ⅳ.①R161 ②TN948.4

中国国家版本馆 CIP 数据核字（2023）第 113260 号

这 YOUNG 健康：健康科普短视频创作与实践
ZHE YOUNG JIANKANG：JIANKANG KEPU DUAN SHIPIN CHUANGZUO YU SHIJIAN
编著者：李 洁 黄贤君

出 版 人：阳 翼
责任编辑：武艳飞 王辰月
责任校对：刘舜怡 黄子聪 陈慧妍
责任印制：周一丹 郑玉婷

出版发行：暨南大学出版社（511443）
电 话：总编室（8620）37332601
营销部（8620）37332680 37332681 37332682 37332683
传 真：（8620）37332660（办公室） 37332684（营销部）
网 址：http：//www.jnupress.com
排 版：广州市新晨文化发展有限公司
印 刷：深圳市新联美术印刷有限公司
开 本：787mm×960mm 1/16
印 张：16.75
字 数：305 千
版 次：2023 年 11 月第 1 版
印 次：2023 年 11 月第 1 次
定 价：98.00 元

前　言

为了促进健康科普知识传播，探索专业硕士项目人才培养创新机制，南方科技大学医院与暨南大学新闻与传播学院联合开展“健康科普短视频创作与实践”项目。

深圳经常被称作“年轻人的城市”，而在这座年轻的城市中，当代都市青年的健康问题也日益突出，此次创作与实践项目的主题便拟定为“青年健康”，旨在聚焦年轻人关心的30种疾病，制作适合年轻人观看、传播的健康科普短视频。

2021年初，项目在暨南大学新闻与传播学院开启招募工作，30名有拍摄、剪辑经验的硕士研究生加入本项目，全程参与健康科普短视频的创意策划、脚本写作、拍摄制作。与此同时，南方科技大学医院选择了30名科室医生撰写相应科室的内容素材，确定各科室科普主题方向，为项目提供医学专业指导。而“爱护120”则作为视频拍摄方和制作服务商，为创作拍摄提供技术支撑。

2021年2月，项目团队组建完成后，学生们分工合作，着手搜索网络现有的健康科普视频类型，调研国内外健康科普短视频现状，初步完成《健康科普短视频研究报告》：在宏观层面上，分析健康科普短视频平台，研究视频主体与受众，对健康科普短视频的主题、风格、文本形式进行归类，并探究了我国城市青年健康状况与健康素养，这也是本书第一章的内容；在微观层面上，学生从官方机构、医学界专业人士、商业性健康科普自媒体等不同传播主体出发，对健康科普短视频的11个经典案例进行详细分析，相关内容在本书的第二章均有呈现。

结合成功的视频个案，学生自主选择感兴趣的科室，同对应科室的专业医生沟通，商定每一个科普视频的创新点。2021年3月，第一版《健康科普短视频创意方案》诞生，当中提及了各式各样的视频展现形式：rap、动画、影视混剪、互动游戏，趣味性强，贴近年轻人的使用偏好。这版方案提供了不少创意思路，却在一定程度上忽视了视频拍摄的可行性。制作方在考虑视频投放渠道（医院视频号、官方微信公众号）的特性后，建议学生们使用手绘、3D动画、小剧场的形式来展现创意方案。鉴于场地、资金、人力等多方面制约因素，医院、制作方、校方探讨后决定采用手绘和实景拍摄相结合的展现方式。在医院、技术团队和指导老师的建议下，学生对创意方案做出有针对性的修改，将问题明晰化、具体化。虽然后期的创意方案有了较大调整，但本书的第三章仍旧挑选了 10 个最初的创意脚本收录，以此来展现健康科普短视频的另一种可能性。

当拍摄场景局限于医院病房、门诊、走廊、医护办公室时，视频内容的丰富性和信息的准确性就显得尤为重要。为了丰富视频内容，学生重新研读健康科普短视频案例和资料，数次打磨视频脚本，增强视频的故事性，不让科普视频流于形式，避免枯燥说教；为了确保信息的准确，南方科技大学医院的医生多次审核脚本内容，修改不当表述，用浅显易懂的语言来解读高深的医学术语；为了更好地展现内容，“爱护 120”技术团队提供多种手绘动画，供学生使用。经过几轮的沟通和修改，30 个健康科普短视频脚本在 4 月中旬撰写完毕，本书的第三章第二节收录了其中 24 个视频脚本。

5 月，视频拍摄工作在南方科技大学医院正式开启，各科室的医生积极配合拍摄工作，出镜讲解各类疾病的预防手段。在近两个月的拍摄后，院方根据初版视频提出相应的修改意见，学生配合制作方进行后期的修改工作。

8 月底，制作完成的健康科普短视频陆续上线新媒体平台，该系列被命名为“这 YOUNG 健康”，项目顺利完成。

在本书的编纂过程中，徐汝佳、杨晓兵负责了书稿的整理和统筹工作，陈宛钰、胡骞、赵雪、钟昕负责协助联络工作，在此一并感谢！

李　洁

2022 年 4 月

自序　在健康传播领域，与你不期而遇

“健康科普短视频创作与实践”项目出书了！

这是我们团队起初做短视频创作与实践项目始料未及的。与其说这是一个项目任务，不如说这是对健康传播工作实践的一份思考与一段记忆。能够用这种方式将项目成果留存下来，意义非凡。

2012年，作为一名中文系毕业生，我步入医疗行业，显得有一些“另类”。但是很快，我被一种踏实的使命感击中，并从此坚持了近十年。从事医院品牌宣传工作，包括健康科普工作，让我第一次感受到将文字理想与疾病现实干预相结合的那种美妙的落地踏实感，这是我攻读硕士学位期间一直在寻找的。因此，近十年，尽管涉足不同的单位与部门，我却始终未曾放弃过健康传播的工作实践。

起初我没有想到，在“健康中国”的国家战略下，健康传播作为一个专业方向，会得到越来越多的关注。那个时候，我如饥似渴地阅读张自力等学者撰写的国内外健康传播书籍，期待获得更多专业的工作视角。“落地踏实感”是自己从事医院品牌宣传工作过程中不断追求的，因此，在繁忙的工作中，我不断给自己制造“惊喜”，通过设计各种创新项目传播健康科普知识、干预疾病防治、传播名院名科名医、减少医患信息不对称、探索医学真实、促进医患理解，而这些宗旨也自始至终贯穿在我的工作思路。

2020年，正值我职业转型期，我去到一家新的医院，负责新建宣传科之后的品牌宣传工作。这份工作等于在白纸上作画，充满创作自由。恰巧，2020年，短视频社交媒体异军突起，短视频逐渐火热。医院的短视频创作拍摄制作不同于微信公众号的推文制作，资金、设备、人才、创意等缺一不可，这也是很多医院宣传工作者既渴望追赶潮流但又无从下手的原因。恰巧，暨南大学新闻与传播学院的李洁教授也正在寻找一个培养新闻与传播专业学生动手实践能力的实战型项目，我们一拍即合。最后，因为我所在工作的城市是深圳，我们便确定了拍摄青年健康主题视频，并将题目确定为“这YOUNG健康”。做项目的过程充满曲折艰难，成果也不尽如人意，但这段经历和其中的工作思考，却显得尤其珍贵，希望可给未来有意从事健康传播和医院品牌宣传工作的新秀一些鼓励与借鉴。

做医院品牌宣传和健康科普工作，要善于整合资源。作为公立医疗机构，专家资源是最有优势的，但是传播渠道、项目经费等却往往不占优势。我们尝试了政、医、校、企的联动，团队通过申请南山区科协的科普资助项目，争取了项目制作经费；暨南大学新闻与传播学院李洁教授遴选了对项目感兴趣、优秀的新闻与传播学院专业学生提供文案和创意；我从医院选配了30名联络专业医生，30名科普专家提供专业支撑；“爱护120”作为拍摄和制作服务商，提供了互补长短的庞大的创作拍摄制作团队。

做医院宣传工作，需要不断紧跟时代热点和传播媒介变化。2014年，最早开通微信公众号的时候，医院通讯员讨论得最多的就是，要开自媒体吗？有精力做自媒体吗？没想到，不到十年，社交媒体的影响力已经不可估量。“医患角色互换体验营”诞生于医患关系紧张的2013年，“医院微信矩阵建设”项目诞生于微信公众号蓬勃发展的2017年；“柔济糖妈妈”项目诞生于2014年微信群方兴未艾之时……这些项目，见证了传统媒体传播到自媒体传播的时代变迁。与其说这是我的工作需要，不如说是主动回应时代变化和媒体传播环境变迁给我带来的新思考与新探索。因此，短视频创作与实践项目也是因为在2020年捕捉到了新冠肺炎疫情影响线下活动，短视频平台异军突起、短视频爆火等新的变化，觉得需要在短视频内容上做一些新的尝试和探索，应运而生的。

做医院宣传工作，需要“内外上下”兼顾；做传媒工作，“用户至上”思维和最佳传播效果很重要。然而，做医院品牌宣传工作的人，往往是单枪匹马，需要多方平衡。创意、文案、演员、拍摄、剪辑，一个好的短视频，这些要素可谓缺一不可。但是，在执行项目的时候，我们会发现困难重重，这种困难是“校园理想”和“工作现实”之间的差异。比如理想的创意方案，可能会因疫情防控影响、医疗流程规范要求、场地人力不足、医院推介专家镜头演绎能力有限、镜头语言表达不足、制作经费有限等因素受限。因此，这个项目中，我们最后选择以动画风格取代实景演出，不能不说是一种表达方式的“妥协”。虽然部分学生提供了不错创意，但是最后无法很好地通过视频呈现，这不能不说是一种遗憾，这也是健康传播产品生产过程中每位医院品牌宣传工作者可能会面临的真实困难，我们只能尽力做到最大限度的平衡。但我们相信，这个复杂的互动执行过程，会让每个参与其中的人都受益。

“健康科普短视频创作与实践”项目，是一个有待完善的稚嫩项目，却被赋予诸多难能可贵的初心。无心插柳柳成荫，没有想到，作为学生培养和医院健康宣传的实践探索的这个项目，最后经过李洁教授团队的梳理总结思考，结集成书。本书对健康科普短视频现状、背景、趋势进行了分析，对官方账号、个人账号、商业性健康科普账号的典型案例进行分析，最后附上了学生的创意文案和视频脚本，实操指导性很强，可以说大大提升了项目的深度和厚度。尤其是学生感言部分，更见育人于成的闪耀光芒。这是短视频未尽效果的有益补充，也是作为健康传播一线工作者和高校研究教学工作者的满腔热情的最好见证。

健康传播领域，需要更多有情怀、有热情的跨界工作者参与，将专业的医学健康专业知识，通过更多样化的传播手段，获得更好的传播效果。在此，感谢每一个为此项目付出努力的机构和人。

2018 年，我重回暨南大学新闻与传播学院的课堂，在健康传播领域与李洁教授相遇，并在后来开展了很多不错的合作。未来，也期待有更多的新闻传播专业学子，可以加入健康传播领域，在这个风光旖旎的领域，我们有更多的不期而遇。

黄贤君

2022 年 5 月

专家点评

暨南大学与南方科技大学医院在健康科普传播上，首次尝试“医院 + 高校”的跨界合作，采用“短视频 + 医学科普”创新传播新策略，用“硬核干货”连接受众与科学，打通晦涩难懂的知识脉络，让我们看到医学科普的另一种“出圈”方式。当医学知识从平面走向立体，健康科普从纸质书籍走进社交媒体，也预示着医学科普因时而进、因势而新的创新之路，为大众提供多样化的健康知识接受渠道、轻量化的传播体验。未来医学科普短视频，需要向更加专业化、垂直化、有价值、有深度的方向发展，使医学知识、健康知识渗透到更多老百姓的生活之中。

南方科技大学医院副院长　王玉琨

习近平总书记指出，人民健康是人民幸福生活的基础，是民族昌盛和国家富强的重要标志，同时他也强调了预防是最经济、最有效的健康策略。因此在国务院办公厅2022年4月印发的《“十四五”国民健康规划》中，明确将普及健康生活方式作为“健康中国”建设的重要任务。如何将这项任务抓牢抓实，我想本书将给我们带来很好的启发。利用目前传播力最强的视频传播平台，以群众喜闻乐见的方式，将高深莫测的医疗概念和艰涩难懂的专业术语用大家都能听得懂的网络语言描述，真正地将健康知识送进寻常百姓家，融入老百姓的日常生活。《这 YOUNG 健康——健康科普短视频创作与实践》通过对传播主体、传播方式、传播内容等各方面的细致剖析，从风格到内容，从思路到实操，都为我们提供了详细的参考和借鉴。我想，健康生活方式无法一蹴而就地建立，但是在这样日复一日、触手可及、富有吸引力的科普宣传下，我相信我们的生活会越来越健康，我们的生活也会越来越幸福。

广州医科大学附属第三医院党委副书记　刘　丹

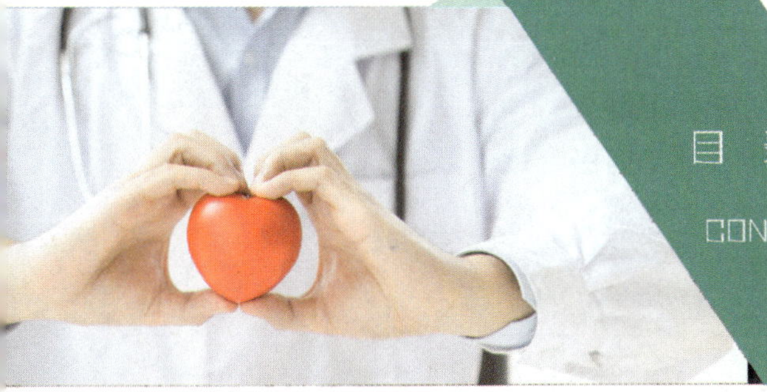

目 录

CONTENTS

这YOUNG健康
健康科普短视频创作与实践

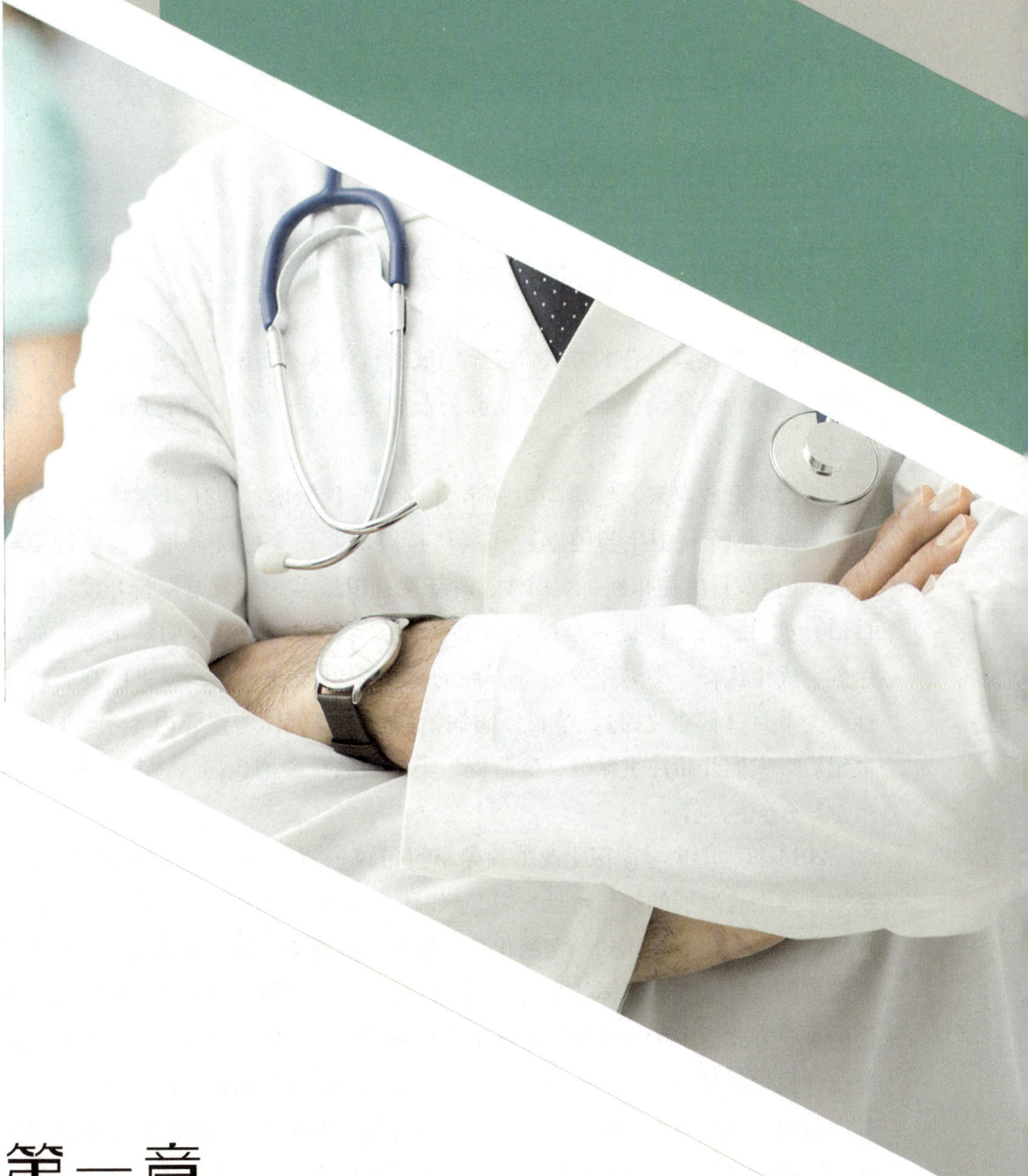

第一章

健康科普短视频与健康素养

第一节　健康科普短视频平台现状①

一、短视频：健康科普新形态

健康科普是以科普的方式将健康领域的科学技术知识、科学方法、科学思想和科学精神传播给公众，旨在培养公众健康素养，学会自我管理健康的长期性活动。②

自改革开放以来，健康类电视节目数量与日俱增：1981 年，广东电视台将《群众生活》《卫生与健康》和《科技天地》三个栏目合并为《家庭百事通》，注重节目的趣味性、实用性、时新性；1985 年，北京电视台开设《健康百话》栏目，节目以提高全民健康水平为宗旨，向观众普及防病治病、妇幼保健、优生优育、中老年保健等方面的科学知识；1996 年，中央电视台推出社教类节目《健康之路》，节目以防病治病、强身健体为主要内容③；进入 21 世纪后，人们开始注重保健，健康养生类节目数量激增，如《中华医药》《养生堂》《养生》等。

2014 年，中央全面深化改革领导小组审议通过了《关于推动传统媒体和新兴媒体融合发展的指导意见》，以新媒体为本位，形成“两微一端”、视频、户外屏等多态化发展模式，定制化、可视化、数据化、移动化已成为媒体发展的大方向。伴随着新媒体技术的发展，短视频成为媒体分发内容进而拓宽影响力的重要方式。中国互联网络信息中心发布的第 47 次《中国互联网络发展状况统计报告》显示，截至 2020 年 12 月，中国网络视频用户规模达 9.27 亿人，其中短视频用户规模为 8.73 亿人，占整体网民的 88.3%，短视频凭借其“生活化”的特征和互动性强的优势，成为最受网民青睐的信息获取途径之一。④

---

① 作者信息：徐汝佳，暨南大学新闻与传播学院 2020 级研究生。

② 黄建始．健康管理不能没有健康科普［J］．中华健康管理学杂志，2009，3（2）：125－127.

③ 吴纯．中国健康类电视节目发展研究［D］．济南：山东大学，2010.

④ 中国互联网信息中心．CNNIC 发布第 47 次《中国互联网络发展状况统计报告》［EB/OL］．（2020－04－28）．http：//www.cnnic.cn/hlwfzyj/hlwxzbg/hlwtjbg/202102/t20210203_71361.htm.

从维护全民健康和实现国家长远发展出发，国家近年来出台多项政策，强调提高全民健康素养的重要性。2015 年 3 月 5 日，国务院原总理李克强在政府工作报告中提出："健康是群众的基本需求，我们要不断提高医疗卫生水平，打造健康中国。"中共中央、国务院 2016 年 10 月发布《"健康中国 2030"规划纲要》，文件指出，各级各类媒体加大健康科学知识宣传力度，积极建设和规范各类广播电视等健康栏目，利用新媒体拓展健康教育。2017 年 10 月，习近平总书记在党的十九大报告中明确提出了"实施健康中国战略"，强调"人民健康是民族昌盛和国家富强的重要标志"。2019 年 7 月，国务院印发《国务院关于实施健康中国行动的意见》，制定并印发《健康中国行动（2019—2030 年）》。《国务院关于实施健康中国行动的意见》提出，实施健康知识普及行动，鼓励各级电台电视台和其他媒体开办优质健康科普节目。《健康中国行动（2019—2030 年）》则鼓励医院组建健康科普队伍，运用"两微一端"以及短视频等新媒体，推动"互联网 + 精准健康科普"。2019 年 7 月 15 日，国务院办公厅印发《健康中国行动组织实施和考核方案》，要求运用健康频道、网站、微信、微博、移动客户端以及短视频等媒体方式，加强健康科普和信息传播。打造"健康中国"，在全社会开展"健康国民"宣传教育，尝试改变国民不良生活方式和行为，提高全民健康素养成为当务之急。

短视频作为近几年新兴且流行的媒介形式，业界和学界目前对其并无统一规范的定义。一般而言，短视频是指以互联网和移动终端为载体，主要通过社交平台或专业化短视频平台发布，时长从几秒到几分钟的视频作品；其主要特征为制作门槛低、内容较丰富、社交属性较强。《2021 医疗科普短视频与直播洞察报告》显示，截至 2020 年底，73% 的用户曾在手机端看过医疗科普类短视频或直播内容。除泛健康资讯外，疾病类科普知识成为公众关注重点，心血管、中医等成为热门关注领域。①

二、互联网平台健康短视频布局

在《"健康中国 2030"规划纲要》的引领下，各大互联网平台也相继入局，进军健康科普短视频领域。

1. 字节跳动

2019 年 3 月，字节跳动联合中国科学院科学传播局、中国科技馆、中国

① 中国新闻网. 医疗科普短视频与直播洞察报告：专业医学科普成刚需[EB/OL].（2021-07-07）. http://www.bj.chinanews.com/news/2021/0707/82559.html.

科技报社以及中国科学技术协会科学技术普及部共同发起了“DOU 知计划”，号召科研机构和专业人员在抖音短视频平台上发布科普短视频，进行全民科普。截至 2020 年 2 月 29 日，在抖音平台上，粉丝过万的知识创作者达 9 万名，发布了超过 2 586 万个科普短视频，累计播放量超过 2. 4 万亿次。抖音成为中国最大的知识科普平台，知识内容也成为抖音增长最快的垂直分类之一。①

2020 年 5 月，字节跳动完成了对医学知识科普平台——百科名医网的全资收购。百科名医网成立于 2010 年，是国内专业医学知识科普内容平台，也曾作为主办单位之一参与了“国家卫健委权威医学科普项目”的搭建。百科名医网内的医学科普内容涵盖了疾病、药物、治疗、护理、康复、营养急救、中医等领域。拥有原创医学类科普文章与医学疑难问答数十万余条、医学科普视频数万个。字节跳动以收购百科名医网为跳板，深度入局互联网医疗健康领域，为今日头条、抖音、西瓜视频等平台引入更丰富、更优质的医学科普内容。②

随着抖音上医学科普内容的增多，如何保证内容的真实性和权威性成为平台必须解决的首要难题。2021 年 4 月，抖音发布《抖音社区医疗公约》，旨在为平台用户提供安全、有效的健康知识，禁止传播不科学、不严谨、未经证实的内容，力图减少这类内容对平台用户带来的负面影响。《抖音社区医疗公约》明确提出要打造“三道防线”：第一道防线是指对医生以及医疗机构资质进行严格审核；第二道防线是指对其发布内容进行科学性安全性把关；第三道防线是指引入健康谣言模型，一旦发布内容触发模型警报器，便会立即下架。

截至 2021 年 3 月底，抖音封禁了 560 个发布医疗广告以及可能对用户产生欺骗、诱导消费的机构账号，28 个资质虚假的医生账号，690 个被用户举报的不良个人账号，删除了千余篇伪科普内容。在提高认证标准和资料审查水平后，抖音取消 1 700 余名用户的医疗认证，取消认证的用户不允许发布医疗相关内容，平台会对这些用户之前发布的科普内容及医疗相关信息进行管控，直到重新提交的认证通过或内容完成整改。

2. 腾讯

自 2014 年起，腾讯对外投资挂号网（现微医集团）、好大夫在线等医疗

① 中国科学院数学与系统科学研究院．“DOU 知计划”这一年——撒播知识 传递美好[EB/OL]．(2020 -03 -01)．http://www. amss. ac. cn/xwdt/cmsm/202003/t20200331_5522418. html.

② 新商业情报 NBT. 字节跳动收购“百科名医网”，入局医疗健康领域[EB/OL]．(2020 -05 -22)．https://www. jiemian. com/article/4419974_foxit. html.

领域企业，对内建设医疗服务平台和自研“AI + 医疗”产品腾讯医典，进军医疗健康赛道。

腾讯医典通过医生撰写和审核的专业医学科普，帮助用户获得可信赖的知识。截至 2021 年，腾讯医典已同全国超过 5 000 名临床医生和包括两院院士、中华医学会学科主委在内的百余位顶级专家建立合作，发布的专业医学内容覆盖一万多个病种词条和全诊疗流程科普。此外，腾讯医典还与国家卫生健康委员会中国人口宣传教育中心、国家药品监督管理局新闻宣传中心等权威机构建立了广泛、深入的合作，并推出内容开放、医学科普官和大众科普官三大计划，让权威医学科普知识普惠大众，为健康中国建设提供有力支撑。[①]

腾讯医典已开设“医学视频”专栏，储备了上万条医学、药学科普短视频，不仅涉及针对高血压、糖尿病等的专业疾病防治类知识，还包括辟谣等泛健康知识。新冠肺炎疫情期间，腾讯医典与国家药监局新闻宣传中心合作，制作多条用药科普辟谣类短视频，总播放量达数百万次。

3. 快手

快手作为短视频巨头之一，在 2019 年曾联合国家卫生健康委员会宣传司和中国医师协会共同发起“健康中国 · 快健康”计划，顺利吸引 400 多家地方卫健委、公立医院、行业学会和协会以及 2 000 多位公立医院在职医生加入快手健康，搭建起了一套发布医疗信息和科普的传播矩阵。

2020 年新冠肺炎疫情期间，快手引入近百家三甲医院的医生官方及个人权威账号，覆盖北京、上海、江苏等 24 个省市，发布疫情信息、防疫科普等短视频千余条，总播放量达 22. 9 亿次。[②] 2020 年 9 月，快手发布“品牌医生千寻计划”，以“传播健康、赋能品牌”为宗旨，汇聚具有品牌影响力的医生，积极利用“短视频 + 直播”等新媒体手段，助力“健康中国”战略。快手为加入“品牌医生千寻计划”的医生提供专业运营指导、运营策略支持、医生品牌包装以及官方活动邀请等多元扶持。此外，“中国医师协会健康传播工作委员会医生品牌学组 × 快手健康”双认证直通车同步启动，双认证成员将获得大流量平台绿色认证通道、账号保护、流量扶持、多渠道曝光等优先权益；快手健康还将启动“全明星成长计划”，针对学组成员定期进行短视频传播专

---

① 百家号. 专业医学科普成为短视频平台用户刚需［EB/OL］.（2021 – 07 – 06）. https：//baijiahao. baidu. com/s？ id = 1704527663271538613&wfr = spider&for = pc.

② 钛媒体. 互联网大厂为何要挤在医学科普赛道？［EB/OL］.（2021 – 08 – 12）. https：//www. tmtpost. com/5565213. html.

项培训、医学科普明星 IP 包装、线上联合开展大型活动等活动。[①]

2021 年 4 月，快手健康联合各地方卫健委发起“萤火计划”短视频科普大赛，致力于培养发掘短视频科普先进机构和个人。快手健康还提出为医疗机构、医务工作者提供完善的运营扶持策略，深度开展健康科普培训与指导，包括平台规则、运营攻略、视频拍摄技巧、直播技巧、短视频内容策划等，助力传播优质健康科普作品给公众。[②]

三、健康科普短视频的发布渠道

（一）综合类平台

1. 抖音

抖音是北京字节跳动科技有限公司旗下产品，目标用户为 35 岁以下的年轻人，运用今日头条的“算法推荐”，精准推送优质内容给用户。自 2016 年 9 月发行上线以来，抖音用户量呈爆炸式增长。截至 2020 年 8 月，抖音的日活跃用户已经超过了 6 亿人次。

抖音在审核医疗健康科普类短视频内容时，有严谨的准入审核标准。该平台仅允许个人认证用户和机构认证用户发布医疗健康类视频，对内容有严格的审核机制。其中，已经认证的用户发布的视频内容将接受抖音平台初审团队和抖音医疗专家团队的双重审核。初审团队主要筛查内容是否存在违规提供医疗服务、售卖药品以及展示手术过程等违规行为与展示鉴定胎儿性别和宣扬非法代孕等违法行为。由中西临床医生和医学专业人员构成的抖音医疗专家团队，通过参照权威教科书、临床指南及医学文献，综合判断视频的科学性和逻辑性，判断其是否会使观众误解。[③]

2. 快手

快手是由快手科技有限公司开发的一款短视频软件，用户通过它制作并分享短视频，其更聚焦于下沉市场，流量采取普惠分发机制，吸引大量创作者上

① 知乎．第二届健康中国创新传播大会隆重召开，快手重磅发布“品牌医生千寻计划”［EB/OL］．（2020－09－28）．https：//zhuanlan. zhihu. com/p/260078721.

② 环球 Tech. 快手健康发起“萤火计划”点亮京城，短视频科普大赛即将上线［EB/OL］．（2021－04－21）．https：//www. sohu. com/a/462122239_99900743.

③ 郑杰心．健康科普类短视频的传播策略研究：以抖音为例［J］．电视技术，2021，45（5）：34－37.

传内容。根据快手大数据研究院的数据，快手平均月活跃用户超5亿人次，其健康平台拥有注册医生近2 000人，医院+医疗自媒体认证账号超过1 000个，覆盖29个省市。

3. 哔哩哔哩

哔哩哔哩（bilibili，简称B站）现为中国年青一代高度聚集的文化社区和视频平台，该网站创建于2009年6月26日。不同于抖音、快手等短视频平台，B站的视频创作更加贴近生活，内容具有文化交流的特征，弹幕的参与感、认同感，加强了UP主（uploader，即上传者）与观者的黏性，形成一种以兴趣为链接，共同创作的社区氛围。

B站作为以用户为中心的议程建构平台，其议题的框架往往贴合观者的属性偏好，其健康类短视频在叙事风格上具有明显的娱乐化特征，UP主也擅长用趣味话语符号或娱乐表情包的视频剪辑进行内容的解构。

4. 微信视频号

2020年1月22日，腾讯公司官微正式宣布开启视频号内测。作为国内用户规模最大的社交软件，微信将视频号内嵌其中，用户可以将视频快速转发至朋友圈或发送给微信好友，通过社交推荐增强信息传播力。但由于视频号诞生时间较短，目前用户黏性较低。

5. 梨视频

梨视频由澎湃新闻原CEO邵兵创办，于2016年11月3日正式上线，是一款资讯类短视频软件，主要采取PUGC（Professional User Generated Content，专业水准的用户生成内容）的生产模式，即PGC（Professional Generated Content，专业生产内容）加上UGC（User Generated Content，用户生产内容）。

梨视频健康资讯的传播内容主要以“个人卫生管理”为主，其次是食品、药品安全类资讯。

6. YouTube

根据视频创作主体的不同，YouTube中与健康直接相关的视频可分为专业生产内容（PGC）和用户生产内容（UGC）两大类别。前者以专业媒体机构或医疗卫生机构制作的健康类节目或纪录片为主，后者则以非医疗卫生专业的网络用户基于个人经验制作的健康类短视频为代表。

（二）垂直类平台

WebMD

WebMD 是美国互联网医疗健康信息服务平台，汇集了全美医师的临床报告，以及最新、最权威的医学数据库。

WebMD 网页目前分为“健康 A－Z”“药物与补品”“健康生活”“家庭与怀孕”和“新闻与专家”五大部分，用户只需点击顶部导航栏中的“HEALTH A－Z”，就可以检索想了解的健康问题。针对每类问题，用户可以在 WebMD 上观看健康主题的视频（如解剖、身体系统和外科手术），还可以通过互动教程和游戏对自身的医学知识进行小测试。

WebMD 的每个医疗健康话题的内容都由医疗专业人士和专家团队共同讨论来制定。但其健康视频大多没有医生出镜，取而代之的是一个个普通患者，能让用户有更好的代入感。

第二节　健康科普短视频传播主体与受众[①]

一、国内外健康科普短视频发布主体类型与分析

移动互联网技术的到来，促成了传播主体的多元化，这一趋势也蔓延至短视频传播中。从作品的内容产出主体来看，基本可以分为 UGC、PGC、PUGC 三种作品创作方式。随着互联网行业的发展，社会环境、媒介技术等外部因素和平台升级、用户需求等内部驱动的双重合力，短视频行业逐渐进入成熟期，垂直细分领域陆续崛起，创作主体多元化，由 UGC、PGC 转向了 MCN（Multi-Channel Network，多频道网络进化）。[②] 根据目前健康科普短视频发布主体来看，主要有医疗卫生机构、医学界专业人士、各级政府卫生管理部门、商业性

① 作者信息：胡骞，暨南大学新闻与传播学院 2020 级研究生。

② 崔永鹏，朱杰. 短视频下半场：机遇与挑战［J］. 中国媒体发展研究报告，2020（0）：144－158，204－205.

的健康科普自媒体团队、健康类电视节目或报刊五种。

（一）医疗卫生机构

1. 传播主体特征：各级医疗卫生机构的传播主体地位愈发明显

医疗卫生机构是依法成立的从事疾病诊断、治疗活动的卫生机构。医院、卫生院是我国医疗卫生机构的主要形式，此外，还有疗养院、门诊部、诊所、卫生所（室）以及急救站等。各级医疗卫生机构是健康科普专业内容创作主体中极为重要的一环，因其具有较高的科学性，在健康传播中的主体地位越来越明显，理应成为健康科普内容的主要提供者。医疗卫生机构积极开展健康科普视频创作，主动担负起健康科普宣传的社会责任。[①] 一方面，医疗卫生机构掌握权威、专业的健康信息，有利于加强公众对医学的认识与理解，消除专业壁垒，有效遏制谣言的滋生，更好地维护公共健康传播环境；另一方面，形式多样、内容生动的健康科普视频能够促进医患交流与医患互动，提高医患沟通的有效性，拉近医患之间的距离，营造良好的医患关系。[②]比如以医院为代表的医疗卫生机构，主动开设官方视频账号，利用视频传播等新媒体技术，创作权威专业、篇幅短小、通俗易懂、形式多样的科普视频，既能展示医院的技术实力，又能突出优势学科和专家品牌，同时还能向公众传递科学实用的健康知识，为提升全民健康素养起到积极作用。其中，具有代表性的视频账号主体有四川大学华西医院、北京协和医院、中南大学湘雅医院等。

2. 传播内容特征：全面展示医院形象，但缺乏传播专业性与吸引力

医疗卫生机构健康科普视频的内容选择面比较广，科普的内容既有严谨医学知识、学术活动，也涉及便民医疗服务、医院的特色活动等，是一个全面展示医院形象的窗口。总的来说，主要有以下三个方面的内容：一是提供专业、权威、准确的医学科普；二是展现服务患者、无私奉献的医护形象；三是跟踪社会医疗相关的热点事件。同时在功能上，也基本满足了患者的医疗需求、科普需求，向员工传递了医院的文化。

就科普视频账号的运营而言，目前大多数医疗卫生机构的新媒体宣传均由

① 王海芳，魏晓贤．健康科普宣传是公立医院的社会责任［J］．现代医院，2014，14（4）：149－151.

② 邸洋，王蕾，杜孟凯．医院健康科普短视频内容生态优化的实践研究［J］．中国医院，2020，24（12）：79－80.

机构的宣传人员兼职管理，在内容输出上保证了原创、“内容为王”，但是在新媒体平台上，其拍摄方式缺乏技巧，视频呈现缺乏趣味性，客观上导致作品缺乏足够的吸引力，难以产生影响力，无法达到宣传的效果。①

3. 提升传播效果策略：医疗卫生机构与媒体进一步融合创新

医疗卫生机构扩大自身传播的影响力，依靠的是与其他社会媒体合作，比如与医疗卫生、健康类媒体、本区域的主流新兴媒体等建立联系，如四川大学华西医院就积极与《华西都市报》、《封面新闻·封面直播》、四川电视台公共频道《华西论健》等媒体合作，联合推出短视频宣传报道项目，扩大了宣传的力度和效果。② 在未来，需要进一步探索医疗卫生机构与媒体融合创新的路径，扩大科普视频的影响力。

各级医疗卫生机构也号召专家、医生加入医学科普的队伍中来，鼓励他们将晦涩、枯燥、难懂的医学知识转化为简洁凝练、直观易懂的大众知识，通过开展医学健康科普大赛，培养医学科普达人，向受众有效传达健康知识。③

（二）医学界专业人士

1. 传播主体特征：多为国内知名医院的专家学者

随着生活水平的提高，人们的健康意识逐渐增强，而一场席卷全球的新冠肺炎疫情也让人们更加关注医学科普领域。正如腾讯医疗副总裁黄磊所言，新冠肺炎疫情是一场灾难，也是一堂通识教育课，更多医生投入科普，更多大众关注科普，更多平台传播科普。如今，互联网医疗迎来了快速增长，医疗产业的数字化变革也成了众人瞩目的焦点。以张文鹤、巍子、杨奎等为代表的个人医生抖音账号，创作主体多为国内知名医院的专家学者，以医学知识的健康科普为主要内容，包括急诊科、皮肤科、妇产科、骨科、呼吸科等各个医学领域，视频内容多元，形式多样。医生白天看诊，晚上线上做科普，互联网的普及和政策的松绑让医生获得了更大的自由度，越来越多的医生正在走向网络。

2. 传播内容特征：科普性内容和辟谣类内容为主

目前，医学界专业人士在短视频领域的传播内容主要分为两种，即科普性

---

① 陈艳萍．公立医院抖音号的现状、特征和应用策略［J］．江苏卫生事业管理，2020，31（8）：1087－1089.

② 刘瑞雪，王海英．新媒体直播和短视频在医院宣传报道中的创新应用［J］．中国医院，2019，23（8）：78－80.

③ 王留义．医院科普队伍这样炼成［N］．健康报，2019－04－29.

内容和辟谣类内容。科普性内容涉及面比较广，包括健康饮食、疾病预防、生活常识、女性分娩、母婴健康、心理健康、运动瘦身等；而辟谣类内容则对人们比较容易产生误解的健康知识进行解读。通常网红医生们发布的短视频都涵盖这两方面，专业属性的不同导致传播内容的侧重点有所不同。

根据《2020 年短视频平台医生 KOL 生态分析报告》，2020 年第一季度，抖音上有 941 个医生类 KOL 账号，快手上有 702 个。妇产科是快手平台中医生数量最多的科目，而在抖音平台，皮肤科、心血管的医生数量最多。除此之外，数据显示有 36 ~ 40 个细分疾病领域的医生 KOL 入驻这些平台。未来将会有更多更加细分的疾病领域的医生走上短视频健康科普之路。

3. 如何提升传播效果：守住专业性和权威性的准入门槛

近年来，许多专家学者开办了个人短视频账号进行健康科普，但其中鱼龙混杂，真假难辨。伪专家散播健康谣言，夸大常见疾病，传播虚假健康知识，这些错误的内容消耗了公众的注意力，削弱了健康内容的专业性。长此以往，不利于健康科普事业的发展和公众健康知识的提高。短视频平台应当提升医学专家的准入门槛，仅对具有资质的专家学者进行认证，同时要在账号首页对专家进行具体的介绍，在确保优质内容的同时，提升用户的信任度。

心理学家卡尔·霍夫兰认为：信源可信度越高，在短时间改变民众态度的可能性越高。如今，短视频平台中认证的真专家们利用自己的名气在传播内容的过程中隐晦地售卖产品，获得流量红利。商业营销过多导致健康类抖音短视频内容变得扁平、单一、缺乏说服力，核心用户减少，传播效果堪忧。医学界专业人士应该注重短视频的公益性和商业性的平衡，让健康传播真正惠及民众。

（三）各级政府卫生管理部门

1. 传播主体特征：以国家卫健委和各级卫健委为主

政府卫生部门包括国家卫健委、各省级卫健委以及地方各级卫健委，卫生协会包括中国社区卫生协会、中国农村卫生协会等，他们都是推进我国卫生事业发展的重要力量。因此，在健康事业逐渐成为国家战略重点的背景下，这些部门在健康科普上也义不容辞。目前活跃在短视频平台的国内政府卫生部门官方账号以国家卫健委和各级卫健委为主，如国家卫健委的“健康中国”、深圳市卫健委的官方账号、广州市卫生健康宣传教育中心的“健康羊城”，这些部门多邀请专业的医生来参与视频科普。其中，国家卫健委还推出了“中国健康知识传播激励计划”，以此促进互联网上的健康知识传播。

2. 传播内容特征：科普涵盖多个方面和多个群体

目前各部门官方账号的科普内容涵盖日常卫生习惯、常见疾病防治、罕见疾病的科普等多个方面，目标受众群体覆盖老人、青少年、妇幼等多个群体。首先，在视频的形式上，别出心裁，采用动画视频、热门影视剧片段、真人互动、访谈等形式，提升了内容的趣味性和可读性。在语言风格上，频频引用一些当下热门的流行语和影视中的金句，使得整个内容更容易触达年轻群体，在轻松有趣的氛围中传播健康知识。其次，除了传播疾病类的知识外，如深圳市卫健委还突出对医生工作日常、医患沟通的呈现以及医院专业操作的解读，让受众能够更多地了解医院的规则，增强了对医生这一职业和医院的了解。

3. 提升传播效果策略：贴近性是地方性账号的最大优势

2019 年 7 月 9 日，国家卫健委发布了《健康中国行动（2019—2030 年）》，可见，健康问题已经上升至国家战略高度。与健康事业相关的政府部门和协会作为推进健康传播的重要力量，在产出科普视频时，对传播效果进行测量也是有必要的。目前的官方账号数量不多，各省市相关部门也可以提升自己的传播力，开设科普账号，为健康传播事业贡献出自己的力量。当然，在商业力量介入健康传播领域时，国内省市等其他部门可尝试推出一些与当地健康议题息息相关的内容。首先贴近性是其最大的优势，其次在内容的传播频率方面可以形成一个较为稳定的周期，既能保证内容产出的稳定性，又能稳固账号的粉丝黏性。在内容的形式上可以多借鉴一些知名健康科普团队，提升内容形式的多元性和趣味性，提高视频内容的传播效果。

（四）商业性的健康科普自媒体团队

1. 传播主体特征：以“春雨医生”为代表的新媒体

如今，短视频逐渐成为网民经常浏览的应用，知识科普短视频以“快速展示，立体呈现”等优势异军突起。一系列科普创作者崭露头角，成为科学传播的主力军，科学传播是科技知识信息通过科学技术传播扩散，实现知识共享的过程，主要包括专业交流、科技教育、科学普及和技术推广等。[①]以“春雨医生”为代表的医学新媒体，为大众提供可靠、值得信赖的医学科普知识，

① 翟杰全，杨志坚．对“科学传播”概念的若干分析［J］．北京理工大学学报（社会科学版），2002（3）：86－90.

传递有知识、有温度、有态度的内容。

2. 传播内容特征：紧贴生活的六类主题

商业性的健康科普自媒体的内容分类主要有六类：一是健康问题解惑类，选题接近生活且简单有趣；二是健康热点类，例如针对新冠肺炎疫情做多种类型的健康知识科普合集：疫情防护合集、疫情科普合集、疫情辟谣；三是体态矫正健身类，这类内容为帮助受众解决体态问题；四是急救知识类，内容为自然灾害、生活意外等医学科普视频；五是其他谣言破解类，此类短视频围绕健康领域的谣言进行辟谣和解答；六是两性健康科普类，这类话题视频围绕HIV、HPV、女性健康、女性孕期注意事项等议题展开。

总而言之，医学自媒体的视频生产数量与质量都很高，其内容组织和运营多元化、小众化、精准化、个性化，内容细化从而使受众群体进一步细化。[①]自媒体内容生产的话语设计、旁白叙述方式等视频构成元素区别于传统，有着其特有的形式。部分内容有着个性鲜明的品牌效应，不仅注重时效关注热点问题，而且更新率高、互动性强，有助于形成账号特色，增强粉丝的黏性。

3. 提升传播效果策略：注重发展内容分发机制与矩阵运营

成功的健康科普自媒体团队为此类内容生产者提供了思路，不仅要做到适合平台内容特点，例如视频风格、内容选题和叙事技巧，还需要熟悉不同平台的内容分发机制以及运用多账号矩阵运营，这些账号通过互动互荐，提升用户互动体验，增强用户黏性。

但需要注意的是，不少内容专业性强，医学知识的科学性应有把关，除了平台对账号本身资质把关，自媒体团队在内容领域应有医学团队加强审核，以免错漏。

（五）健康类电视节目或报刊

1. 传播主体特征：以电视、报纸杂志为代表的传统大众媒体

新媒体时代拓宽了人们获取健康信息的渠道，以前人们的健康信息绝大多数来自电视、报纸杂志等传统大众媒体，如今抖音、快手等短视频平台快速发展，成为信息传播的主要载体，并且影响的深度与广度均在不断增加。基于此背景，部分健康类传统大众媒体借助新媒体实现了传播方式的更新迭代。

---

① 张海悦，江凌．短视频平台变现转型的路径探析——以“一条”APP为例［J］．今传媒，2019，27（12）：15－18.

一是对内容形式的创新，新媒体背景下人人都是自媒体，单一、枯燥的分享方式已经无法满足现代受众群体的多元化需求，部分健康类传统大众媒体主动求变，推出了专家微直播交流、摄影大赛等互动活动，通过专题短片、知识讲堂等便捷高效的形式打造原创性、差异化的健康栏目，充分满足受众群体的个性化需求，增强用户黏性。二是对传播范围的拓展，部分传统大众媒体积极适应短视频时代的传播特征，充分利用短视频多平台优势，在抖音、快手等平台均设有账号，这有利于使不同受众群体都有机会接收到相关信息，通过受众群体的查询、互动以及分享行为让每一个受众都成为传播的节点，广泛而深入地扩大传播范围。三是与受众之间建立深度连接，部分传统大众媒体密切关注观众的痛点，在电视端保持服务中老年观众的模式，同时在短视频平台直击年轻人的健康痛点，推出了网络健康谣言、自测健康、微运动、中医调养、整容等年轻人特别关注的健康主题。并通过评论收集、预埋等方式促进与受众群体的互动，进一步加深了受众的参与程度，在保证输出高质量内容的同时提高群众参与度和互动性。

2. 传播内容特征：发挥短视频与电视端的双向优势

传统大众媒体的短视频化转型仰赖于既有的专业素养与强大的内容生产力，健康类的电视节目往往会选择将当期的电视节目内容精选部分片段做成短视频分享，同时通过短视频预告下期节目亮点，达到短视频与电视端的双向促进作用。健康类电视节目、报纸杂志都会充分发掘传统大众媒体积累的专业人士资源，邀请权威专家录制短视频，进行专业化的权威健康知识科普。

同时，传统大众媒体专业的媒介素养在社会热点发掘方面有所体现，通过发掘并科普社会热点中的健康信息，大大提高内容的独创性和实效性。部分传统大众媒体通过在短视频平台设置健康知识专题的方式开展微直播，让受众群体有机会通过屏幕与专家面对面互动，将融媒体的传播优势充分发挥出来。

3. 提升传播效果策略：创新节目形式与话语风格

目前大多数的传统媒体的短视频内容依然采用专家在演播室中解读的形式，传播者话语相对单一。而北京卫视的《我是大医生》实现了传播话语的突破与创新，将健康节目与脱口秀相结合，打造了半综艺半服务类的内容形式，邀请了三位权威医生，代表了三十岁、四十岁、五十岁三个年龄阶段，与刘洪悦组成主持团队，讨论健康生活。通过主持人的引导，搭建受众与专业知识之间的桥梁，同时通过场景模拟、在线实时互动、3D 技术等全新的内容模式促进医学知识的传播。规模性和专业性是传统大众媒体独具的优势，实现专业资源的充分转化，促进短视频平台内容的娱乐化、生活化，降低专业知识的理解成本，降低医患之间的沟通成本，打破抽象知识与现实生活之间的壁垒，实现人文情怀与科学素养的并行不悖。

二、国内健康科普视频受众分析

随着网络技术的不断发展，人们的健康信息获取途径发生了较大变化，短视频以其短小、生动、简洁、分享便捷等优势，受到大众的欢迎。[①] 健康科普短视频是近年来随着媒介技术的不断发展而兴起的以传播科学健康知识、普及医学常识为主要内容的短视频。截至2020年底，中国短视频用户达到8.73亿人，直播人数达到6.17亿人，73%的用户曾经在手机端观看过健康科普类短视频/直播。[②]

健康科普短视频具有两个鲜明的特点：①篇幅短小。健康科普短视频一般不对医学内容做深度解析，只就某一特定的小而具体的话题传播短小精悍的科普知识，节奏明快，语言通俗易懂；②形式多样。健康科普短视频的传播形式多元化，注重通过感官刺激吸引受众，大多通过幽默风趣的话语或丰富多变的视觉呈现形式进行健康科普。使用短视频平台进行健康传播，受众可以自由分享健康信息，为健康信息扩大传播范围的同时，提高了健康短视频的价值。鉴于国外资料匮乏，本章借助国内相关报告对健康科普短视频的国内受众进行分析和画像，旨在通过受众研究发掘短视频的需求和痛点，以提高健康科普短视频的传播力和社会影响力。

（一）短视频受众的心理动机：使用与满足

使用与满足理论认为，受众是基于特定的心理动机和心理需求而使用特定的媒介的，受众的媒介使用也是其特定需求得到满足的过程。因而健康传播科普视频应充分考量受众特定的心理动机，才能满足受众的心理需求。关于短视频受众使用心理动机的研究，大部分研究都是基于问卷调查和访谈的实证研究，如蒋俏蕾（2019）通过对多个城市的青少年群体进行访谈和问卷调查，发现青少年如使用短视频平台获得满足的心理需求包括：娱乐、社会交往、获

---

① 刘涵，赵辰光．健康科普在短视频和直播平台中的传播现状及对策分析［J］．中国预防医学杂志，2020，21（12）：1298－1301.

② 腾讯医典．2021医疗科普短视频与直播洞察报告［R/OL］．（2021－07－06）．https：//mp. weixin. qq. com/s/29aargpigpks6uoifKw26w.

取信息、自我展示、记录存储、逃避现实等[①]；李雅澜（2020）通过调查发现，网络短视频大学生用户的使用行为及其心理的影响因素有感知娱乐性、亲密临场感、沉浸临场感、感知有用性、富社交临场感[②]；曹丹宁（2019）发现，“95 后”在视频内容消费过程中，主要有休闲娱乐动因、体验参与动因、人际交往动因、自我实现动因。[③] 基于上述研究，本书将短视频受众的心理动机分为休闲娱乐、人际交往、获取信息、记录储存、自我实现五大需求动机。

1. 动机一：休闲娱乐

社会经济的快速发展使人们的精神需求日益增加，而短视频平台提供多元化的视频内容，其中很多轻松搞笑的娱乐视频，满足了人们的娱乐需求。在李雅澜的研究结果中，感知娱乐性（包括好奇心、愉悦感和专注度）对大学生受众持续使用意愿的影响最为显著。可见，休闲娱乐成为短视频受众的普遍心理需求和重要的使用动机。

2. 动机二：人际交往

伴随着互联网技术的发展，短视频平台的开放性和交互性日益增强，社交分享功能项目越来越多，同时短视频受众的社交化、互动化心理愈发明显。陈寅的调查结果显示，在受众观看短视频的平台中，抖音占 65.13%，微博占 56.91%，微信占 48.03%，哔哩哔哩占 37.83%，Instagram 和斗鱼、虎牙等直播平台占比均为 8.22%。在这些具有社交属性的社交媒体平台上，受众针对短视频也不只有观看行为，还伴随众多互动和创作活动。

3. 动机三：获取信息

除了娱乐类的视频，短视频平台上也不乏信息类、教育类、文化类的短视频，因此其也逐渐成为受众检索、获取、了解信息的一种媒体渠道，以满足受众获取信息的需求。例如，抖音中以生活妙招为代表的生活智慧类短视频，为年轻人提供了诸多解决生活烦恼的小妙招，让旧物变新，既节省日常开支，同时又能保护环境；再如 B 站上的许多教学类视频，满足了受众的学习需求。

4. 动机四：记录储存

正如抖音在其广告语中所推崇的那样，很多受众喜欢用短视频“记录美好生活”，将生活中的点滴通过拍摄短视频的方式记录下来，并上传到短视频

---

① 蒋俏蕾. 青少年短视频使用的心理、风险及对策［J］. 青年记者，2019（25）：15－16.

② 李雅澜. 大学生网络短视频的用户行为及其心理分析［D］. 南昌：江西师范大学，2020.

③ 曹丹宁. 95 后受众的视频内容消费研究［D］. 北京：中央民族大学，2019.

平台进行存储和分享，成为自己的影像日志或 Vlog。不同于长视频需要连续占用较长的时间，短视频填补了年轻受众的碎片化时间，满足了他们暂时逃离和缓解学业和工作压力、转移现实困难的需求。

5. 动机五：自我实现

自我实现的需要位于马斯洛需求层次理论顶端，是指个体充分向的发展、实现自身才能、品质和能力的需要，而短视频的内容越来越多地关涉受众日常生活，为公众提供了实现自我的机会，通过短视频反映其个人生活观、审美观、价值观。根据陈寅的调查结果，在短视频平台的吸引因素中，“创意”“生活”“美食”分别占 62.50%、47.37%、45.72%，被调查者原创的短视频类型为“生活”的占 53.15%，“旅游”占 21.62%。可见在短视频平台，自我实现也成为受众重要的使用心理动机。

值得注意的是，不同平台的受众心理动机也会有所差异，如微信则更偏向社交和分享；抖音和快手更偏向记录储存和娱乐；B 站则更偏向获取信息和知识。所以健康科普短视频营销需要仔细评估不同平台、分析受众心理，摸索如何根据平台的特点在该平台上产出内容、留住受众，有效地接触目标受众。

此外，孟淑云（2019）根据调查问卷统计发现，在受众的观看动机方面，受众对于健康养生类视频的需求主要体现在获取信息方面，如对实用的健康养生方法的需求和获取科学的健康养生知识的需求，并且视频的真实性和专业性在很大程度上会影响受众的态度和满意度。[①] 因此，健康科普短视频在设计和制作过程中，不仅要提供实用的“干货”知识，还要充分考虑视频内容的真实性和专业性，以满足受众获取健康信息的刚性需求。

（二）健康科普视频受众特征分析

1. 受众人口属性分析

当前，短视频已经成为受众接受健康资讯的重要载体。全媒派“ConTech 数据实验室”2019 年发布的《2019 健康领域内容传播趋势报告》数据指出，2019 年 1—6 月，腾讯健康短视频播放量共计 20 亿次，远超健康领域图文内容的阅读量。[②] 结合当前短视频的发展趋势以及受众对短视频的偏好度，可以推

---

① 孟淑云．商业主义 VS 专业主义：自媒体中的健康养生类视频的叙事模式与受众需求研究［D］．济南：山东大学，2019.

② 全媒派．腾讯新闻 ConTech 数据实验室发布 2019 健康传播报告［EB/OL］．（2019 - 07 - 28）．https：//36kr. com/p/1724091105281.

测，健康科普短视频今后将会成为健康传播的重要领域。

《2019 年健康科普视频洞察报告》对近 9 000 名网络受众进行了健康科普视频受众现状调研后发现，男性受众占主体，占 65.20%，女性受众占 34.80%；96.80% 的受众身体健康状况良好，年龄分布集中在 49 岁以下。当前对健康短视频直接的受众分析数据较少，可以尝试从健康类内容的受众入手，推断当前健康科普类短视频的用户特征，并对其深耕，提高健康科普类短视频内容与受众的吻合度。

（1）年龄：健康内容的偏好程度随年龄递增。

从受众年龄上进行划分，对健康内容的偏好程度有着随年龄递增的趋势。在 2019 年的健康内容领域，“00 后”及以下的受众占比约为 16.90%，“90 后”受众占比约为 33.60%，“80 后”受众量紧随其后，占比约为 32.90%（如图1－1 所示）。如图 1－2，“80 后”，尤其是“90 后”，已经成为关注健康内容话题的“主力军”。除此之外，不同年龄段的群体，对具体健康内容的偏好度有所差异，“80 后”对减肥、健身的关注度更高，“90 后”则更注重外形管理。

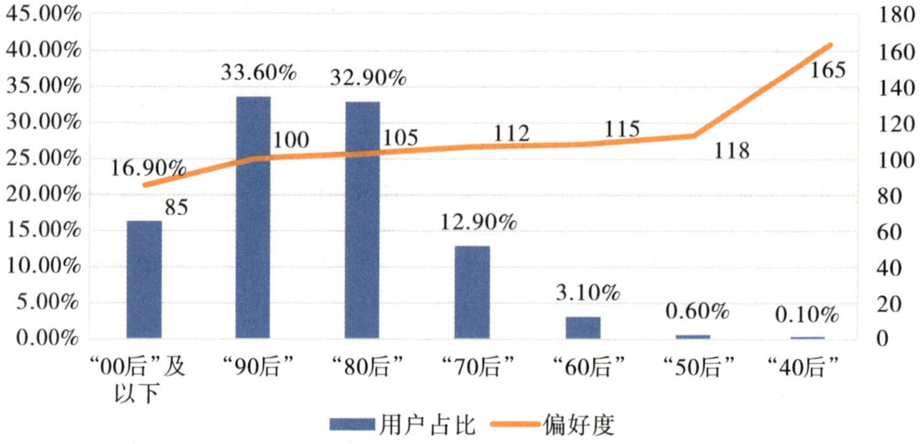

图 1－1　对健康内容的偏好随年龄递增，60 岁是健康信息关注度的拐点①

① 腾讯医典. 2021 医疗科普短视频与直播洞察报告［R/OL］.（2021－07－06）. https：//mp. weixin. qq. com/s/29aargpigpks6uoifKw26w.

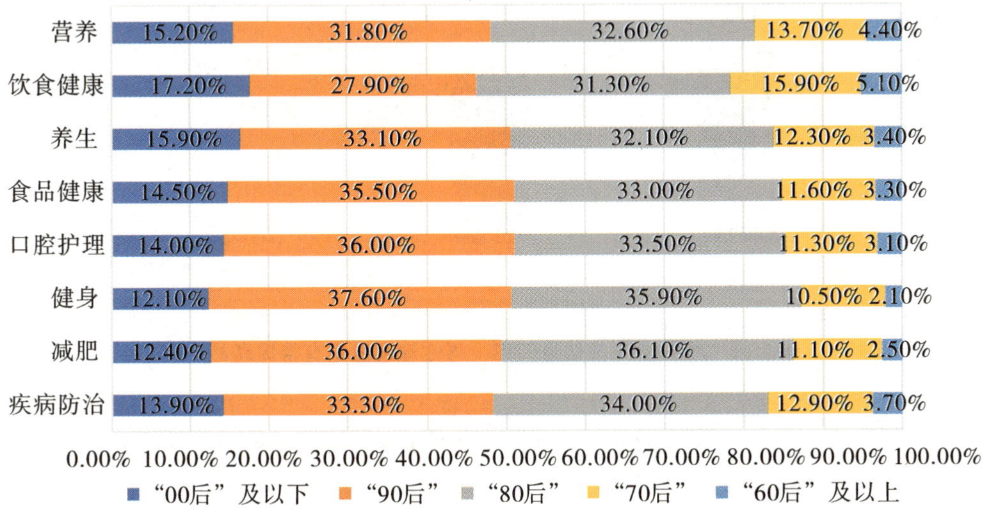

图 1-2　不同年龄段群体对健康内容的偏好度有所差异①

（2）性别：女性更关注健康信息，男性健康意识有待提升。

从受众性别上进行划分，女性受众偏好度占 54.7%，男性受众偏好度占 43%，女性更关注健康信息，男性健康意识有待提升（如图 1-3 所示）。如图 1-4，女性更注重"美和健康"，男性更关注"运动和安全"。如关注"减肥""养生"方面健康话题的女性多于男性，而关注"食品安全""疾病防治""饮食健康"等健康问题的男性则多于女性。从某种程度上说，中国女性的健康状况优于男性，男性恶性肿瘤的发病率与死亡率均远高于女性，心脏病、脑血管病、呼吸系统疾病等主要慢性病的死亡率男性也显著高于女性。因此，男性对健康信息的需求理应高于女性，但女性往往更注重饮食、作息等生活细节，更关注疾病防治信息。从数据来看，男性对健康信息的关注度还不够高，对健康问题的重视程度有待加强。

---

① 腾讯医典. 2021 医疗科普短视频与直播洞察报告［R/OL］.（2021-07-06）. https://mp.weixin.qq.com/s/29aargpigpks6uoifKw26w.

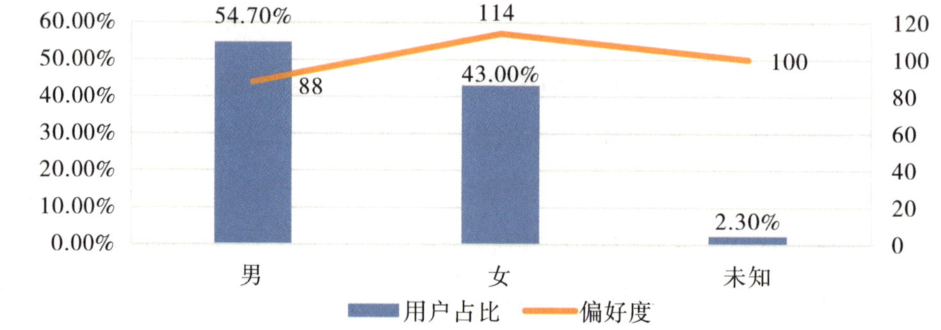

图 1－3　女性更关注信息健康，男性健康意识有待提高①

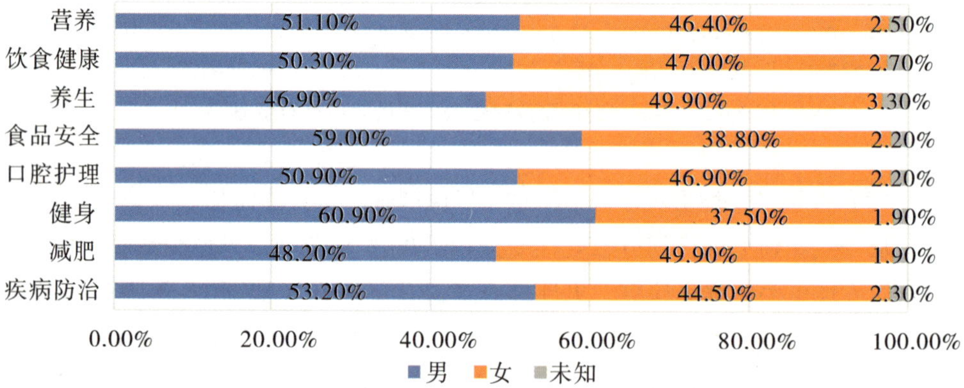

图 1－4　女性注重美和健康，男性注重运动与安全②

（3）学历：学历越高对健康内容的偏好度越高。

从受众学历上进行划分，整体来看，对健康内容的偏好度随着学历的升高递增，硕士学历受众对健康内容的偏好度最高（>40%）（如图 1－5 所示）。学历较高的受众大多属于中产及以上社会阶层，生活水平相对较高，对生活品质的追求更高，因此往往也更重视健康问题。当前，日常保健的需求还是相对高阶的需求，对健康内容的关注度与生活水平关系密切，因而呈现出一定的社会阶层特征。此外，高学历受众往往具备更好的科学素养和媒介素养，在家庭中常常扮演健康信息的把关人，帮助家人进行饮食、医疗等健康方面的决策，这种家庭责任也促使其更多地关注健康内容。

① 腾讯医典.2021 医疗科普短视频与直播洞察报告［R/OL］．（2021－07－06）．https：//mp. weixin. qq. com/s/29aargpigpks6uoifKw26w.

② 腾讯医典.2021 医疗科普短视频与直播洞察报告［R/OL］．（2021－07－06）．https：//mp. weixin. qq. com/s/29aargpigpks6uoifKw26w.

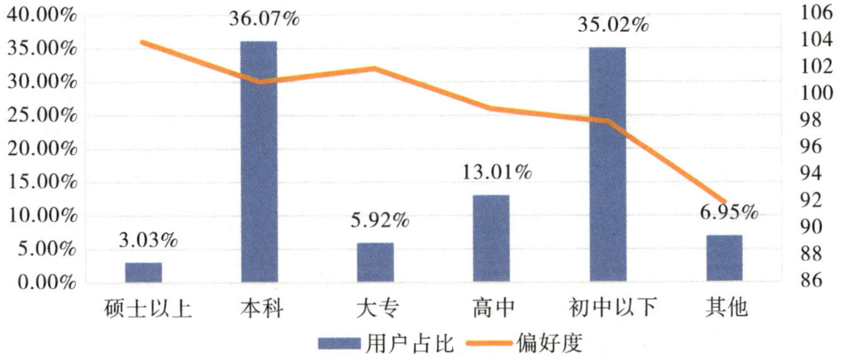

图 1－5 高学历用户更偏好健康内容，健康关注度呈现出社会阶层特征①

（4）地区：南方省份受众对健康的关注度相对较高。

从受众所属地区上进行划分，江苏、浙江、广东、福建等南方省份受众对健康的关注度相对较高，西藏、甘肃、宁夏、青海、贵州、云南等偏远或欠发达地区对健康内容偏好度较低（如图 1－6 所示）。这与地区发达程度和人民生活水平存在较大关联，生活水平、对健康的关注程度和公众健康状况三者之间存在着正向促进的关系，一线城市、江浙地区居民的健康状况要普遍优于西部、云贵等相对欠发达地区，地区间人均预期寿命存在较大差距。对于偏远或欠发达地区来说，公众的媒介接触能力与日常保健意识相对缺乏，在这些地区增加健康信息的供给、针对性地开展"健康扶贫"十分必要，可通过传播渠道的下沉、信息形式的转变加大在这些地区的健康知识普及力度。

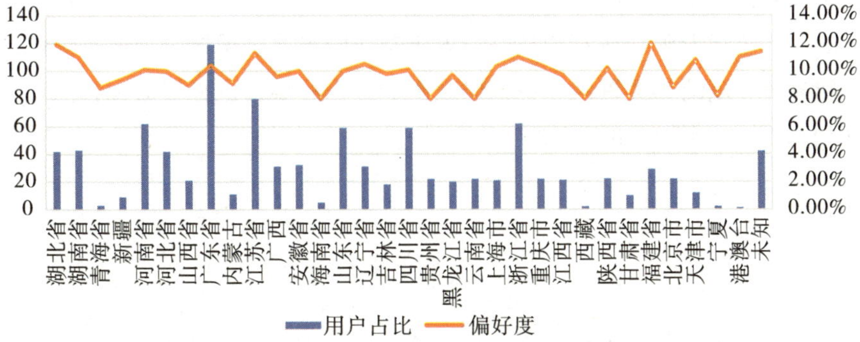

图 1－6 南方省份更关注健康内容，偏远地区需要增加健康信息供给②

① 腾讯医典．2021 医疗科普短视频与直播洞察报告［R/OL］．（2021－07－06）．https：//mp. weixin. qq. com/s/29aargpigpks6uoifKw26w.

② 腾讯医典．2021 医疗科普短视频与直播洞察报告［R/OL］．（2021－07－06）．https：//mp. weixin. qq. com/s/29aargpigpks6uoifKw26w.

2. 受众行为性特征分析

（1）观看主要路径：搜索关键词及微信端口。

《2019 年健康科普视频洞察报告》统计结果显示，92.10% 的人看过健康科普视频，搜索关键词查询是观看的主要主动路径；微信视频号观看是主要被动路径。由此可见，受众当前接触健康科普类短视频还是比较主动和积极的，不会只是被动接受算法推荐的内容。微信视频号是健康科普类短视频的一种重要传播端口，微信作为一种重要的伴随性社交软件已经嵌入受众的健康生活领域，受众往往会通过熟悉的路径去获取健康科普类资讯。

（2）观看的主要内容：生活方式和操作并行。

从对当前各平台播放量较多的视频内容的分析中可以看出，当前健康科普类短视频的受众主要观看的视频内容有两种。

第一种是日常科普类健康生活方式。《2019 年健康科普视频洞察报告》统计结果显示，55.30% 的受众观看健康科普视频主要是为了关注健康的生活方式，包括如何健康使用枕头、如何矫正假胯宽等。除此之外，权威专业是受众评判优质健康视频内容的主要标准，44.30% 的受众认为广告会降低视频公信力。

据新榜数据统计，2020 年第一季度，抖音上有 941 个医生类 KOL 账号，快手上有 702 个。“恩哥聊健康”位列 2020 年第一季度快手医生 KOL 粉丝数 TOP 20 账号中的第 2 位，第一季度发布视频的总播放量超过了 1 亿次。在这些受众观看的内容中，日常科普占大多数。从抖音和快手全部的专业科普医生个体账号点赞数 TOP 200 的视频账号中可以发现，日常科普类内容所占比例是最高的，这意味着观众最希望从专业人士制作的内容获得这一类信息。除此以外，新冠肺炎疫情相关资讯和科普以及医护工作故事，也是爆款视频的重要类型（如图 1-7、图 1-8 所示）。

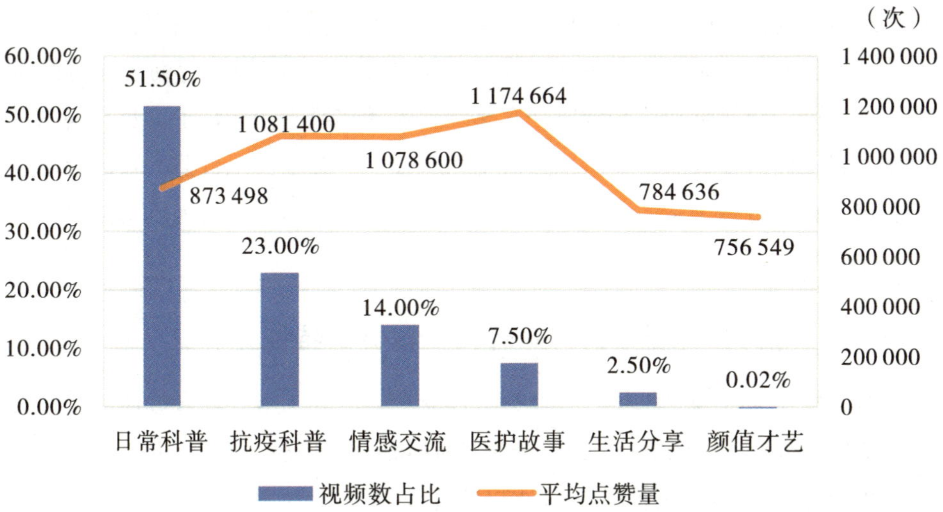

图 1－7　抖音爆款视频内容类型及平均点赞数分布①

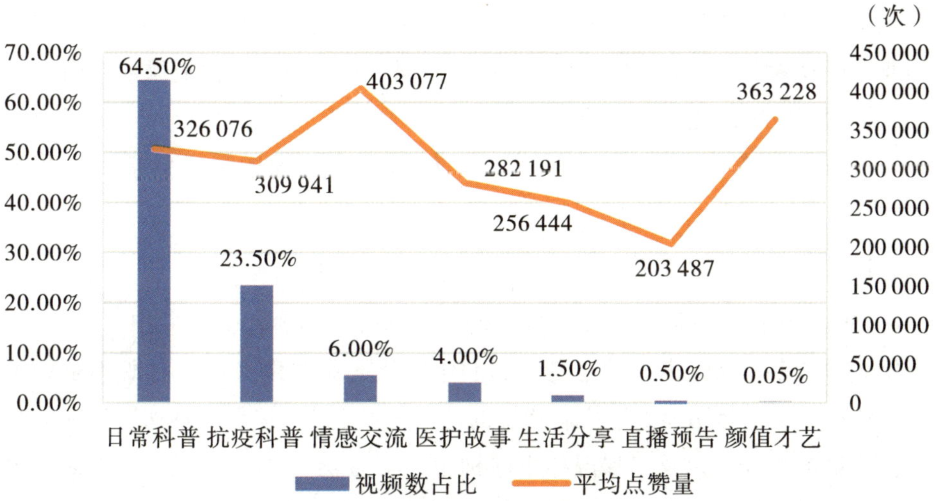

图 1－8　快手爆款视频内容类型及平均点赞数分布②

第二种是关注可操作性的健康知识。相较于传统的图文形式，短视频能够更直观、更具体地演示饮食搭配、日常保健等健康行为的操作方式，更具可操作性和示范效应。健康传播必须落实到“最后一公里”，也就是促使受众将健

① 腾讯医典．2021 医疗科普短视频与直播洞察报告［R/OL］．（2021－07－06）．https：//mp. weixin. qq. com/s/29aargpigpks6uoifKw26w.

② 腾讯医典．2021 医疗科普短视频与直播洞察报告［R/OL］．（2021－07－06）．https：//mp. weixin. qq. com/s/29aargpigpks6uoifKw26w.

康信息落实到行动中，才能真正发挥实效。传统形式的健康传播内容往往较为空泛、流于形式，短视频等新型内容形式的出现，能够切实帮助公众将勤洗手、常通风、减盐限油这些健康理念落实到生活实践中。相较于美妆、购物等领域，健康传播领域的专业短视频博主相对较少，鉴于公众日益增长的健康生活需求，健康传播领域的优质内容生产者可创新内容形式，更加重视健康知识的可操作性。

（三）作为目标受众的“年轻人”群体的特征分析

健康科普类视频要将年轻人作为目标受众，应先了解年轻人群体的基本特征。从生活方式上来看，互联网时代的多样化、便利化特点让“懒”和“宅”成为年轻人日常生活的基本特点，同时年轻人高度依赖虚拟世界，习惯从虚拟世界中寻找问题的解决方式。从思维方式上来看，年轻人思考问题的个性化特征十分突出，往往能够“脑洞大开”，突破固有思维束缚，善于发掘新鲜事物。也正因此，年轻人在思考问题时十分强调话语权，更希望做“主导者”而非“旁观者”。此外，由于年轻人受教育程度越来越高，他们倾向于对自己感兴趣的特定领域进行深入研究。

根据这些基本特征，年轻人在健康传播行为方面的特点包括以下几个方面：

1. 养生内容中年受众关注程度高，呈年轻化趋势

关注养生的受众同时关注生肖、婚姻、高考等内容，受众群中 40 ~ 50 岁中年人群居多。近年来，随着慢性病的年轻化、亚健康（即一种既不是处于健康状态，又不是明显处于疾病状态的“第三状态”，它是一系列潜伏性的征兆）人群的扩大，以及“保温杯里泡枸杞”等社会舆论的烘托，养生话题关注人群有年轻化趋势，中年人群取代离退休老年人成为养生内容的主要消费群体。中年群体消费能力和焦虑感较强，子女教育、婚姻关系、养老等是他们的普遍关注点，针对此类人群关注话题的定向内容推荐和广告投放将取得较好效果。

2. 性别差异

（1）健身内容受众多为青年男性，运动需求多于瘦身需求。

健身内容受众与篮球、娱乐明星、汽车等内容高度重合，说明受众群以青年男性为主。健身与减肥的内容受众重合度并不高，这说明对应受众并不以减肥为主要健身目标，运动、健康、增肌塑形可能是该受众群的主要健身诉求。

这一受众群体往往对外形管理、社交、文体类新闻有较大的信息需求，而对养生、疾病防治等健康话题的关注度未必较高，针对这一群体的内容推荐可区别于其他健康内容受众，重点贴合青年男性的特征需求。

（2）减肥内容受众偏女性化，但数量可观的男性受众也不可忽视。

与健身内容相比，关注减肥内容的受众同样关注文体类内容，且都以年轻人居多，不过前者更受男性受众欢迎，后者更受年轻女性青睐。同时，篮球、汽车与减肥的关注重合度也较高，这说明男性受众的比例也并不低。通常减肥相关的内容设计和投放更针对女性，但其实存在减肥需求的男性数量也十分可观，可以考虑增加针对男性的减肥内容推送。此外，年轻人在关注健康信息的同时，也关注文体娱乐和时尚信息，年轻人对健康内容的消费主要是以塑形瘦身等对美的追求为目的。

（3）年龄差异：年轻群体更受健康问题困扰。

如图 1－9 与图 1－10 所示，对比不同年龄受众的健康期待与自评，“90后”“95 后”“00 后”人群在各方面的健康期待和自评基本低于年长人群。[①] 期待分值较低或可解读为，年轻群体对健康个体有着深刻的担忧和困扰，同时自评分值较低意味着其实年轻群体在现代生活中对个人健康持有悲观态度。

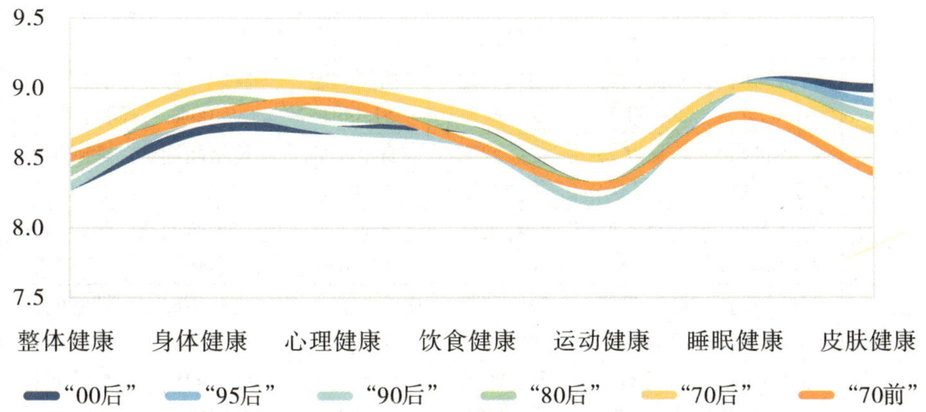

图 1－9　健康期待（分年龄）[②]

① 2021 国民健康洞察报告［R/OL］．（2021－01－26）．https：//mp. weixin. qq. com/s/dIEaCIWW-wn_GycBh8zC4YA.

② 2021 国民健康洞察报告［R/OL］．（2021－01－26）．https：//mp. weixin. qq. com/s/dIEaCIWW-wn_GycBh8zC4YA.

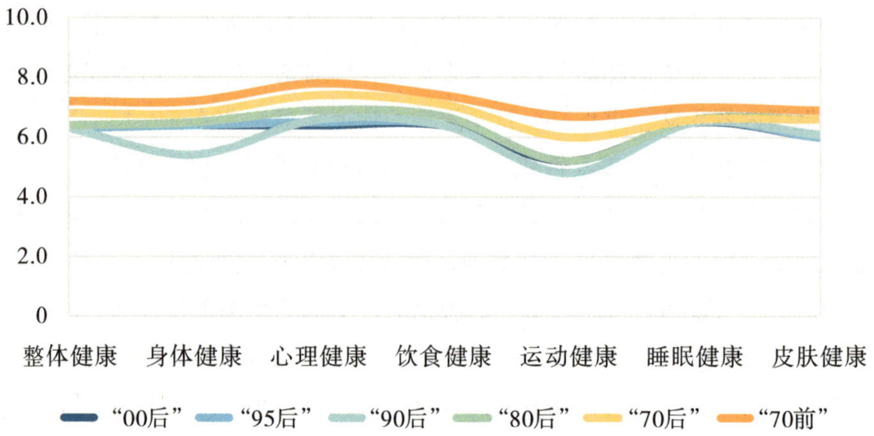

图 1－10　健康自评（分年龄）①

根据《2021 国民健康洞察报告》，对比不同年龄段人群，发现年轻人群似乎更受健康问题困扰，他们受到的健康困扰个数高于年长人群②。在"00 后"人群里，平均每个人受到的健康困扰接近 6 个。如表 1－1 所示，年轻人群的健康困扰突出表现在心理、皮肤、身材、眼睛和睡眠问题上。在睡眠健康困扰上，各年龄段受困扰人群占比都比较接近。

表 1－1　2020 年人们的健康困扰 TOP 5（分年龄）③

	"00 后"	"95 后"	"90 后"	"80 后"	"70 后"	"70 前"
TOP 1	情绪问题 61.00%	情绪问题 59.00%	情绪问题 55.00%	情绪问题 51.00%	睡眠不好 39.00%	骨质关节问题 39.00%
TOP 2	皮肤状态不好 57.00%	皮肤状态不好 57.00%	皮肤状态不好 50.00%	身材不好 44.00%	情绪问题 38.00%	睡眠不好 35.00%
TOP 3	身材不好 53.00%	身材不好 49.00%	身材不好 47.00%	睡眠不好 40.00%	骨质关节问题 36.00%	眼睛问题 32.00%
TOP 4	眼睛问题 50.00%	睡眠不好 44.00%	睡眠不好 42.00%	皮肤状态不好 39.00%	身材不好 31.00%	情绪问题 25.00%
TOP 5	睡眠不好 46.00%	肠胃不好 41.00%	肠胃不好 36.00%	口腔问题 31.00%	眼睛问题 29.00%	口腔问题 24.00%

① 2021 国民健康洞察报告［R/OL］.（2021－01－26）. https://mp.weixin.qq.com/s/dIEaCIWWW-wn_GycBh8zC4YA.

② 2021 国民健康洞察报告［R/OL］.（2021－01－26）. https://mp.weixin.qq.com/s/dIEaCIWWW-wn_GycBh8zC4YA.

③ 2021 国民健康洞察报告［R/OL］.（2021－01－26）. https://mp.weixin.qq.com/s/dIEaCIWWW-wn_GycBh8zC4YA.

3. 年轻人的健康问题

(1) 脱发问题年轻化。

脱发成为年轻人越来越关注的健康问题，调研数据显示，脱发已位列健康困扰前十，其中女性年轻人认为自己备受脱发困扰（如图 1－11 所示）。国家卫健委发布的调查数据显示，我国有超过 2.5 亿人饱受脱发困扰，平均 6 人中就有 1 人脱发，脱发年轻化趋势愈发明显，大批“90 后”已加入脱发大军（如图 1－12 所示）。

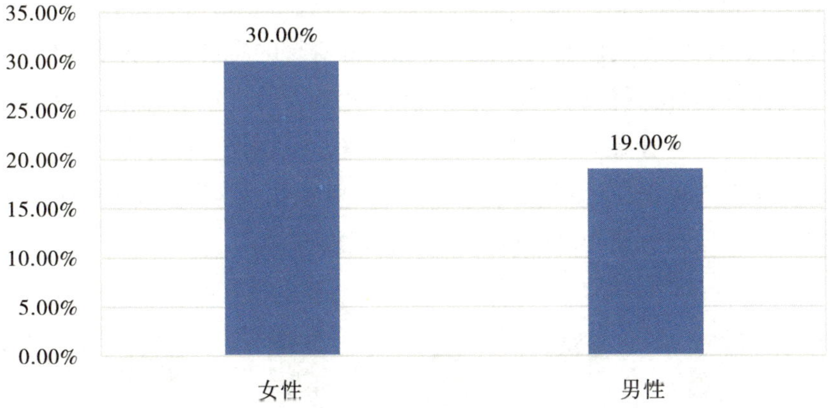

图 1－11 2020 年受“脱发”困扰的人们（分性别）①

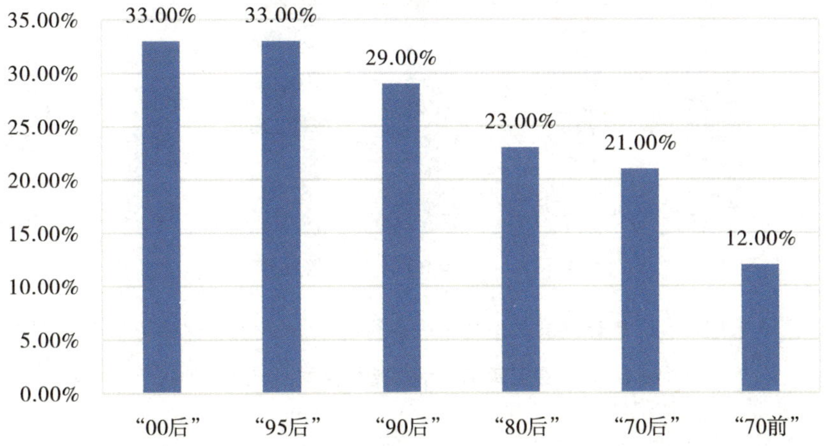

图 1－12 2020 年受“脱发”困扰的人们（分年龄）②

---

① 2021 国民健康洞察报告［R/OL］．（2021－01－26）．https：//mp. weixin. qq. com/s/dIEaCIWW-wn_GycBh8zC4YA.

② 2021 国民健康洞察报告［R/OL］．（2021－01－26）．https：//mp. weixin. qq. com/s/dIEaCIWW-wn_GycBh8zC4YA.

（2）睡眠质量问题。

《2021 国民健康洞察报告》显示，73.00% 的人有睡眠困扰。其中最困扰国人的睡眠问题是睡不沉和睡不着，各有四成国人有这两类困扰，而这些问题会影响人们白天精神状态，这又带来了“二次困扰”；此外还有一些身体机能上的睡眠问题，有 22.00% 的国人醒来后有喉咙干燥、鼻塞、打喷嚏等呼吸道不适症状，这可能和睡眠环境、睡前活动等多种因素有关。对比不同年龄的睡眠困扰，年轻人的困扰更多来自“二次困扰”，也就是因为睡不好而影响白天的工作和生活。①

（3）缺乏运动习惯。

对比不同人群，我们发现男性对于保持好身材的需求并不弱于女性，并且男性更努力地为好身材采取行动。对比不同年龄人群，年轻人群对于保持好身材的需求强烈。尽管有一半的人已经动了起来，但相较于行动力更强的年长人群，更多年轻人却仍在计划中（如图 1－13 所示），“明天的计划交给明天，今天继续放纵”或许是年轻人运动的真实写照。

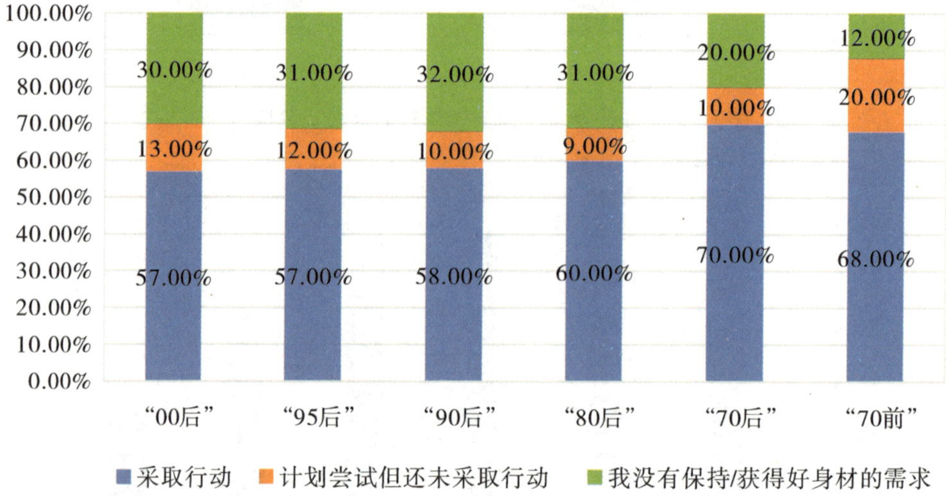

图 1－13　是否采取行动保持好身材（分年龄）②

① 2021 国民健康洞察报告［R/OL］．（2021－01－26）．https：//mp. weixin. qq. com/s/dIEaCIWW-wn_GycBh8zC4YA.

② 2021 国民健康洞察报告［R/OL］．（2021－01－26）．https：//mp. weixin. qq. com/s/dIEaCIWW-wn_GycBh8zC4YA.

而保持好身材的具体行为中，大家采取的最主要方式还是控制饮食和保持运动（如图 1－14 所示）①。无论是长期还是短期，只要管住嘴迈开腿，就已经向好身材更近了一步。有 31.00% 的人会选择健身类 App，或为学习，或为自我管束；而 12.00% 的人则把“管束”这项权力交给了朋友，让朋友来进行监督鼓励。

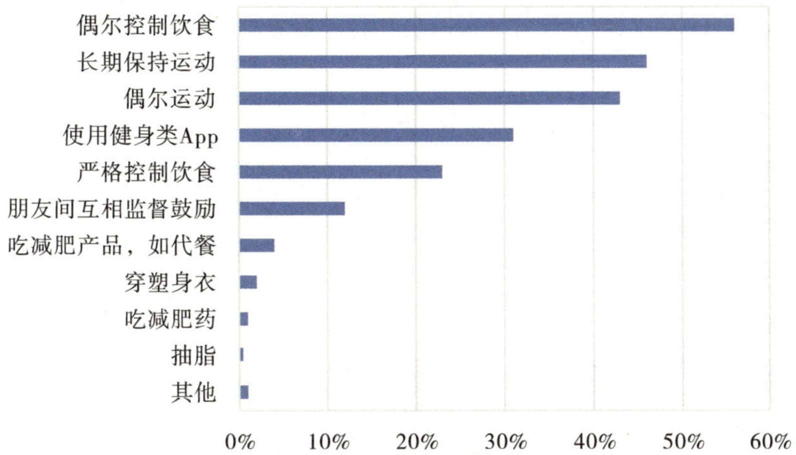

图 1－14　采取哪些方式保持好身材②

（四）用户偏好的健康内容领域

1. 最受用户关注的健康领域

《2019 年健康科普视频洞察报告》数据分析显示，有一半以上的用户出于关注健康生活方式的目的而主动观看健康科普短视频，且愿意为健康科普内容付费。③ 腾讯广告和腾讯新闻 ConTech 数据实验室调查发现，饮食健康、癌症、喂养、孕产、疾病防治是受众关注度最高的五类话题内容，主要包括有癌症、血管、血压、肝脏、肾脏、血糖、肠道、心脏、子宫、疫苗、月经等 25 个健康领域（如图 1－15 所示）④，其中受众对重大疾病以及女性健康相关信息的

---

① 2021 国民健康洞察报告［R/OL］.（2021－01－26）. https://mp.weixin.qq.com/s/dIEaCIWWwn_GycBh8zC4YA.

② 2021 国民健康洞察报告［R/OL］.（2021－01－26）. https://mp.weixin.qq.com/s/dIEaCIWWwn_GycBh8zC4YA.

③ 健康中国. 超半数用户愿为健康科普视频付费!《2019 年健康科普视频洞察报告》出炉［EB/OL］.（2021－02－28）. https://mp.weixin.qq.com/s/KzogZ7ANBCxlo93X4zfSBw.

④ 全媒派. 腾讯新闻 ConTech 数据实验室发布 2019 健康传播报告［EB/OL］.（2019－07－28）. https://36kr.com/p/1724091105281.

真假极为关注，尤其是癌症和心脑血管疾病两大领域。这两类疾病的高发病率、高死亡率催生了公众的恐惧心理，预防癌症和心脑血管疾病成为当今公众持续高度关注的健康话题。与此同时，这两个领域也是谣言频发之地，辟谣内容阅读量极大，公众对健康信息的甄别意识有所提高。但健康领域谣言的广泛传播也警示着人们在重疾防治方面期待捷径的心态，需要健康传播工作者在增强对公众的重疾知识普及教育和提高公众科学素养上继续下功夫。

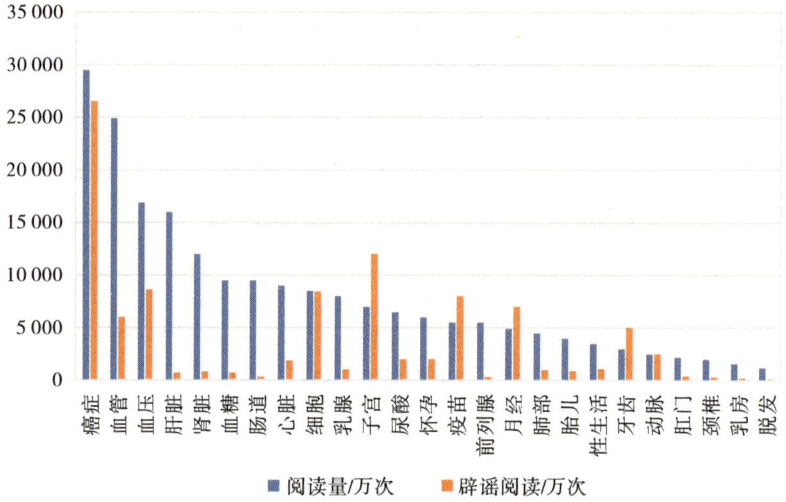

图 1－15　最受用户关注的 25 个健康领域及其辟谣内容阅读情况①

2. 受众最为关注的病症

《2019 年健康科普视频洞察报告》显示，健康科普视频涉及最多的疾病是心脑血管疾病、骨科疾病、高血压、糖尿病等，内容主要涉及疾病预防、疾病危险因素等。② 在腾讯广告平台上，受众最关注的五大病症为糖尿病、大肠癌、肝癌、高血压和肺癌，而胃癌与心脑血管疾病紧随其后，均处于关注度较高水平。③ 这些疾病在当今社会十分常见，发病原因与人们的生活方式息息相关，不健康的饮食习惯、抽烟、喝酒等行为都可能导致这些疾病。

---

① 2021 国民健康洞察报告［R/OL］．（2021－01－26）．https：//mp. weixin. qq. com/s/dIEaCIWW-wn_GycBh8zC4YA.

② 健康中国．超半数用户愿为健康科普视频付费！《2019 年健康科普视频洞察报告》出炉［EB/OL］．（2021－2－28）．https：//mp. weixin. qq. com/s/KzogZ7ANBCxlo93X4zfSBw.

③ 全媒派．腾讯新闻 ConTech 数据实验室发布 2019 健康传播报告［EB/OL］．（2019－07－28）．https：//36kr. com/p/1724091105281.

3. 受众最关注的生活方式关键词

受众最关注的前十个生活方式关键词是：减肥、营养、睡眠、水果、蔬菜、衰老、养生、长寿、肌肉和健身（如图 1－16 所示）①，可以看出当代社会人们越来越注重自身的生活质量，希望能够通过健康的生活方式和习惯将疾病防患于未然。通过对生活方式关键词的进一步归纳可以发现，运动和饮食作为受众改善健康的主要途径成为社会共识。通过调整饮食结构、运动健身来保持身材、强健体魄是当今受到广泛认可的健康生活方式。受众对睡眠的高度关注，在表明睡眠问题已经成为社会性问题的同时，也说明了健康的心理状态和生活节奏开始得到人们的广泛关注。

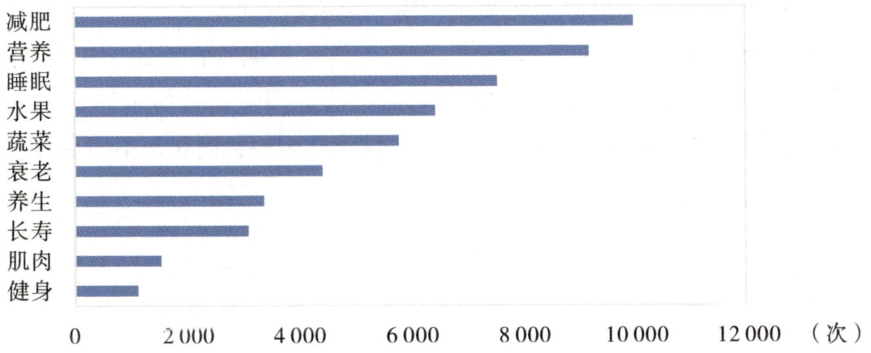

图 1－16　用户最关心的生活方式关键词②

综上所述，人们对于高发病率、高死亡率的病症始终非常重视，但在信息爆炸时代，此类病症方面的谣言问题往往十分突出，这意味着受众对相关病症优质内容的需求非常强烈。同时，相较于患病之后积极进行治疗，人们更希望将疾病从根本上杜绝，由此需要更多专业医生“触网”投身健康科普，促进人们对疾病的预防。

（五）疫情之后的受众变化

1. 健康科普短视频观看需求增加

根据《2019 年健康科普视频洞察报告》，超过九成的受众看过健康科普相关视

---

① 全媒派. 腾讯新闻 ConTech 数据实验室发布 2019 健康传播报告［EB/OL］.（2019－07－28）. https://36kr.com/p/1724091105281.

② 2021 国民健康洞察报告［R/OL］.（2021－01－26）. https://mp.weixin.qq.com/s/dIEaCIWW-wn_GycBh8zC4YA.

频，且有半数以上受众愿意为健康科普内容付费。① 由此可见，在各类短视频平台上，健康科普、医生类意见领袖的影响力在逐步提升，且仍有巨大的发展潜力。2020 年，突如其来的新冠肺炎疫情再一次提升了人们对“健康”的关注与重视，而健康科普短视频作为人们了解健康信息的重要渠道，受到了广大受众的支持，人们对健康科普短视频的观看需求有所增加，从抖音 2020 年涨粉最快的 TOP 30 账号中可以窥见一斑。相较于 2019 年异军突起的美妆类账号，2020 年在垂直细分领域中表现最佳的是医疗健康类账号。②“医路向前巍子”和“仙鹤大叔张文鹤”两个抖音健康科普账号在 2020 年涨粉高达千万人。新冠疫情引发人们对健康的空前关注，未来，受众对健康科普短视频的观看需求还会持续增加。

2. 受众期待更高质量的健康科普短视频

根据 CSM 发布的《2020 年短视频受用户价值研究报告》可知，受众仍期待更多的健康科普短视频内容。在此次调查的受众最期待看到的 TOP 30 账号类型中，健康科普这一类型的账号就位列前十（如图 1－17 所示）③。这个数据显示，公众对当前的健康科普短视频量、健康知识科普内容是不满足的。

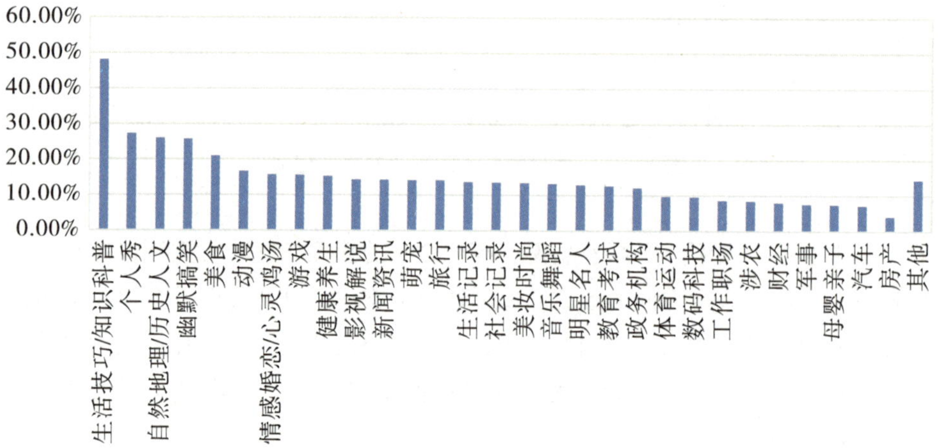

图 1－17　用户希望未来更多看到的短视频账号类型（用户比例）④

---

① 健康中国．超半数用户愿为健康科普视频付费！《2019 年健康科普视频洞察报告》出炉［EB/OL］．（2021－02－28）．https：//mp. weixin. qq. com/s/KzogZ7ANBCxlo93X4zfSBw.

② 网易新闻．2020 年抖音 KOL 生态研究（卡思数据）［EB/OL］．（2021－02－24）．https：//www. 163. com/dy/article/G3M49F19051998SC. html.

③ 搜狐网．CSM：2020 年短视频用户价值研究报告［R/OL］．https：//www. sohu. com/a/418873830_665157？sec＝wd.

④ 2021 国民健康洞察报告［R/OL］．（2021－01－26）．https：//mp. weixin. qq. com/s/dIEaCIWW-wn_GycBh8zC4YA.

2019 年以来，知识类短视频迅速发展。当前，受众对知识类内容抱有较大热情，88.40% 的受众期望通过短视频学习到知识类内容，其中 28.40% 的受众期望学习到健康医疗类内容。

当前受众期望可以看到内容质量更好、知识含量更多、剪辑技术更加优秀的健康科普类短视频。健康科普类短视频不仅要能够输出各种医学知识，还要让科普更加“有温度”“有趣味”，吸引更多受众的注意力，满足更多受众的需求。同时，受众也需要更多与日常生活紧密相关的大众健康科普，包括当代年轻人最关心的脱发、减肥、护肤、食品知识等。

3. 健康科普短视频观看未形成常态

当前，受众观看短视频的首要诉求仍然是“休闲娱乐，填补空闲”，其次是“获取信息，增长见识”和“社交分享，聊天交友”（如图 1－18 所示）。新冠肺炎疫情常态化直至结束之后，各平台健康科普领域账号的粉丝增速逐渐放缓，甚至出现粉丝量减少的现象。例如，抖音账号“仙鹤大叔张文鹤”在近 90 天内粉丝量减少 23.4 万人。这或许可以说明当前受众对健康科普短视频的观看未形成常态。

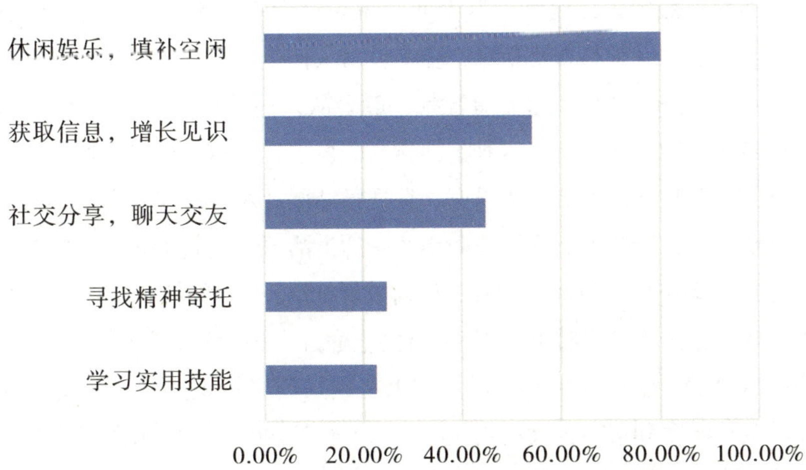

图 1－18　用户看短视频的动机 TOP 5（用户比例）①

① 2021 国民健康洞察报告［R/OL］.（2021－01－26）. https://mp.weixin.qq.com/s/dIEaCIWW-wn_GycBh8zC4YA.

第三节　健康科普短视频的内容研究[①]

一、视频主题分析

（一）健康生活与疾病预防类

生活科普类信息的主要作用是对生活中的一些鲜为人知或存在误区的日常生活或与健康相关的常识进行科普，目的是加强日常“预防式科普宣传”[②]。生活健康与疾病预防类科普短视频主要指的是以日常生活为场景，向观众介绍健康的生活方式、不健康的生活习惯的危害以及相关疾病的预防措施等内容的短视频。

这类主题的短视频以医学领域专业知识和科学观念为主要内容，传播公众易理解、易接受的医学科普类信息，更多针对人们生活中经常碰到的有关健康问题的困惑和问题进行科普。这类短视频一般会从人们原有的不良生活方式切入，从医学或者科学的角度来解读这种生活方式的危害，颠覆人们对某种、某类生活习惯的认知，并且会以方法论为导向，在视频结尾针对疾病向受众提出相关建议和疾病预防方法，警醒人们应该戒断不健康的生活习惯。其中，比较典型的作品有《一个简单动作根除鼻塞，油管2亿播放脊椎矫正师 Mandell 来啦!》《医学博士：如何才能把透支的肾补回来?》《当代绝症：人还活着，脖子没了》等。相关调查报告显示，生活健康与疾病预防类主题是健康短视频中比较受欢迎的主题。全球数据洞察和策略咨询机构凯度（Kantar Health）与腾讯医典联合发布的《2021 医疗科普短视频与直播洞察报告》指出，接受调查的68.00%的用户倾向于观看疾病科普类话题，包括健康生活习惯、饮食干预、疾病预防和风险因素等。该健康主题的短视频目标受众主要是处于亚健康状态、有许多不良生活状态

① 作者信息：郑敏珊，王琦，程瑜婷，邹越，龚昇，庄淑仪，暨南大学新闻与传播学院 2020 级研究生。

② 李彪，喻国明．“后真相”时代网络谣言的话语空间与传播场域研究——基于微信朋友圈 4 160条谣言的分析［J］．新闻大学，2018（2）：103－112，121，153.

的人群，以都市青年人为主。这类作品一般有如下特征：

1. 切入话题贴合日常生活

这类作品与人们的日常生活以及大众较为关注的身体疾病联系较为密切，选择对日常生活中常见、容易致病的生活方式切入健康话题，科普内容贴近受众的日常生活实践，往往让受众具有强烈的参与感与代入感。一般会以“我就是敲键盘、点鼠标、玩手机，至于得这病吗?”“睡觉戴耳机会有什么伤害?”“湿着头发睡觉到底有什么害处?”等当下常见的、流行的、热门的健康话题作为切入点，在联系人们日常生活的过程中，解析这些生活习惯给身体带来的疾病隐患。

2. 日常生活科学化

生活健康与疾病科普类短视频的受众是普通市民，无论是话题引入、科普主线和最终目的都是以简单的健康常识为主轴的。但这类视频主要还是从科学的角度来解读生活场景，运用专业医学的视角来解读日常生活习惯对人们身体造成的影响。例如，《早睡早起，一定比晚睡晚起好吗?》这部作品虽然背景从简单的父母与孩子争论早睡的利弊展开叙事，但是其中制作者引用大量的科学论文对早睡与睡眠问题、身体健康等话题进行梳理。由此看来，这类视频不仅是简单地进行平易近人的医学科普，也普及了专业的医学知识。

3. 引导性与可操作性强

该主题的健康短视频的重点都是向观众介绍疾病预防以及减少不健康生活习惯危害的方法，这些方法不需要受众耗费大量的资金与宝贵的时间，其便利性与可操作性较强。比如一些短视频用几十秒时间介绍可以缓解腰部或颈部疲劳的动作，视频动作化指导具有具象性，受众可以模仿与学习。传播这类健康生活方式知识有助于受众在日常生活中养成更加良好的生活习惯，减少患病的可能性。

总的来说，健康生活与疾病预防这一类型的健康短视频整体内容贴近民众的日常生活，针对人们日常生活中的面临的健康问题和已有的不良生活方式进行科学解释，从预防的角度传播相关指导性信息和知识，具有较强的实用价值和指导价值。

（二）健康谣言澄清类

在现代信息社会中，混杂着很多不实、缺乏科学依据的“伪知识”以及谣言，其中健康类谣言具有传播力强、扩散速度快、负面影响大的特点。因此针对这类谣言进行澄清能帮助民众提高自身的健康素养和认知水平，也有助于他们接受科学的健康知识。

健康谣言澄清类短视频主要是对传统的健康内容以及网络健康信息泛滥，健康谣言层出不穷给健康传播和受众带来的负面影响，有针对性地提出疑问并列出证据，从科学的角度进行合理的解释和说服，破除伪知识，防止人们陷入健康误区并呈现出真正的健康知识的短视频。这一类短视频主要是以健康知识介绍的方式向受众进行科普，往往会以权威的杂志、科学的研究作背书，常以列数字、作比较、举例子等方式论证事实，击破谣言。其中比较经典的案例有《辟谣了：食物相克不存在!》《那些正在“毒害”年轻人的“伪知识”!》和《偏方：洗发水 + 避孕药 = 生发大胸？长男不长女》等。这些作品旨在引导受众破除健康迷信思想、错误的医学知识，提高个人的健康知识素养。当前的健康辟谣短视频也紧紧围绕年轻人关注的话题，比如脱发、生育等日常生活问题，短小精悍、视觉语言丰富的形式加速年轻人对新的健康知识的吸收。这类作品一般有以下特征：

1. 悬念式标题

这类健康科普短视频的标题大多会设置悬念，采用疑问句引入辟谣的内容和话题。这种方式常常能够迅速将人的目光聚焦于谣言本身，进而对谣言逐一击破。比如《女生放的屁更臭是真的吗？科学分析你憋住的屁都去哪了》《你鼻子上的真是黑头吗？到底能去掉吗?》《连夜被抢空的双黄连能预防新型冠状病毒?》等，这些标题都用疑问句来回应存在的谣言或健康伪知识，标题简洁明了的同时又能吸引观众点击浏览，达到传播知识的目的，破除观众原有的认知错误。

2. 论证严谨

健康信息辟谣比其传播新的健康知识需要更加丰富的论证过程，改变受众固有的认知需要更加严谨的科学话语反驳谣言。例如，丁香较真发布的视频《哪有什么酒后乱性，我信你个鬼!》，该视频标题反驳了人们在日常生活中秉持的观念，具体内容在从各类知识包括化学知识、生理机能和法律条文解读“酒后行为”，与此同时引用国外的多个研究结果作为进一步论证的论据，运用知识破除“酒后乱性”的谣言本质，再结合专业且科学的研究案例进一步落地论证“酒后无能”这一谣言。

3. 知识丰富

破除健康谣言的同时，为观众补充科学和正确的健康知识和干货才能实现提高民众健康素养的最终目的。例如，《脸洗得越干净越好吗?》这则视频针对人们常常怀疑没有洗干净脸的困扰，对人们护肤的这一“误区”进行科普，强调了“过度清洁”的危害。与此同时，视频还指出如何才能正确做好“面部清洁”，提出根据肤质挑选合适的洗面奶与卸妆用品，还有正确的洗脸方式。在指出健康观念误区的同时，提供了可供参考的健康知识与经验，有助于人们接受辟谣的信念和意愿。

4. 以解说形式为主

健康谣言澄清类短视频更加注重破除谣言，一般主要用比较清晰简短的语言来阐述健康谣言以及真相，旨在快速传播正确信息，保证传播效果。例如，这则关于新冠肺炎疫情的辟谣短视频《世界各国都有哪些关于新冠肺炎的谣言？我看呆了!》，专门针对网络流言、虚假谣言以及关于新冠病毒感染防护的伪知识进行澄清，同时对谣言的传播机制进行了详细的论述，帮助受众了解新冠肺炎疫情的谣言传播机制，提高受众对辟谣传播的健康信息的接纳和信任。

总的来说，健康谣言澄清类短视频主要是对健康谣言进行“证伪”，让人们能够形成科学的健康认知，是健康领域中重要的辟谣工具。

（三）常见疾病的自我诊疗类

2019年召开的国务院常务会议中，政府提出要加强癌症、罕见病等重要疾病的防治，事关亿万群众的福祉。常见疾病的自我诊疗类型的短视频主要是介绍常见疾病症状、诊断方式和相关治疗的短视频。这类主题的健康科普短视频主要是为受众提供科学权威的日常疾病自我研判方案，让观众能够简单、快速和方便地通过视频讲解了解疾病的相关症状，进而进行自我诊断，监控个人身体情况。既可以帮助受众及时获取疾病信息，又可以保证个人得到诊治。其中涵盖的疾病种类多样，主要以常见的心理疾病和日常疾病为主，例如：抑郁症的自我诊断、常见眼部疾病的自我诊断以及颈椎病的诊断与治疗等。比较典型的作品有《5个迹象，表明你有隐性抑郁!》《警惕身体发出的危险信号，这些症状可能会致命！你敢自测一下吗?》《7个动作有效改善颈椎酸痛，不躺不站坐着就实现，学生党、上班族福音》。医疗卫生保健系统的完善在很大程度上改善了人类健康状况，却难以阻止类似糖尿病、脂肪肝等慢性病的发生。为了降低这类疾病对人体的侵害，有学者提出现代医学预防—保健—治疗—康复一体化发展趋势。[①] 随着越来越多人身体出现亚健康，人们的自我保健意识逐渐增强，对了解和掌握一些常见病、多发病防治知识的要求越来越迫切。因此，常见疾病的自我诊疗类成为当下比较受人们关注的健康科普短视频类型，这类视频面向的受众一般是体质病弱者、妇女以及老年人。但是随着人们健康意识的提高，这类视频的受众群体规模也在不断壮大。该类主题的作品一般有如下特征：

1. 善用悬念、夸张等表现手法

疾病的自我诊疗类健康科普短视频的内容主要是介绍某种疾病的特性和表现，为了吸引观众的注意力，常常运用修辞手法，如悬念或夸张等手法吸引人们进行自我身体检查。这样有利于勾起人们观看视频的欲望，也有利于健康知识的传播，促进健康知识在传播链条有序传播。例如，《张口弹响是种病丨正确的张口方式丨口腔博士：关节病的自我诊断与日常养护》，在视频开头讲解人员用极其夸张的语言演示口腔疾病的四个症状，让观众感受到趣味性的同时获取口腔疾病自我诊断的知识。

2. 场景化的叙事

这类短视频常常需要展演疾病的症状，通常会运用一些生活场景的描述来增强患者的代入感，使用具体的、细致的描述性语言对常见疾病的表现形式和症状进行介绍，如《警惕身体发出的危险信号，这些症状可能会致命！你敢自测一下吗?》，该视频列举了很多具体生活场景，让观众可以简单且直观地了解该疾病在日常生活中的表现症状和形式。

3. 常用对比，重在区分

许多疾病会有相似的症状，因此，在疾病自我诊断类的视频中常常通过运用对比的手法，帮助观众更清晰、更精准地识别疾病。例如，《哪有那么多的“湿气重”，你只是蛋白质缺乏……》这则视频讲述了受众口中常常提到的“湿气重”等症状其实与缺乏蛋白质的症状类似，可以帮助受众判断自己到底是“湿气重”还是缺乏蛋白质，进而可以对不同患者对症下药，做到精准疗愈。

4. 专业性与引导性强

常见疾病自我诊疗类健康科普短视频与其他科普短视频不同，该类短视

---

① 梁海建，石宏英. 大学生生活方式与自我保健意识的调查分析与对策［J］. 中国科技信息，2007（16）：135－136.

频要求更高的专业性，以帮助受众进行自查，从而起到及时治疗的作用。因此，这类视频大多会邀请专家出镜，引用专业数据和专业知识来进行讲解，再通过精准的语言展现出疾病的症状。视频最后往往都会提醒观众“及时到正规医院就医”“不要延误病情”等，督促与教化受众培养正确的健康意识。不拖延病情、关切自身健康状况，让疾病早日得以就治，减少疾病的恶化概率。

总的来说，常见疾病自我诊疗类短视频主要是以轻快明了的短视频方式来向受众呈现疾病诊断的方法，帮助人们能够科学、有效地研判疾病，同时培养正确的就医观念和健康理念。

（四）疑难杂症介绍类

疑难杂症介绍类的健康科普短视频主要是介绍疾病发病情况、疾病症状以及患病率，主要帮助受众进行自我诊断进而精准就医。这一类型健康科普视频的专业机构包括“大医本草堂”“心血管内科—汪蓓蕾”和“疼痛科李娟红医生”等。这些专业医师团队专攻疑难杂症，旨在为这类受众提供有用知识和经验。同时也向潜在的疾病患者给予相关知识和就医建议，减少这类疾病给个体带来的伤害。疑难杂症介绍类所具有的特征概括如下：

1. 题材细分，针对性强

疑难杂症与一般疾病不同，其发病率较低，症状也较为罕见，大多数民众对这类疾病较为陌生。而且这类病症由于较为罕见，医学经验较少，对疾病的治疗存在较多认识不足、经验不足的情况。这类视频虽然仅针对细分群体，但是每个人都有患上这些疾病的可能性，因此用户对这些疾病抱有较多的好奇心。并且这类疑难杂症在信息发布方面常常按照不同的科室来发布，更具有针对性。对某一类疾病例如心血管类疾病更为关注的人群，也会更加倾向于接触这些疑难杂症。

2. 标题新颖，竖屏为主

该类主题的内容标题往往成为吸引用户点击阅读的关键所在。通过对比分析发现，该类主题的标题往往直接突出病症表现，却不显示病症名称，一方面是由于病症名称本身辨识难度较大，另一方面是通过设置悬念、吸引共情的方式可以塑造悬念，提升视频内容的吸引力与感染力。在分析内容形式后发现，该类主题内容采用竖屏形式较多，一方面这与内容本身的叙述方式有关，竖屏能让受众沉浸式地体验医生会诊的感觉，更加符合医生出镜情况下与人交谈的场景。另一方面这也是出于拍摄便利性的考虑。这一类作品往往缺乏设计，经由医生一人展开，以竖屏的方式拍摄能最大限度地展现医生的讲述过程。

3. 第一人称叙事

由于围绕疑难杂症的话题需要较高的医学素养，因此在当前疑难杂症介绍类短视频中最常见的就是专业医生出镜讲述的形式。通常以问诊的第一人称视角进行讲述，视频多采用一镜到底的形式，结合医生的诊疗经验，通过医生本人对病症特点、患者情况进行介绍，讨论疑难杂症的特征与治疗手段，向受众提供认知症状、自我核查的知识。在叙事中，医生主要采取第一人称叙事的方式，结合医生自身的诊疗经验，浅显地阐释疑难杂症，让受众了解常见症状以及并发症等，重点在于突出疑难杂症应该被关注的理由，进一步突出视频内容的价值。

4. 语言朴实，专业度高

通过对现有的疑难杂症介绍类科普短视频进行分析后发现，该类视频内容运用的语言亲切易懂，多以简单的口语对白为主。该类主题的内容主要由专业医师主导参与，医生通过组织通俗易懂的语言对相关症状进行描述，同时提出自我诊断的方式。因此，在这一过程中医生所选用的语言要较为平实易懂，在视频内容中要展示字幕，便于观众跟上医生的分析思路并进行记忆。与此同时，在这一类视频中如何树立医生的权威也显得尤为重要，对于经常发布相关内容的科室医生而言，发布相关的内容具有较高的可信度；对于初次尝试发布相关内容的账号而言，一般多对主讲人进行包括名称、身份、职位、从医经历在内的多方面的说明，以此来树立视频内容的专业性与权威性。

（五）医疗精尖技术科普类

医疗精尖技术科普类短视频以国内外医疗前沿技术为主要内容，通过知识科普、故事叙述的方式阐释最新的医疗技术发展情形。这一类题材的短视频代表作包括抖音账号“第二师司法局”发布的《新型血栓疏通手术将拯救无数生命》、抖音账号“人民网”发布的《真技术流！外科医生为鸽子蛋做手术》和抖音账号“中宏民泰医药科技”发布的《医学 3D 动画演示：激光矫正近视手术》等。这一主题的目标受众大多定位为关注医疗尖端科技、医疗咨询的医学领域相关人士，同时包括一些关注高精尖，认同科技改善日常生活的普通用户。医疗精尖技术科普类短视频所具有的特征概括如下：

1. 结合热点

这类视频的内容选题大多与社会热点结合较为紧密，因为一项高精尖医疗科技的诞生必定带来较高的社会关注度。围绕医疗高精尖技术的内容通常采取新闻资讯的形式展开，一定程度上也反映出这一题材内容具备较高的社会价值。这些高精尖科技的内容发布多与家国情怀相关联，具体而言大多视频会配以宏伟磅礴、富有激情的音乐片段，增强短视频的感染力。关注医疗高精尖技术的科普视频，一方面能解决用户对于医疗技术的信任问题，另一方面这些视频通过展示医疗技术的进步，进一步强化了用户对国家科技进步的认知，也在一定程度上增进了民众对于国家综合实力的认可，凝聚社会面的国家认同。

2. 系列化程度高

该主题的内容选题天然具备极强的系列化生产潜力，在各领域都具有丰富的医疗科技资源可供挖掘，因此在各领域都具有垂直化生产的潜力。针对分门别类的医疗精尖科技信息，可以进一步简化用户信息检索环节，提升健康传播的效率。与此同时，系列化程度高意味着具备更强的市场开发能力，具有更精准的目标用户群体。

3. 故事性较强

该主题的内容主要以第三人称叙述为主，通过故事讲述、技术展示等方式再现医疗技术，通过专业的科普讲解概括医疗科技的突出贡献。由于内容多采用第三人称叙述的方式，具有故事性的议题往往成为这一类主题的首选，具体可以表现为应用这一医疗科技实现成功的临床案例新闻资讯。一方面采用新闻资讯的形式可以提升这一内容的可信度与权威性，另一方面新闻资讯提供了天然可用的音画素材，解决了在某些专业问题上的画面呈现问题。

4. 专业性强

由于这一题材的特殊性，这一选题的内容通常会突出专业机构对这一医疗科技的背书，以证实信源的可靠性。与此同时，这一题材的特殊性，通常事关医疗科技的实操层面，因此一定要复核信息的可靠性，一旦未经审查的信息被发布，普通用户也难辨真假。

5. 多运用 3D 动画

由于高精尖的医疗科技往往具有较高的认知难度，因此在内容中往往结合专业的 3D 动画或者案例片段进行实例讲解。通过动画以及案例的形式，展示尖端医疗科技的作用过程，降低用户对高精尖科技的认知难度。因此，在这一类主题的内容创作过程中，具有更高的技术难度以及专业性要求，一方面要求内容生产者具备 3D 动画创作的能力，另一方面要求用户具有精准判断相关资讯价值的能力。

（六）医院就诊信息类

医院就诊信息类短视频以展示医院就诊信息为主要内容，通过影片形式展示包括医院地理位置、诊室分布情况、就诊基本流程等就诊基础要素在内的短视频主题。这一类题材短视频代表作包括由抖音账号“武汉市中心医院”发布的《武汉市中心医院一体化产房》、抖音账号“周仙仙”发布的《看病难》、抖音账号“央视财经”发布的《24 小时接诊！医生三班倒！武汉各大医院：加强发热门诊力量》等。这一主题的目标受众大多定位为寻求医疗就诊信息的用户，对某一特定区域或者特定医院就诊信息有需求的用户。医院就诊信息类科普短视频所具有的特征概括如下：

1. 地域性强

医院就诊信息是社会大众普遍需求的信息类型，同时也是健康传播环节中起到基础作用的信息形式，受众普遍需求及时、准确、便捷的就诊信息。该类主题的内容主要服务于特定区域或者特定医院的受众群体，因此虽然具有社会的普遍性，但是也存在鲜明的地域特征，集中表现为某一特定区域的受众对其发布的就诊信息较为关注，这与国内的医疗就诊情况也是密切相关的。

2. 针对性强

作为主要起到信息沟通作用的医疗就诊信息，在其内容属性上可以有针对性地进行分类，主要对医院的就诊信息进行分门别类的概述，例如展示医院地理位置以及医疗优势，介绍医院诊室的构成与分布情况，讲解患者的基本就诊流程等，尽可能全面地提供用户需要的信息。在注重分类罗列就诊信息的同时，也需要注重及时更新信息，通过医院就诊信息的更迭满足广大用户对于信息准确性的基础要求。

3. 医生出镜

该主题的内容多以人物出镜讲解的形式展开，通过邀请医院人士围绕某一特定就诊信息或者问题进行解答，更有助于在心理上拉近用户与内容的距离，更加凸显内容本身的针对性，体现医院的人文关怀。与此同时，在出镜过程中，主讲者常配以丰富的手部动作，与镜头运动进行呼应，对讲解内容进行精心设计和串联，通过一镜到底的形式对单一要点进行讲解，一般针对一个场景的讲解内容只选用一个镜头展示。

4. 场景转换

首先，该主题的内容通常会选用较多的医院场景空镜头，以此突出医院特色，并在用户心理上对受众进行说明，直接契合寻找对应相关信息的目标用户。与此同时，空镜头多作为穿插于就诊信息讲解之间的补充，放缓讲解节奏，便于用户第一时间理解已有信息，并为下一就诊信息的讲解进行铺垫。其次，该主题内容除了空镜头的丰富运用，文字内容也十分翔实，常见的形式有大标题、字幕、人物落版等。主要通过大标题呈现内容所针对的就诊信息，通过字幕展示主讲人的介绍内容，多采用多次展示的方式强调重要信息，通过人物落版动画介绍主讲人的职业属性以及工作内容，体现内容的专业性以及针对性。

5. 发布主体多元

该主题常见的内容发布者有医院、当地媒体机构、就诊的患者个人账号等。各大医院以及当地媒体机构发布的就诊信息内容一般多为官方性质的对就诊信息的系统介绍。就诊患者发布的个人账号多作为就诊信息的补充，主要涉及医院的就诊流程、就诊体验等方面，作为对官方内容的一个补充，该类内容多采用第一人称口吻，音画同步，对所遭遇的事件进行讲解，在画面的内容设计上与医院、媒体发布的官方内容存在较大差异。

二、视频风格

短视频制作门槛低、成本低，一部装置摄像头的手机以及相关短视频软件就能完成。评论、留言和点赞功能的开启增添了短视频生态的互动性和参与性。从健康类科普短视频的传播生态来看，内容制作围绕健康类信息，叙事以专业医学人士进行口述和解说，同时会穿插一定的情景表演引发用户的观看兴趣。不过随着健康科普短视频的发展和不断成熟，健康科普短视频的形式愈加多样化、内容更加多元、叙事视角更加多样以及视觉语言更加丰富。并且，有一些短视频为了丰富画面的可读性，加入了动画片段、特效等表现手法。

通过对当前各个短视频平台流行和热门的健康科普短视频的整理，可以将其视频风格分为五种：幽默诙谐型、干货总结型、以情动人型、权威专业型和纪实叙事型。以下将分别展开分析：

（一）幽默诙谐型

幽默诙谐型的视频风格是指使用夸张或幽默诙谐的手法来展现内容，叙事过程穿插一些搞怪、有趣的段子或是调侃，令人感觉到轻松愉悦。健康类的短视频通常受限于自身话题的严肃性与受众接受程度，因此有些专业团队或个人也开始尝试以幽默诙谐的内容风格吸引用户，在台词表达、音频特效以及表情管理方面都有所设定，用幽默、有趣的风格传递严谨、科学的医学知识和观念。

其中有些团队以制作幽默诙谐健康科普短视频而闻名，例如，抖音平台的“超级健康实验室”通过戏剧化模仿日常生活的常见方式，运用轻松、搞笑的对话呈现科普内容，在贴合年轻人的语言习惯的同时，保证健康信息的科学性和权威性，提高健康信息的传播力和影响力。不少头部健康科普短视频账号在抖音发布的健康科普短视频也是以活泼幽默为主，专业制作团队吸取脱口秀语言表达形式，让视频内容更加生动与有趣。这种以幽默、兴趣为主的视频风格，可以释放健康信息传播的潜在能力。采用夸张、幽默的讲解形式将枯燥的健康科普知识变得生动有趣，有利于健康科普专业知识潜移默化地影响受众的观念和思想。

这种视频风格不仅有利于提升作品的传播力，而且扩大了受众面，是不同年龄层和教育背景的群体都喜闻乐见的短视频作品。

（二）干货总结型

干货总结型是通过医生等专业人士或有相关经验的前辈，根据其掌握的知识或获得的经验按照逻辑条理、分条目进行分享的一种形式。干货总结型健康科普短视频在内容上追求极致精简，分享的内容条理清晰、内容有序，篇幅简短，避免冗余信息。正如刘灿威所言，将现实中广大用户群体所关注的高频问题，作为内容制作的话题，体现了内容选择上的接近性与实用性。①

一般来说，该类型采用开门见山的形式直接陈列所要展示的重要信息内容。语言上相较于幽默诙谐型更加平和沉稳，采用平铺直叙的语气对所传播的健康知识进行通俗的讲解，尽量避免语气的起伏。表现形式上，一般是以医生本人直述的形式展现，画面中仅呈现医生科普的半身视频，背景基本为白色，追求极简风格。

---

① 刘灿威．医生科普短视频账号的问题及建议［J］．青年记者，2021（4）：117－118.

其中有代表性的制作团队或个人有抖音号“医路向前巍子”，其健康科普内容大部分是干货总结型，其视频内容大部分采用多点建议的展现形式，在准确科普的同时也给人以亲近感，易被用户接受。

新冠肺炎疫情期间涌现出的一系列健康科普干货视频，在提升大众的防疫意识上发挥了不可小觑的作用。比如《从外面回家如何消毒》《担心快递不安全？手把手教你如何安全取快递》，都是针对当下社会的健康状况提出建议。

（三）以情动人型

相比于传统的医疗科普类账号，以情动人类型的健康科普短视频融入了情感、悬疑、反转等多项短视频用户喜爱的内容元素，比起生硬的知识课堂，生动有趣且带有叙述性的故事表达方式更易被用户接受。

这类作品一般都重视与粉丝的情感互动，通过传递一定的情感，可以增强用户与视频制作主体的黏性。以情动人型短视频的特征主要是赋情于视频，让视频具有人格化，视频的语言具有人的“性格”特征。

《生命时报》曾推出《叨可特先生》和《叨可特奶奶》两档“有网感”的健康科普短视频节目，选取时下热门健康话题，分别针对年轻人和老人的健康科普诉求。节目通过情景剧、街头采访等形式，引出健康话题，并邀请专家进行解读。这两档节目采用了“实拍 + 录制”相结合的形式，这一形式为健康科普提供了便于消化理解知识的媒介载体，更有利于满足用户的知识获取诉求。在真实的录制过程中，视频中人物的各种微小的表情或情绪也在激发着用户的观看欲望，让用户产生更强的代入感与心理接近性。①

在健康科普短视频领域，这类短视频有着较高的传播力和传播效果，越来越多的医生喜欢用这种方式向用户普及医疗知识。

（四）权威专业型

权威专业型的视频风格偏向权威与专业，视频内容包含更多的专业信息，语言言简意赅，视频时长较短，出镜人物多为专业医师团队。部分视频往往强调出镜人物的背景信息，比如医生的名称、科室、职称和所工作的医院。根据《2019 年健康科普视频洞察报告》，抖音平台上，有接近 40 个细分疾病领域的医生 KOL 入驻，超过五分之一的医生并没有明确自身所属的疾病领域；从已

① 华夏微影文化传媒中心，国家广播电视总局发展研究中心．中国微电影短视频发展报告（2019）［M］．北京：中国广播影视出版社，2019.

明确疾病领域的医生分布来看，皮肤科、心血管科的医生数量最多，儿科医生的平均传播表现最佳。①

视频的语言风格大多言简意赅，时长较短，没有铺垫，内容包含丰富的专业医学知识。例如关于新冠肺炎的健康短视频，在描述疾病威胁与行动效果时，以循证思维运用了大量权威发布或科学验证的统计数据，并以可视化图表的形式生动呈现。这些理性信息所带来的专业感和“不明觉厉”感成为视频的质量背书，同时也是其被称为硬核视频的主要原因。例如，有的短视频针对新冠肺炎易感程度引用了多篇对感染案例的分析报告，针对严重程度则基于疾控中心所发布的数据系统推算了死亡率，针对口罩防护功效对比了不同口罩的微粒捕集效率与飞沫核尺寸，针对洗手的必要性则引用了 SARS 病毒在外界物体表面存活时间的研究结果。基于实证统计数据与真实案例的理性诉求手段，有利于强化受众对信息的感知客观性与信息的可信度，从而提升信息对受众的说服效果。

这类权威专业型短视频的显著特征是“反常识”，表现为对生活中人们秉持的一些医学常识和生活经验提出疑问和驳斥。这主要是通过解构日常生活中已成符号的事物的意义，来达到科普或辟谣的服务性目的。如《多吃水果就能让皮肤变好吗?》《空调真的会吹出病吗?》《怀孕喝鸡汤真的补身体吗?》等健康科普短视频。人们往往默认“水果 = 养颜” “空调 = 空调病”以及“鸡汤 = 有营养”的指代关系，此处的“水果”“空调”和“鸡汤”都是符号，实质是在质疑符号的能指与所指之间的关系，而辟谣也可以被看作解构符号的过程。如《多吃水果就能让皮肤变好吗?》，通过解释“吃进去的水果能到达皮肤的量非常少”，否定了“水果”作为符号的“养颜”所指。由于符号具有约定俗成的特性，大众在使用符号时将其看作是理所当然的“常识”。这种“反常识”视频，因其新颖性往往能够快速吸引用户的注意力，同时也因深刻的反差而让用户对于已经符号化的谣言和信源产生更强烈的警惕性。所以，这类视频的传播效果通常较好，在大型的公共卫生事件中，这类权威专业的健康视频是非常重要的。

（五）纪实叙事型

目前短视频平台内容的多元化，出现了一种以纪实为主要制作手法的健康

① 2019 年健康科普视频洞察报告[R/OL]．(2021 - 01 - 26)．https：//www.baidu.com/link? url = MZoXf3CThCjtoMu KVIMZLEd0F1XW2hw5h403 - WfuGtGnOOrb _ LIYa9XHeSZKMXibBmF _ EVJ-Ja0A3o5oAokboMfYbH - fWItLV WI1ReatM9NG&wd = &eqid = bd3af58e000c5e3100000003612c416a.

科普短视频，由于其素材来源于真实的生活场景，可信度较高，同时指导价值较强。真实化的场景与真人口述让内容更加真实可感，用户更容易产生较强的代入感。

以“中医内科冯春祥”为例，该账户主要更新和发布这类纪实叙事型的视频。这类视频的主要场景取景于民众的就医场景以及门诊过程，让科普更加现实化和真实化，同时也能够展现医患沟通之间的互动场景。例如，在冯医生的账号中有一则视频就是他在患者的家中，对患者进行深入的采访。内容展示在冯医生的治疗下，患者的胃病得以疗愈，不再复发。同时结合了冯医生对病情的解读和细致的分析，向观众科普该罕见病情的同时，也展现了医患之间友好互动的关系。这样的纪实过程既有专业医学知识的科普，又细致展现了医生的问诊、病人的就诊以及病人在治疗后的生活，有完整的叙事链，在故事中传播健康知识，让观众印象更加深刻，易于引起观众的转发与互动。

健康科普知识系列化有利于增强在直播和短视频平台的传播效果。并且，在不同的舆论环境下，选择何种风格的视频进行传播也是非常重要的。由于健康信息的种类不同，受众群体也有差异，为了满足市场细分以及丰富健康科普短视频种类，制作团队不断丰富健康科普短视频的形式与内容，提高健康知识与经验的传播质量。

目前来说，现发布在各大短视频平台的短视频按照其视频风格可以分为：幽默诙谐型、干货总结型、以情动人型、权威专业型和纪实叙事型这五种，不同的视频风格也承载着不同的内容。不过，随着健康科普领域的日臻成熟，也会出现更加丰富、多样、多元的短视频样式，助力健康科普，提高全民的健康素养及医学常识。

三、文本形式类型

移动互联网技术不断普及和发展，4G 向 5G 迭代，短视频作为一种直观性强、互动性更高、更通俗易懂的内容承接载体和媒体展示形式，获得了用户青睐，也让健康科普知识的传播、分享和共创普惠成为可能。与此同时，在移动互联网技术的升级迭代和国家“互联网 + 医疗”普惠政策的双向利好下，医疗健康科普短视频在各大内容发布平台成为用户的热门关注内容，同时也正向驱动着内容创作者和平台增加投入和提高产出。

Kantar Health 和腾讯医典联合发布的《2021 医疗科普短视频与直播洞察报告》显示，截至 2020 年底，中国短视频用户已达到 8.73 亿人，其中

73.00%的用户曾经在手机移动端观看过健康科普类的短视频或者直播。① 专业医疗科普短视频成为平台用户的刚需，用户期望能在专业的健康科普短视频中以较低的成本为自己获取一定的健康知识。②

从用户的核心诉求来看，用户期望能在自身知识理解范畴内尽可能地来判断和获取对自身有益的健康专业知识。或者说从健康传播者的角度来理解，即我们要通过通俗浅显的隐喻性文本或其他内容创作的形式，将专业的健康知识转化为普通用户熟悉的经验和知识来认识和理解。因此，健康科普短视频内容创作的文本形式，需要考虑到科普内容的专业可靠性，同时还需要结合传播内容和受众的理解能力，尽可能地让文本兼顾短视频的创作和传播特点，同时又不失通俗易懂和轻松有趣。

具体来讲，健康科普短视频需要尽可能地拓展内容创作的宽度，通过匹配多样性的文本类型来传播医学专业知识，如合理地运用医生权威背书、动画或动漫、手绘等形式，来穿插用户喜爱的网络文化、背景音乐和视频呈现技巧，或通过创意剧情表演等方式来调动受众的关注度。在确保内容专业可靠、对用户有价值的情况下，通过更丰富的展现形式来使健康科普短视频内容变得生动形象，或对普通用户能有更强的吸引力，可以增强传播内容的接受度和影响力。

目前虽然移动互联网技术的发展和各类内容发布平台日趋成熟，健康科普短视频数量正以可观的速度持续增长，但我国目前的健康传播内容仍处于粗放式传播的阶段。除了要重视健康传播短视频的真实性、专业性和准确性外，同时还需要考虑到用户的理解能力，要避免以医生直拍、口头转述的形式来表达专业内容，此种文本创作形式极有可能会导致专业科普知识的晦涩难懂，从而影响优质、高价值的健康知识传递。③ 我们需要尽可能多地拓展文本内容的创作形式，真正吸引用户主动学习、主动分享和传播健康知识，实现裂变式或放射性的健康科普传播效果。

本小节将介绍目前健康科普短视频运用较多的一些文本创作形式，同时探寻和拓展更多的创意形式，来给未来的相关研究或内容创作者提供一些参考。接下来按照健康科普的内容的主题、视频形式以及文本形式来介绍当前健康科普短视频的创作实践。

---

① 腾讯医典．2021 医疗科普短视频与直播洞察报告［R/OL］．（2021－07－06）．https：//mp. weixin. qq. com/s/29aargpigpks6uoifKw26w.

② 亢珍．抖音平台健康类账号的传播效果研究［D］．呼和浩特：内蒙古师范大学，2021.

③ 邸洋，王蕾，杜孟凯．医院健康科普短视频内容生态优化的实践研究［J］．中国医院，2020，24（12）：79－80.

（一）动画：软化专业知识

动画是健康科普短视频中较为常见的一种文本形式。以动画形式呈现的健康科普短视频有以下几种优势：首先是基调轻松、活泼，更能吸引受众的关注。健康科普动画一般以鲜明的色彩进行描绘，且辅之以语调轻快的画外音进行讲解。从视觉与听觉出发，共同营造一种轻松的氛围。也可将严肃专业的健康知识变得更容易被受众接受与理解，动画的特殊创作风格也将受众受用范围拓宽至更低年龄层的人群，大大拓宽了专业健康知识的受众面，同时也降低了受众理解这些生硬知识的难度，让受众轻松接触和理解对自身有益的健康科普知识。优质的动画健康科普视频也成为学龄儿童健康教育的一种重要方式。

其次，能够将各种复杂的医学知识简单化、可视化。健康科普动画能够做到其他文本形式无法实现的一点，即将各种难以解释、难以言明的医学知识可视化。一般来说，我们很难想象新型冠状病毒是如何通过气管、支气管，最终到达肺泡入侵自己的身体的，但动画可以模拟这一过程，生动还原个体被感染的经过。

此外，健康科普动画带有图像美化的功能，能够避免血腥等不适场景的出现。健康科普动画与现场取景不同，动画的场景是设计者二次创造的产物，因此能够通过颜色的选取、扁平化的设计，甚至是声音的处理对一些较为血腥、令人不适的场景进行美化。比如，在科普产妇分娩的视频中，对分娩过程进行动画描述比直接在现场取景更能使人们接受。动画作为健康科普创作的重要表现形式，近年来也越来越受到健康科普知识创作者的青睐。有的优秀作品甚至通过长剧集和完整故事的动画创作作品来进行系统性的健康科普工作，比较优秀的作品如《头脑特工队》《工作细胞》和《终极细胞战》等，通过拟人化的动画角色塑造和情节创作来完成系统性的医学知识科普。医学健康类知识对于普通大众是抽象难懂的，运用动画的形式，不管是拟物来增加画面的舒适感和知识简化，还是运用动画的形式通过拟人化的故事策略，赋予知识具体的人格和故事情境。动画都是一种能使复杂专业知识实现轻松活泼可视化转化的极好形式。

（二）混剪与手绘：低成本与高产出

素材混剪通常使用一些大众熟知的影视片段或其他相关视频来进行二次创作，通过视频内容的二次拼接、剪辑，再根据健康科普知识文本进行配音讲解和背景音乐搭配来完成内容生产。此类文本展现方式多出现于 UGC，其特征是极高的产出率，并在内容上实现一些超预期的效果。但总体来看，此类健康科普短视频内容质量良莠不齐，且有一定版权侵害风险。①

手绘图示是指以手绘的形式来讲解相关的知识。比如在画面中出现一只手以及一支笔，用边绘画边以画外音讲解的方式来科普健康知识。以手绘图示的方式来制作视频，在一定程度上就是将视频画面当作黑板，将观众当作学生，通过营造一个传授的氛围传递健康知识。视频中手部以及笔尖动作的变动能够很好地吸引观众的眼球，增强健康知识的传播效果。

手绘图示主要有两种呈现方式。第一种是实景绘画，即由真人在纸上描绘，并由摄像机进行记录。第二种是手绘动画，即利用动画技术进行制作。实景绘画制作简单，但是受到个人绘画能力、绘画速度的限制，往往只能讲解简单的健康知识。手绘动画虽然制作过程较为复杂，但是画面精美，可以同时在画面呈现多个词条。

手绘图示的健康传播文本创作方式能实现部分动画的传播效果和优势，且同时产出成本更低，但对内容创作者的个人创作水准以及剧情创意要求较高。水平不足的话容易出现内容吸引力度不够，文本枯燥无趣等问题。

总的来说，素材混剪的二次创作和手绘图示都能很好地降低创作成本，并能提高创作者的产出率，在目前健康科普内容快速增长的阶段出现频率较高，但未来应该更多地关注质量提升的问题，以及如何规避素材侵权的问题。

（三）专家讲解：高权威性

专家讲解的形式在有来医生、名医在线、妙手医生等专业科普平台较为普遍，一般这类专业互联网医疗企业会在健康科普内容产出方向投入一定资金，通过产出的优质内容来获取目标人群流量，引导用户分诊或直接给出自有服务满足用户需求，以获取一定的分成收益。除了专业医疗科普平台外，权威医院也会激励院内医生或专家出镜生产健康科普内容，而短视频则是其中的一个主要产出类型。在此情景下，这些专业科普平台会集中部分权威医生来进行专业内容的产出，而科普短视频是其优质内容产出的重要部分，而这类科普视频内容一般会更具权威性，同时权威医生真人讲解的内容也会更加专业和“硬核”。

这类专家讲解类视频通常由特定领域的医护人员或专家出镜，在镜头前为用户讲解健康科普知识。从医疗健康科普入手，面向大众用通俗的语言科普，

① 蒋美霞．短视频健康传播的经验及思考［D］．南昌：南昌大学，2020.

分享常见养生知识、疾病知识、用药常识、生活注意事项等，重在预防、治疗、辟谣。

出镜专家有入驻型和个人 IP 型。入驻型专家通常以嘉宾身份入驻平台账号中，如抖音账号"养生堂"，视频风格较为严谨专业，涉猎范围也较为广泛。个人 IP 型视频则由专家自身运营账号，如"医路向前巍子""刘加勇医生""小酒窝伊森"等。打造个人 IP、深耕自身专业领域，视频风格较为活泼亲民且时常与用户互动，用户黏性高，但对医生的运营能力有较高要求。

时长方面，专家讲解类视频中，超过 1 分钟的视频更受用户青睐。因该领域特性，疾病科普以及用药建议等专业知识需要相对较长时间才能解答清楚，抖音 3 ~5 分钟、快手 1 ~3 分钟的视频平均获赞最多。在视频开头，专家往往会精练简洁地提出疑问，直接吸引用户眼球。①

（四）情景剧：高沉浸感

情景短剧是指基于固定的视频脚本，将故事设定在一定情境下且有相对完整情节的小型戏剧作品，通过一系列的剧情设计来展现科普的内容和知识。情景短剧的基本要素包括某一特定情境的设置、个性鲜明的人物及相对完整的故事情节。将情景短剧和健康知识结合起来，生活化的场景、大量小景别的镜头设置让观众身临其境，胜似真实还原的生病求医形象让广大受众仿佛在剧中看到了自己的缩影。情景短剧的剧情设计通常并不精细，重点在呈现知识，且时长相对较短，大多为 2 ~5 分钟。

情景短剧的语言风格多样，有严肃科普类，也有诙谐搞笑类。例如 B 站博主"夹性芝士"的情景短剧作品《恐生女性看过来，无痛分娩了解一下?》便是采用了幽默诙谐的问诊现场，以自问自答的形式结合生育现场的情景科普无痛分娩的过程，在增强视频趣味性的同时达到医学知识科普的效果。②

除了风格多变，有较强的创意空间外，情景剧能很好地通过剧情引导受众进行角色代入，在用户理解故事情节和角色的过程中就能完整地接收到健康科普知识，同时由于故事和角色设定，也能使观众在接受信息的过程中产生共情，从而提高用户对自身健康状况的关注。

---

① 王勇安，樊清丽．健康传播在抖音短视频平台中的问题和提升路径［J］．长安大学学报（社会科学版），2019，21（6）：53－60.

② 张佳．健康传播在短视频平台中的现状及发展探讨［J］．传播力研究，2019，3（21）：92－94.

（五）医疗实景类：强调纪实性

医疗实景类视频是指在真实的看诊或治疗环境中拍摄制作的视频，其身临其境的代入感是其他健康科普短视频模式无法替代的。但是由于医疗实景涉及很多关于隐私的问题，因此此类健康科普短视频的数目相对较少。

例如，抖音上“北方健康”短视频账号发布的“马冬梅说儿科疾病”话题，将北部战区总医院儿科副主任医师马冬梅的线下面诊拍摄成视频片段，通过对患者父母对于“精心喂养9个月的宝宝为啥会缺铁?”的疑惑，进行细致回应，解决了家长们的疑惑和担忧。[①] 由于拍摄环境是专业的医院面诊办公桌，医生本人穿着医师工作服（“白大褂”、手术服甚至是防护服），衣服配有医院的标志，并且观看者在观看视频时能够清晰地看到视频以特殊字幕的方式交代了医师身份，因此具备专业度和可信度。

这类视频具有很强的纪实风格，通常以简单明亮的音乐作为背景，反衬严肃紧张的视频内容，吸引人们对内容的关注，增强人们的沉浸感。另外，作为视频主角的医生由于受过长期系统的专业化训练，本身就具有一定的专业背景和权威性，并且在人们心目中的形象较好，可信度较强。

纪实性是这类视频的最主要特色，贴近人们的日常生活实践，本身具有较强的心理接近性，容易取得观众的好感度。现实场景的再现给予了人们较强的临场感与沉浸感。取材来源更偏向日常生活，讲解的医学与健康知识更加简单易懂，传播效果也会较好。

（六）情境模仿类：具有趣味性

情境模仿类健康科普视频是指演绎医生与患者日常互动场景，通过患者的提问和医生的回答来进行健康知识的科普的视频；又或者模拟采访者与回答者的情境，通过医生的回应来进行健康知识的科普的视频。

这种类别的典型账号有“水果医生”，视频中的作者利用不同的水果来代替各种手术场景，以几段名为“给水果做手术”的视频热传网络，例如给芒果切“阑尾”及给苹果做“心脏缝合”等，巧妙利用不同水果模仿不同的人体器官，戏剧性地还原了医学场景。再譬如国外以情境模仿为主的短视频频道 Health Sketch，其健康科普视频均用手绘白板动画的方式展现，通过疾病草图，

① 北方健康. 精心喂养9个月的宝宝为啥会缺铁? [EB/OL]. (2020－11－19). https://v. douyin. com/drALTL2/.

创建动画解说员创建视频，画面简洁，但内容通俗易懂。再如四川大学华西医院微信视频号发布的作品，内容分类有华西辟谣小分队、皮西西小剧场、医生科普的病因症状与治疗等。采用微化知识点，精炼内容；采用故事化叙事方式讲述知识；加入扁平化图形呈现知识，可穿插使用扁平化的插图、图解、漫画、动画解释说明知识的画面。采用方言、口语化的表达，通俗易懂，特别配上一些动画和网络流行元素的设计，吸引了受众；以及人格化传播，加入大熊猫的视觉元素，改变了“专家讲解 + 字幕”单一、枯燥的画面形式，使内容变得生动有趣，增强了视频传播的感染力。

通过情境模仿的手段还原日常生活患者的就医场景以及手术现场，不仅避免了涉及隐私、尴尬或道德等问题，还能用较为生动有趣的方式传递科学的健康知识。

（七）互动游戏类：强交互性

互动视频引入了人机交互的功能，是一种互动与视频相结合的新型视频形式。互动视频给予用户强烈的在场感、获得感和参与感，从而获得更好的传播效果。目前的健康传播互动视频主要有测试类、体验类、知识科普类，在 B 站上流行。

其中，测试类互动视频数量最多，常见的有心理测试、体检方案测试等，通过点选视频中的选项，最终得出用户的个性化结果。例如由 UP 主“医学科普联盟”发布的体检方案互动视频《你的身体做什么检查，应该由你说了算》，让用户跟随视频一步步回答自身身体状况、既往病史、家族病史、生活习惯等问题，最终在 184 份方案中得出一份属于用户自身的定制化的体检方案，并对方案进行讲解。互动游戏类健康科普视频代表作者有“兔叭咯”，其经营一个真人脱口秀配合动画的自媒体形式的健康传播频道。从当下热点或社会问题出发，用简单的话术和生动的图文来讲解健康相关的问题，制作的作品中不乏互动性十足的互动视频，点赞量和评论量都较高。

总的来说，互动游戏类的健康科普短视频对人们获取关于自己的健康信息有突出的优势和特点，可以帮助受众有效监控自身的健康状况。并且健康科普短视频在选择文本形式时，还主动融合其他类型的文本形式（如动画和情景喜剧），让互动感与沉浸感更强。

（八）微电影：剧情情节丰富

微电影的时长通常在 3 ~ 10 分钟，与情景短剧相比，微电影的剧情设计较为完整，常常伴有扣人心弦的悬念、转折，更加注重人物或情感的刻画。相比于传递健康知识，微电影视频更注重传递特定的健康理念，如戒烟、控制饮酒、健康膳食、定期体检等。

例如，泰国倡导戒烟的微电影《别让香烟永远霸凌你》，将香烟拟人为男主人公的“朋友”。这位“朋友”吸引主角接近、无时无刻不陪伴主人公，刚开始表现得十分友好，突然间画风一转，这位“朋友”变得难以摆脱、时常采用暴力欺负主人公，甚至危及其生命。视频最后才揭晓这位“朋友”是香烟这一悬念，反映了人们对香烟危害的漠视终会引发健康问题，引人深思。由中华医学会心血管病学分会等机构联合投资摄制，国内第一部关于心肌梗死救治的健康科普类微电影作品《生死竞速》在线上平台播出，总播放量达 4 650 万次。该作品讲述的是一名化名为“吴松”的司机在与朋友踢完球后自己独自驾驶汽车离开，没过几分钟就开始浑身冒虚汗，胳膊发麻。于是吴松靠边停车，拨通 120 急救电话。这时屏幕开始出现时间进度条，进入疏通血管最佳时间 120 分钟倒计时。此微电影还原了一个真实发生的故事，让我们对拯救濒死生命的急迫感同身受。在救护车赶来救治、家属签署知情同意书、医生开腔做手术等几个关键时间点，都必须争分夺秒，从而突出了“时间就是生命”的道理。另外，在画面与画面之间拼接进中国急救中心等医院等专业医生的温馨提示，通过分屏进行剧情和回顾采访的拼接也让观众有更深的临场感，增强健康科普视频的教育意义。

用电影的形式来进行健康科普，让科普的过程充满更多的戏剧性和故事性，这些故事增强了观众的代入感，让他们在品味情节和享受故事的过程中收获健康知识与经验。

第四节　我国城市青年健康状况与健康素养分析[①]

根据我国《中长期青年发展规划（2016—2025 年）》中的定义，青年是指年龄范围是 14 ~ 35 周岁的人群。[②] 在都市生活节奏日益加快的大背景下，当前的城市青年健康忧虑日渐凸显，面临着诸多健康问题。本节将以全国一线城市

---

① 作者信息：钟昕，陈宛钰，暨南大学新闻与传播学院 2020 级研究生；赵雪，暨南大学新闻与传播学院 2020 级研究生。

② 中共中央、国务院. 中长期青年发展规划（2016—2025 年）［S］. 2017.

青年为研究对象，从健康状况、健康问题以及健康行为趋势三个方面入手，洞察当下年轻人面临的健康困扰。

一、全国一线城市青年健康状况概览

（一）“城市病”趋势：普遍“亚健康”

近年来，由于工业化和城市化带来的环境问题以及快节奏的都市生活方式，城市居民的健康问题逐渐凸显。2015 年，由北京、天津等市消费者协会以及中国消费者报社共 37 家消费维权单位发布的《部分城市居民健康状况调查报告》称，超八成的受访者认为自己的体力不够充沛，精力较差，而其中患有慢性病的人超过了三成。55.00% 的受访者睡眠状况较差，25.00% 的受访者感觉生活和工作压力很大。[①]《中国国民健康与营养大数据报告》显示，目前在我国的主流城市，有 70.00% 的中国人有过劳死的风险，76.00% 的白领处于亚健康的状态，处于过劳状态的白领接近六成，真正意义上的健康人群占比不足 3.00% 。[②]

都市快节奏的职场生活下，许多职场白领身体长期处于亚健康状态。《2019 年叮当快药用户健康消费洞察报告》显示，以北京市为例，中关村区域写字楼夜间的订单高峰集中在 21：00 左右，感冒、肠胃问题成为加班人群常见疾病。[③] 在都市人口普遍处于亚健康状态的同时，城市的慢性疾病人群也在逐渐扩大，成为造成死亡的重要原因。《中国城市人口健康报告（2019）》显示，恶性肿瘤、心脏病与脑血管病成为 2018 年我国城市居民慢性疾病死亡率排名前三的疾病类型。[④]

在城市人口的客观健康状况不容乐观的同时，城市居民的主观健康期待与健康自评也普遍走低。超过半数的城市居民曾有过猝死忧虑，其中一线城市居民比其他级别城市居民的担忧更为显著，有超 54.00% 的一线城市人群担忧自

---

① 广州消费者委员会．部分城市居民健康状况调查报告［R/OL］．（2021 - 09 - 10）．http：//www. guangzhou315. com/show - 17 - 9506 - 1. html.

② 光华博思特消费大数据中心．中国国民健康与营养大数据报告［R/OL］．［2022 - 05 - 05］．https：//www. bestmarketing. cn/news/n02/2022050542. html.

③ 叮当健康研究院．2019 年叮当快药用户健康消费洞察报告［R/OL］．（2019 - 06 - 28）．https：//baogao. store/55244. html.

④ 中国城市人口健康报告（2019）：慢病人群持续扩大，健康管理需求大爆发［EB/OL］．［2021 - 09 - 10］．http：//www. xinhuanet. com/health/2020 - 08/13/c_1126364048. htm.

己猝死。都市的快节奏生活成为影响城市居民健康主观感知的重要因素，工作时间越长的居民对于自身的整体健康期待、健康自评以及健康努力意愿越低。①

（二）疾病“年轻化”：健康问题低龄化

在城市人口的健康问题凸显的同时，各类健康问题和疾病的“年轻化”与“低龄化”也逐渐成为一个严重的问题。一方面，青年群体的身体健康状况日益堪忧。从平安健康 2020 年 25 ~ 35 岁用户体检结果的异常项目和占比数据来看，排在靠前的异常项目类目包含乳腺增生（29.00%）、肥胖超重（27.00%）、双眼视力低下（21.00%）、脂肪肝（19.00%）等（如图 1 - 19），这些都可以映射到其日常不良的生活习惯中。② 此外，《2020 保利人居健康白皮书》的调查也显示，身体健康条件本应处于人生高点的“90 后”“00 后”人群中“无任何健康问题”的比例并没有比其他年龄层更多，甚至在眼部和心理问题等方面出现问题的比例更高。③

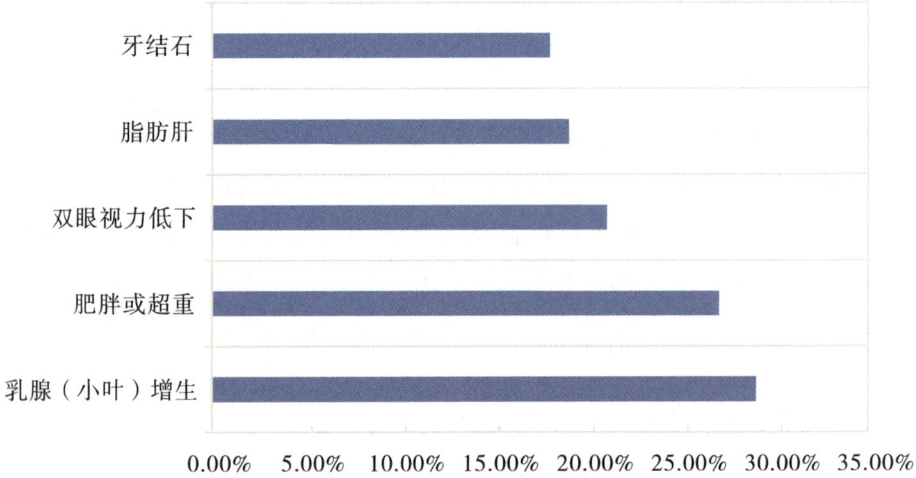

图 1 - 19　平安健康 25 ~ 35 岁用户体检异常项目 TOP 5

数据来源：平安健康。

---

① 腾讯医典. 2021 医疗科普短视频与直播洞察报告［R/OL］.（2021 - 07 - 06）. https://mp.weixin.qq.com/s/29aargpigpks6uoifKw26w.

② 中国平安，精练研究院. 2020 年青年大健康消费报告［R/OL］.（2021 - 05 - 05）. https://baijiahao.baidu.com/s?id=1698846175287945602&wfr=spider&for=pc

③ 保利发展控股，Delos 健筑人居实验室. 2020 保利人居健康白皮书［R/OL］.（2020 - 08 - 11）. https://baijiahao.baidu.com/s?id=1674721583398110811&wfr=spider&for=pc.

另一方面，一些常见于中老年群体的疾病也逐渐“低龄化”，成为令人忧心的趋势。如《2019年叮当快药用户健康消费洞察报告》表明，在叮当快药平台上，购买慢性疾病治疗相关药品的用户呈现年轻化的趋势。① 心脑血管等慢性病的年轻化，与城市的快节奏生活和当代都市青年不良的生活习惯有着密切的关联。

此外，在健康自评方面，当代青年对自身的健康满意度水平也持续走低。《2021国民健康洞察报告》显示，对比不同年龄，年轻人群似乎更受健康问题困扰，他们的平均健康困扰个数高于年长人群，在“00后”人群里，平均每个人受到的健康困扰接近6个。年轻人群的健康困扰突出表现在心理、皮肤、身材和睡眠问题上。② 在“城市病”与“疾病年轻化”的双重趋势下，处于生活压力与事业压力高峰的城市青年人群正在成为各类健康问题潜在暴发的集中点。

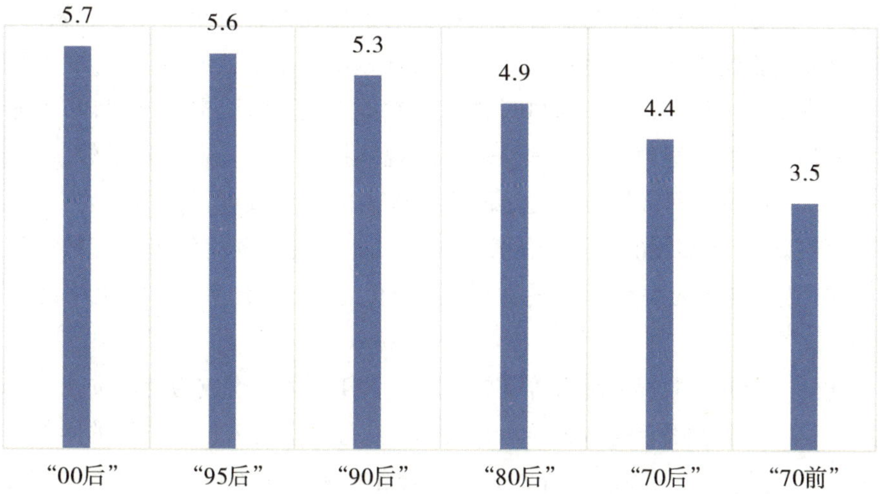

图1－20　不同年龄段平均健康困扰个数

① 叮当健康研究院.2019年叮当快药用户健康消费洞察报告［R/OL］.（2019－06－28）. https://baogao.store/55244.html.

② 2021国民健康洞察报告［R/OL］.（2021－01－26）. https://mp.weixin.qq.com/s/dIEaCIW-Wwn_GycBh8zC4YA.

二、全国一线城市青年主要健康问题

《2020 公众健康行为洞察报告》的数据表明，“亚健康”“心脑血管疾病”“癌症肿瘤”等成为 18～39 岁人群最关注的健康问题。此外，年轻人对心理问题的关注度更高。[①]

（一）长期“亚健康”

作为社会生产力进步的主力军，当代城市青年的群体性亚健康状态正在扩张。亚健康是指人体处于健康和疾病之间的一种状态。处于亚健康状态者，不能达到健康的标准，表现为一定时间内的活力降低、功能和适应能力减退的症状。[②] 当前，脱发、肥胖、憔悴、心源性猝死等成为都市青年的普遍现象，长期处于亚健康状态也成为都市青年群体中一大备受关注的健康问题。

一个显著的趋势是，与“猝死”相关的担忧在都市青年群体中愈发凸显，青年群体中担忧猝死的比例居高不下。数据显示，超半数的 18～35 岁年轻人近一年内担心过猝死，其中 6.00% 的人经常担心甚至每天担心。[③] 另一个显著的特征是，疾病与健康担忧意识与年龄出现倒挂现象。百度 TGI 指数（Target Group Index，反映目标群体在特定研究范围内的强势或者弱势的指数）显示，处于 20～29 岁年龄段的人无论是猝死的 TGI 指数还是养生的 TGI 指数都居于高位。[④] 这些与猝死担忧相关的数据均表明，当代青年潜在的健康忧虑逐渐凸显。

此外，肥胖、脱发、睡眠等问题在都市青年群体中也成为亟待重视的亚健康问题。国家卫健委调查数据显示，我国有超过 2.5 亿人饱受脱发的困扰，平均 6 人中就有 1 人脱发。此外，脱发年轻化的趋势愈发明显，大批“90 后”已加入“脱发大军”。除脱发外，睡眠问题也成为困扰当代职场青年的严重问题。根据《2020 年职场人健康情况调查》，平均睡眠不足 8 小时的职场青年占

---

① 益普索，腾讯医典 .2020 公众健康行为洞察报告［R/OL］．（2020 －12 －15）．https：//www. docin. com/p －2553970624. html

② 中华中医药学会．亚健康中医临床指南［M］．北京：中国中医药出版社，2008.

③ 2021 国民健康洞察报告［R/OL］．（2021 －01 －26）．https：//mp. weixin. qq. com/s/dIEaCIW-Wwn_GycBh8zC4YA.

④ 年轻人的“死亡担忧”［EB/OL］．［2021 －09 －10］．https：//www. yicai. com/news/100903287. html.

比近八成。[①] 其中最困扰国人的睡眠问题是睡不沉和睡不着，而这些问题会影响人们白天的精神状态，这又带来了二次困扰；此外还有一些因身体机能产生的睡眠问题，如喉咙干燥、鼻塞、打喷嚏等呼吸道不适症状，这可能和睡眠环境、睡前活动等多种因素有关。而对比不同年龄的睡眠困扰，年轻人的困扰更多来自二次困扰，也就是因为睡不好而影响白天的工作和生活。

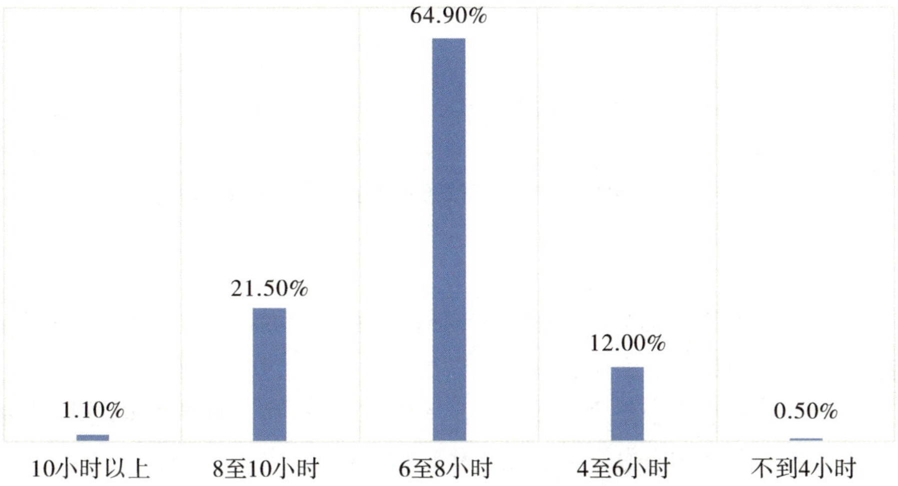

图 1－21　2021 年职场青年睡眠时间比例

数据来源：谷雨数据。

（二）心脑血管等慢性疾病

随着收入的增加和城市化发展进程的加快，都市人口的膳食结构也正在发生转变。主要表现为空热量食品（精制糖、精炼脂肪、油、牛肉等）的消耗量增多，大量摄入肉类蛋白以及卡路里摄入过量等。这一营养结构的转变也导致了三大问题：Ⅱ型糖尿病、冠心病以及慢性非传染性疾病在城市人口中的发病率提升。[②]

① 学慧职业发展研究院 . 2020 年职场人健康情况调查［R/OL］．（2020－11－30）. https：//baijiahao. baidu. com/s？ id＝1684756413474733325&wfr＝spider&for＝pc.

② TILMAN D，CLARK M. Global diets link environmental sustainability and human health［J］. Nature，2014，515（7528）：pp. 518－522.

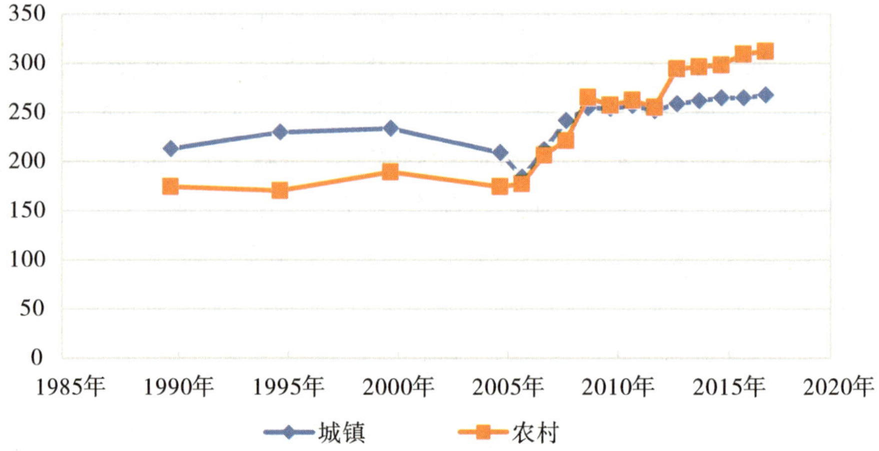

图 1-22　1990—2017 年中国城乡心血管病死亡率（1/10 万）

数据来源：中国国家心血管病中心。

目前，心血管类疾病居于我国城市居民死亡原因的首位，其危险因素主要包括高血压、糖尿病、血脂异常等。以往此类慢性疾病又被称为“老年病”，但近年来，慢性病年轻化的趋势愈发显著，成为流行病，亟待引起重视。调查数据表明，当前我国心血管病患数约为 2.9 亿人，其中儿童高血压患病率约为 14.50%，且在青少年群体中随年龄增长呈上升趋势。《中国中青年心脑血管健康白皮书》也显示，20~29 岁的患病/高风险人群占比已经达到 15.30%。大约每 6 个心脑血管患病/高风险人中，就有一个是“90 后”。① 另外，《英国医学杂志》发表的研究结果指出，中国 18~29 岁人群中处于糖尿病前期的已达到 20.20%。②

慢性病的年轻化与低龄化状况令人愈发忧心。这一现象的流行，与都市青年群体饮食、作息等生活习惯密切相关，如高糖高油饮食、吸烟喝酒等；此外，也与都市快节奏的生活方式有着紧密关联，职场轮盘式高压生存环境逼迫年轻人时刻保持精神高度集中，从而衍生了久坐、熬夜等状态，成为积累慢性病的一大原因。

（三）癌症肿瘤

癌症肿瘤也成为城市青年尤为突出的一大健康问题。在过去 20 年间，我

---

① 国家老年疾病临床医学研究中心．中国中青年心脑血管健康白皮书［R］．https://www.nccd.org.cn/Sites/Uploaded/File/2022/7/2019.

② 半数中国成年人血糖异常！［EB/OL］．（2020-05-18）［2021-09-10］．https://tech.sina.com.cn/d/2020-05-18/doc-iirczymk2179611.shtml.

国年轻人患癌症的概率显著升高。全国肿瘤登记中心的统计数据显示，2000年，我国20~39岁年龄组的肿瘤发病率为39.22/10万。2013年，这一比例则增加到了70.01/10万，增长了近80.00%。如果以2013年的人口统计数据为基数进行计算，我国每年都会有30万名年轻人罹患癌症。①

从具体性别区分来看，女性患癌的增幅较男性来说更为明显。以2012年为例，25~29岁、30~34岁、35~39岁的女性患癌率分别为47.5/10万、81.3/10万、151.5/10万；而同年龄段男性患癌率为31.9/10万、55.5/10万、81.4/10万。而在年轻患癌女性群体中，城市女性又占了其中较大一部分。对于城市年轻女性患癌率显著增长这一趋势，全国肿瘤登记中心的郑容寿分析，这主要是源于女性乳腺癌、甲状腺癌和宫颈癌的快速增长。从数据中也可以看出，从1998年到2012年，我国年轻女性乳腺癌发病率从9.9/10万上升到12.2/10万。②

《柳叶刀》在2019年刊载的一篇论文列出了目前我国23种主要的潜在致癌风险，囊括了行为、感染、代谢、饮食和环境五个方面。其中，吸烟、体重超标和人乳头瘤病毒感染的致癌风险最为严峻。据研究，吸烟与肺癌、肝癌在内的12种癌症有关；人乳头瘤病毒则主要导致了阴道和宫颈等女性器官的癌变。此外，喝酒、艾滋病毒和糖尿病等也被视作主要的致癌因素。现代社会带给年轻人的生活压力、熬夜、不健康饮食、缺乏运动等不良习惯，以及环境污染等，都可能成为疾病的诱导因素，加速癌症年轻化的趋势。

（四）心理健康

当前，心理健康问题也成为青年群体中亟待关注的一个严重问题。《2021青年男女健康报告》显示，89.10%的青年男女感觉有压力，87.30%的青年男女感觉疲劳，71.20%的青年男女感觉孤独，超七成压力来自工作与个人发展。③ 此外《2021国民健康洞察报告》也表明，对比不同人群，女性人群相比男性在焦虑症和抑郁症上的担忧更为突出，而对比不同年龄段来看，年轻人群

① 陈万青，李贺，孙可欣，等.2014年中国恶性肿瘤发病和死亡分析［J］.中华肿瘤杂志，2018（1）：5-13.

② 有数丨我们与癌的距离：癌症真的年轻化了吗［EB/OL］.（2021-01-04）［2021-09-10］.https：//www.thepaper.cn/newsDetail_forward_10643749.

③ 腾讯，冈本.逆卷而行——2021青年男女健康报告［R］.（2021-04-14）.https：//www.waitang.com/report/31092.html.

担心患有心理疾病的比例相较于年长人群均更为突出。[①]

在 2019 年中国青少年研究中心团队与中国科学院心理研究所协同进行的青年心理健康专题调查中，研究人员发现 14～35 岁的青年中近三成有抑郁风险。数据显示，有 46.40% 的人无焦虑问题，38.80% 的人有轻度焦虑问题，9.90% 的人有中度焦虑问题，4.90% 的人有重度焦虑问题。其中 31～35 岁的青年群体重度焦虑比例最高，在职青年焦虑得分要高于普通青年。对于在职青年而言，其主要压力来源是经济压力（72.10%）、职业迷茫（40.60%）以及住房问题（34.10%）。[②]

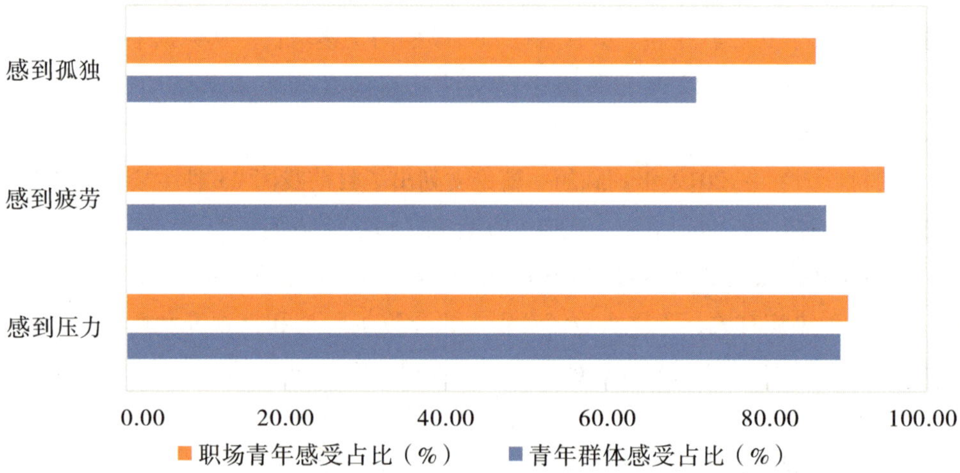

图 1－23　2021 年中国青年中感到压力、疲劳、孤独的占比

更令人忧虑的是，在面对心理健康困扰时，选择通过求助专业人士这一渠道来解决问题的青年比例仍然较少。调研数据显示，与 2019 年类似，今年人们采取行动应对心理困扰最多选择睡觉、上网购物、玩游戏、进食等方式。除此之外，今年大家开始更加注重通过运动锻炼来改善自己的心理困扰，这种应对方式由 2019 年的第五位上升至了今年的第二位。相比之下，仅有不到 10.00% 的人在遇到心理困扰时会向专业咨询渠道求助。[③]

① 2021 国民健康洞察报告［R/OL］．（2021－01－26）．https：//mp. weixin. qq. com/s/dIEaCIW-Wwn_GycBh8zC4YA.

② 新华网：青年心理健康拉响警报：近三成有抑郁风险［EB/OL］．［2021－09－10］．http：//www. xinhuanet. com/politics/2019－04/11/c_1124350920. htm.

③ 2021 国民健康洞察报告［R/OL］．（2021－01－26）．https：//mp. weixin. qq. com/s/dIEaCIWW-wn_GycBh8zC4YA.

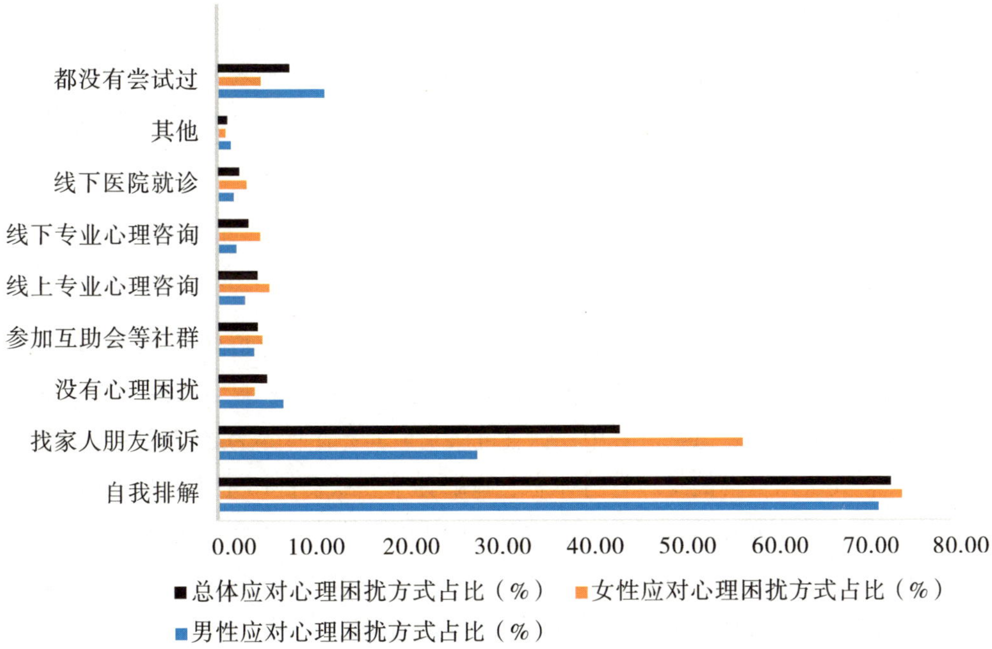

图 1－24 中国青年应对心理困扰的方式及其占比

三、全国一线城市青年健康行为趋势

（一）意愿强烈，但改变动机不足

都市青年群体面临愈发紧迫的健康问题，他们大部分都表现出了一定的健康改善与健康保持的行为意愿，如表示愿意保持良好的生活习惯、保持运动和更多获取健康信息等。如《逆卷而行：青年男女健康报告》的数据显示，有 75.10% 的青年男女有意愿通过运动健身来增强体魄。① 但与行为意愿强烈相对的，是健康改善行为的动机相对不足。许多年轻人感到健康改善行为相对困难。一项 2020 年的调查显示，有 74.00% 的城市居民渴望通过改变自身行为使自己更加健康，然而近 1/4 的城市居民因时间不够无法实现健康饮食、规律作息；有超过四成的城市居民表示，缺乏运动的最主要原因是“没时间”，其次，嫌麻烦、重视程度不足、听从于喜好、懒惰等主观因素也大大制约了健康

---

① 腾讯，冈本．逆卷而行——2021 青年男女健康报告［R］．（2021－04－14）．https：//www.waitang.com/report/31092.html.

的饮食、睡眠及运动。①

在健康改善行为效能不足的情况下，青年群体所做出的健康努力也就相对更有限。《2021 国民健康洞察报告》显示，对比不同年龄，青年群体的整体健康努力评分相比年长人士要更低。相比之下，“70 前”及“70 后”人群更加愿意在运动健身方面付出努力，并且更加注意检测健康指标。②

（二）健康信息需求增长

都市青年群体健康改善行为意愿强烈的一个表现即青年群体表现出了较为强烈的健康相关消费意愿。《2020 年青年大健康消费报告》显示，近六成的青年对健康有较强消费意愿。其中，饮食健康是最容易让青年为之花钱的健康管理项目，其次是运动健身。身材体态、睡眠健康和饮食健康是 35 岁以下青年最重视的三大健康方面。其中，青年将对身材体态的重视程度排在第一位。如“代餐”在 2020 年成为新消费的一大热词，近一半的消费者在过去一年中曾经购买过代餐，而其购买的主要原因是减肥、增肌、塑形。此外，31～35 岁走在年轻“边缘”的青年人，为饮食健康和运动健身消费的意愿度均接近 80.00%。③

除了一般品类的健康消费品外，青年人在健康消费上也出现了一些更为前沿的趋势。综合互联网消费习惯和风险规避等考量，年轻群体还成为互联网保险产品的初始用户，特别是终身重疾险、百万医疗险等健康险种备受青睐。Mob 研究院调查数据显示，25～35 岁的人群购买互联网健康险的占比远超其他年龄段人群。④

信息是决策的重要基础，与健康消费意愿和消费需求同步增长的，还有青年群体对健康信息的相关需求。作为数字时代的网络原住民，“千禧一代”已经能够熟练使用相关线上医疗平台进行健康纠正，并使用各类网络搜索手段搜集获取健康信息。百度健康的在线咨询大数据报告显示，新冠肺炎疫情期间在线上咨询的用户的年龄分布中，25～34 岁的用户占比高达 45.00%，18～24 岁的用户紧

---

① 保利发展控股，Delos 健筑人居实验室 . 2020 保利人居健康白皮书［R/OL］.（2020－08－11）. https：//baijiahao. baidu. com/s？id＝1674721583398110811&wfr＝spider&for＝pc.

② 2021 国民健康洞察报告［R/OL］.（2021－01－26）. https：//mp. weixin. qq. com/s/dIEaCIW-Wwn_GycBh8zC4YA.

③ 中国平安，精练研究院 . 2020 年青年大健康消费报告［R/OL］.（2021－05－05）. https：//baijiahao. baidu. com/s？id＝1698846175287945602&wfr＝spider&for＝pc.

④ 年轻人的“死亡担忧”［EB/OL］［2021－09－10］. https：//www. yicai. com/news/100903287. html.

随其后，占比为30.00%。[①] 不仅如此，青年群体也由于其较高的健康信息素养，承担了更多的家庭责任，通过互联网的运用实现健康信息的“数字反哺”。

（三）青年健康素养亟待提升

显然，个人健康行为的改善与社区、城市健康体系的完善与发展有着密切的关联。1984年，世界卫生组织首次提出了“健康城市”的概念，自此，这一概念的内涵不断革新拓展，目前也成为我国“十四五”时期城市建设的一个重要要求。

2020年，清华大学中国新型城镇化研究院、万科公共卫生与健康学院联合研究编写的《清华城市健康指数》正式对外发布。这一报告以健康服务、健康行为、健康设施、健康环境和健康效用为核心，构建了一套城市健康指数的评估指标体系。研究结果发现，全国80个城市中，76.00%的城市健康指数低于相对均值，“卫生城市”转型为“健康城市”亟待加速。综合评估位于引领型的城市分别为：深圳市、杭州市、南京市、北京市和上海市。引领型的城市在健康服务和健康行为方面的领先程度较为突出，但在其他方面也各自存在短板。如深圳市在居民健康支出、健康水平和慢性病防治方面排名第一，污染控制方面却排名第55。[②]

由此可见，健康城市建设不能仅着眼于片面的指标，需要从健康产业构建、健康政策支持、健康服务保障、健康素养培育等多个方面入手持续改进。在一线城市青年健康问题日益凸显，健康忧虑与日俱增的当下，城市与社区组织如何通过综合手段运用，提升青年的健康素养成为弥合健康问题与健康行动之间鸿沟的关键一步，而这也是健康城市建设过程中需要思考和解决的一个重要问题。

---

① 百度健康. 共抗全球疫情，提供近10万次海外咨询［EB/OL］.［2021－09－10］. https://cn.chinadaily.com.cn/a/202003/16/WS5e6eeed0a3107bb6b57a6b96.html.

② 清华大学万科公共卫生与健康学院. 首份全国城市健康大数据报告《清华城市健康指数》发布［EB/OL］.（2020－12－29）［2021－09－10］. https://vsph.tsinghua.edu.cn/info/1032/1275.htm.

四、健康素养与青年健康素养

（一）健康素养

1. 健康素养的定义

根据中华人民共和国国家卫生健康委员会的定义，健康素养是指个人获取和理解基本健康信息和服务，并运用这些信息和服务做出正确决策，以维护和促进自身健康的能力。

在学界，有学者认为健康素养指的是一种能力，即个人能获取、理解、处理基本的健康信息和服务，并借此做出有利于自身健康水平的决策与行动的能力。提升健康素养的直接目的是从“被动治疗”走向“主动健康”，使健康者不得病、少得病、晚得病，使患病者对自身疾病有较强的自我管理意识，减缓疾病恶化，降低病残率和死亡率。①

依据以上两个定义，可以发现健康素养具备三个层面的动作，即获取、理解和运用。也就是说，健康素养不仅仅指个人有获取健康信息的能力，还需要个人对健康信息进行消化，进而行动并运用到健康生活之中。

依据《中国公民健康素养——基本知识与技能（试行）》，健康素养可以被划分为三个方面，即基本健康知识和理念素养、健康生活方式与行为素养、基本技能素养。除此之外，还以公共卫生问题为导向，将健康素养划分为六类健康问题素养，即科学健康观素养、传染病防治素养、慢性病防治素养、安全与急救素养、基本医疗素养和健康信息素养。

2. 中国全国居民健康素养水平

每一年，卫健委都会对我国居民健康素养水平进行监测，并汇报监测结果。健康素养水平指的是具备基本健康素养的人在总人群中所占的比例。以2020年中国居民健康素养水平为例，根据卫健委所公布的数据，2020年中国居民健康素养达23.15%，也就是说，在100个人里面，就有23个人具备基本的健康素养。

测量居民健康素养水平一共包含三个评价部分：一是评价我国城乡居民健康素养的总体水平。二是依据《中国公民健康素养——基本知识与技能

---

① 作者信息：姚宏文，石琦，李英华．我国城乡居民健康素养现状及对策［J］．人口研究，2016，40（2）：88－97.

（试行）》，从基本健康知识和理念素养、健康生活方式与行为素养、基本技能素养三个方面评价居民健康素养水平。三是以公共卫生问题为导向，从科学健康观素养、传染病防治素养、慢性病防治素养、安全与急救素养、基本医疗素养和健康信息素养六类健康问题评价居民健康素养水平。对于每个调查者来说，问卷得分达到总分 80.00% 及以上，则被判定为具备基本健康素养。

根据卫健委历年公布的监测结果，近五年来，我国居民健康素养水平呈稳步上升的趋势。2020 年全国居民健康素养水平比 2019 年提升 3.98 个百分点，增长幅度为历年最大。

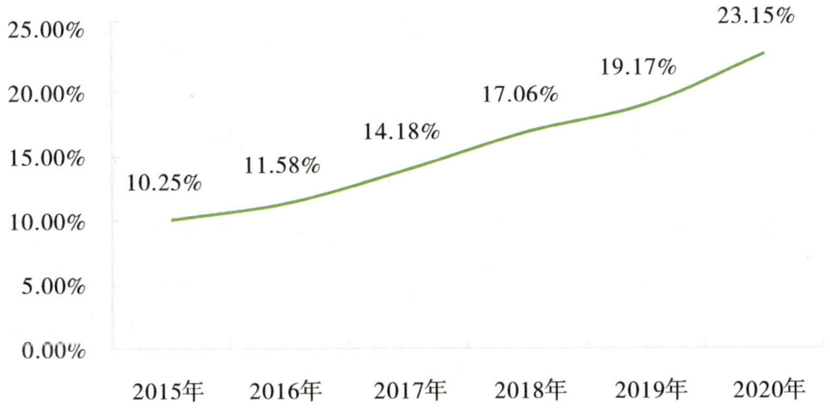

图 1－25　2015—2020 年中国居民健康素养水平

2020 年，我国在全国（不包括港、澳、台地区）31 个省（自治区、直辖市）336 个监测点开展健康素养监测，其中包括城市监测点 150 个，农村监测点 186 个。总共覆盖全国 336 个县（区）1 008 个乡镇（街道）。

2020 年的监测结果显示，虽然我国各地区的居民健康素养水平有不同程度的提升，但整体来看仍旧有地区差异，存在着地区发展不平衡的状况。以城市与农村为对比对象，城市的健康素养水平比农村高；以东部、中部、西部为对比对象，东部地区的居民健康素养明显要比中部和西部地区的居民高。东部、中部、西部呈现出递减的状态。

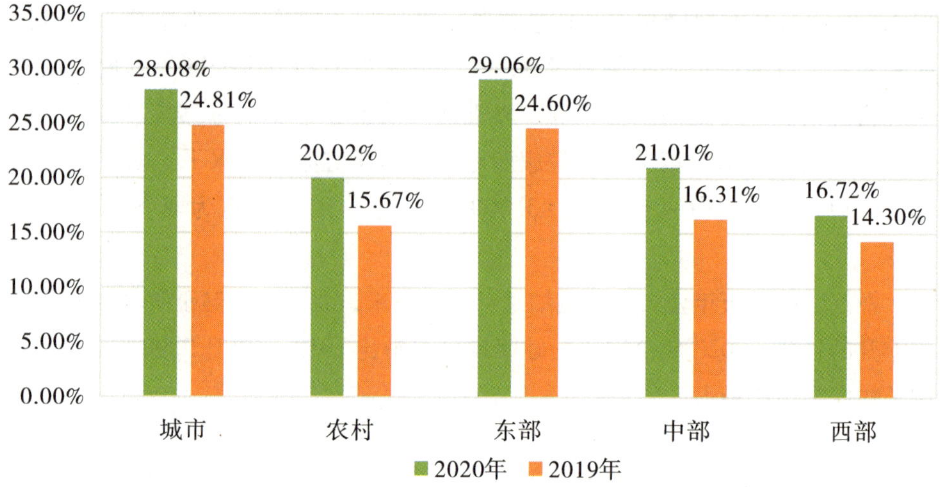

图 1－26　2019—2020 年全国居民健康素养水平地区差异

依据《中国公民健康素养——基本知识与技能（试行）》，全国居民健康素养的知识、行为与技能是另一个更加具体的评判标准。2020 年的监测结果显示，有超过三分之一的人掌握了基本知识与理念，掌握健康生活方式与行为、基本技能的人逐渐减少。可以看出，人们虽然掌握了健康的基本知识与理念，但是将知识与理念应用到实际生活中的人较少，同时人们也较少掌握基本的健康技能。这说明从“知”到“行”这一环节出现了断层。

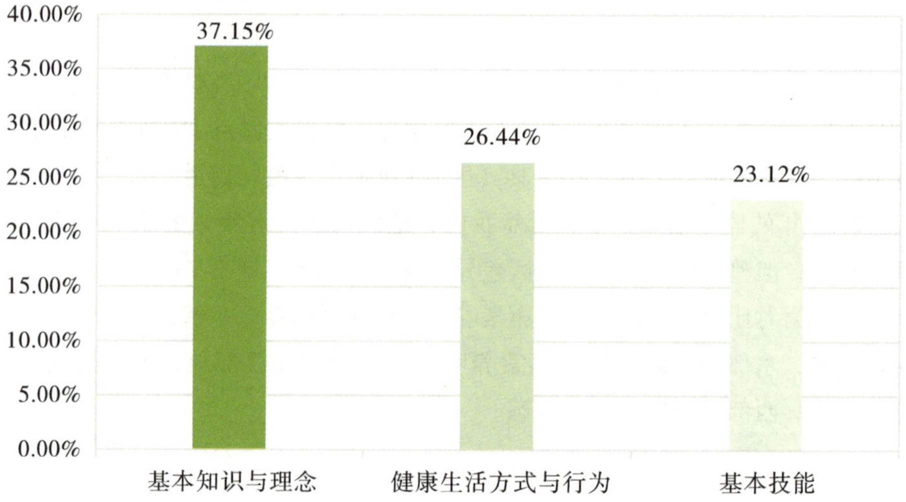

图 1－27　2020 年全国居民健康素养中的知识、行为、技能

全国居民六类健康问题素养水平由高到低依次为：安全与急救素养、科学健康观素养、健康信息素养、传染病防治素养、慢性病防治素养和基本医疗素养。六类健康问题素养中传染病防治素养增幅最大，较 2019 年提升了 7.56 个百分点。此外，公众对“运动的好处”“促进心理健康的方法”以及“出现咳嗽、发热时的正确做法”等知识点的答对率明显提升。2020 年监测结果报告分析，这可能是因为在新冠肺炎疫情的影响下，国家以及社会合力推进健康科普，这有力地促进了健康素养水平的提升。

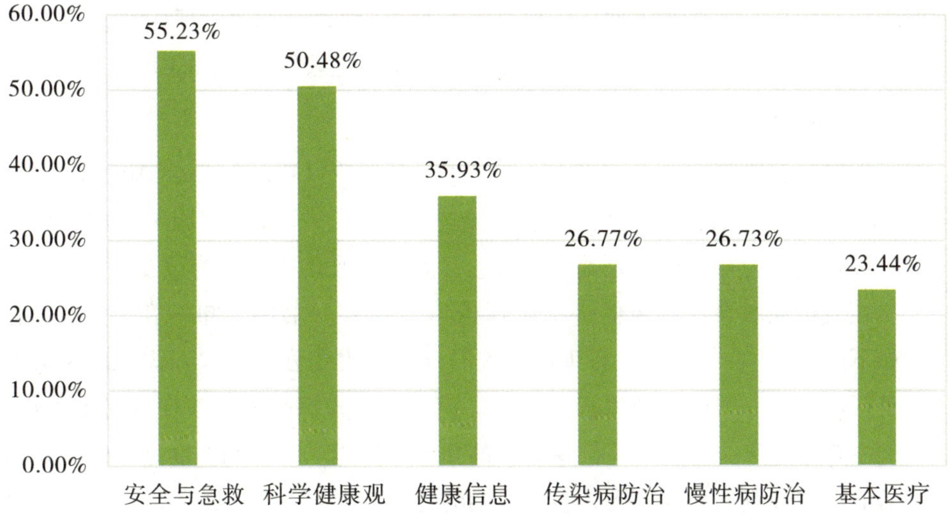

图 1－28 2020 年全国居民六类健康问题素养水平

3. 健康素养影响因素

一般来说，健康素养受到两个因素影响：第一个因素是社会环境因素，也可以称之为结构性因素，包括教育水平、经济水平、社会文化、卫生政策、卫生服务特别是健康教育服务的提供与利用等。一般来说，社会环境因素会使不同地区呈现出不同的健康素养水平。大量研究指出，城区健康素养水平显著高于农村地区，这可能是与医疗资源分布、健康活动的普及、人口的文化程度及收入水平有关。①

第二个因素是个体和群体的因素，这与文化程度、性别、年龄、职业、生活环境等因素有关。在健康传播领域，这类因素被称作社会人口学因素，它与

① 屈宏宇，李志伟. 2018 年北京市平谷区居民健康素养水平及影响因素分析［J］. 中国健康教育，2020，36（12）：1106－1109.

个体息息相关，强调的是不同个体间的差异。已有的研究指出，文化程度因素是影响健康素养水平最首要的因素。人们的文化程度越高，阅读理解水平、知识范围、分析能力和筛选信息的能力越强，更倾向于采取主动寻求健康知识行为，形成良好的行为习惯。[①]

年龄因素也是影响健康素养水平较为显著的因素。高龄群体的健康素养水平要比青年群体的低。[②] 以 2020 年全国居民健康素养水平监测为例，25～34 岁组健康素养水平最高，为 31.68%，65～69 岁组最低，为 8.49%。这可能是因为高龄群体由于思维和行为固化，其信息获取渠道相对较少，辨别信息的能力相对较弱，容易受虚假广告信息蒙蔽等。[③] 而25～34 岁的青年组受教育程度更高，对信息的辨别能力更强，能够从多个渠道获取健康信息。

4. 核心理论

在有关健康素养的研究当中，知—信—行理论（Knowledge－Attitude－Behavior Theory）是最为常见的理论。“知—信—行”模式是健康传播的经典范式，该理论认为知识获取是基础，信念（态度）是动力，行为改变是目标。[④]

在《健康教育与健康促进基本理论与实践》一书中，知—信—行理论有着如下的定义[⑤]：知—信—行理论将人们行为的改变分为获取知识、产生信念以及形成行为三个连续的过程。在这一模型下，知识是行为改变的必要条件，人们主要通过学习来获取与健康有关的知识和技能。信念和态度是人们对自己生活的信仰和应遵循的原则，它与人们的感情与意志一起支配人的行为。信念是在对知识的进行积极思考的基础上逐渐形成的。当人们的知识上升为态度和信念时，人们就可以将已掌握并且相信的知识付诸行动。

---

① 梁彤彤，刘贻曼，周热娜，等．上海市闵行区居民健康素养影响因素分析［J］．中国慢性病预防与控制，2018，26（7）：557－560.

② 郭田，杨海林，杨佩莹，等．2020 年重庆市农村居民健康素养水平及影响因素分析［J］．中国健康教育，2021，37（8）：684－688.

③ 罗敏红，陈建伟，孙爱，等．广州市中心城区居民健康素养水平及影响因素分析［J］．中国社会医学杂志，2021，38（4）：435－440.

④ 赖小萍．基于知信行模式的老年人健康传播困境与策略研究［J］．传媒，2015（16）：76－78.

⑤ 田向阳，程玉兰主编．健康教育与健康促进基本理论与实践［M］．北京：人民卫生出版社，2016：35.

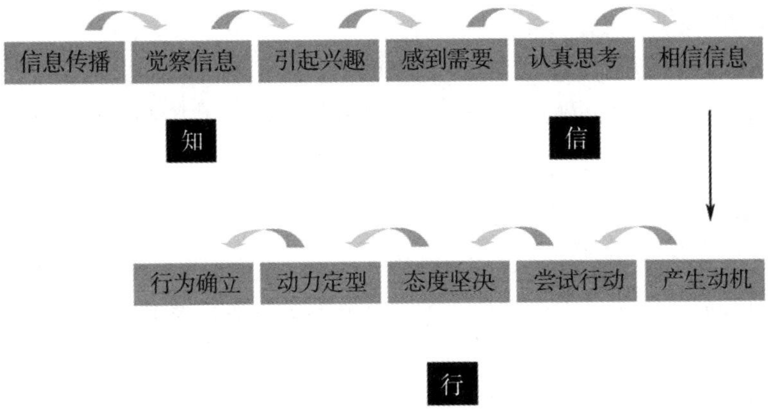

图 1－29　知—信—行理论模型

也就是说，知识—信念—行为是一个连续的过程，当对获取的知识积累到一定程度，理解吸收会引起态度的改变，并最终引起行为的变化。但是，知—信—行理论也有缺点，知识—态度，态度—行为这每一个上升或者是转变的阶段并不是单纯的线性逻辑关系，从知到行可能存在着无法预约的鸿沟——这一点在过往的许多研究中都有体现。在对人们的健康素养水平进行调查时，发现基本知识和理念往往高于健康生活方式和行为，高于健康技能。[①] 这种规律也正是知—信—行理论所隐含的。所以，健康素养水平的提高不能仅仅依靠知识的传播，而是要并入其他理论模型，综合其他因素一并进行考虑。

（二）青年群体的健康素养

中共中央、国务院于 2017 年 4 月印发实施《中长期青年发展规划（2016—2025 年）》[②]，明确青年的年龄范围是 14～35 周岁，将“青年健康”作为十大发展领域之一，并提出了具体的发展目标和发展措施，包括：持续提升青年营养健康水平和体质健康水平，青年体质达标率不低于 90.00%；有效控制青年心理健康问题发生率，青年心理健康辅导和服务水平得到较大提升；引领青年积极投身“健康中国”建设等。2018 年在全国第六次卫生服务调查设计过程中，统筹考虑了青年体质健康情况，在调查问卷中增加了 14～35 周

① 张平，何琳，张人华，等. 2019 年贵州省农民群体健康素养状况及影响因素分析［J］. 现代预防医学，2021，48（14）：5.

② 中华人民共和国中央人民政府. 中长期青年发展规划（2016—2025 年）［S］.（2017－04－13）［2022－3－11］. http：//www. gov. cn/zhengce/2017－04/13/content_5185555. htm#1.

岁青年的相关内容。

在我国现有的研究当中，较多探讨的是公民整体的健康素养水平，较少对青年群体的健康素养问题进行研究。在已有的针对青年群体的研究当中，研究人群主要分为两类：青少年群体与大学生群体。

1. 青少年群体的健康素养

从个人因素来说，除了年龄、种族、性别、文化背景、认知、身体能力等因素之外，社交能力、家庭环境、健康教育课程也会对青少年的健康素养水平产生显著的影响。

研究显示，当个人的家庭环境越融洽，即孩子与父母的关系越亲密，则青少年的健康素养水平就越高。这可能是因为在融洽的家庭环境下，子女更能从亲密健康的关系中获得引导、支持、保护和安全感，也更有利于儿童青少年高级心理功能的健康发展，使之具备较高水平的理解、处理相关健康信息及通过沟通获得相应健康服务的能力。同时，个人的社交能力越强，比如说拥有更多亲密好友，与老师关系更融洽，相对应的具备更高的健康素养水平。①

在青少年群体健康素养之中，学者 Don Nutbeam 在 2008 年所提出的健康素养三水平理论，是较为常见的研究框架。健康素养三水平理论将健康素养分为功能性、互动性与批判性三类。这些不同“类型”的健康素养包括了将健康素养应用到实践当中去，从能够在日常情况下有效地运用所需的技能（功能性）；到更高级的认知和识字技能，使得个体能够积极参与日常活动，并将新信息应用于不断变化的环境（互动性）；到最高级的认知技能，个体得以批判性地分析信息，并利用这些信息掌控生活中的各种状况（批判性）。这些技能可以通过正规教育和非正式的个人经验来培养。②

根据健康素养三水平理论，学者 Jennifer Manganello 对框架进行完善，并得出了青少年健康素养研究框架③（如图 1-30 所示）。

---

① 金凤，刁华，蒲杨，等．重庆市中学生健康素养水平及影响因素分析[J]．中国学校卫生，2021，42（7）：977-982.

② NUTBEAM D. The evolving concept of health literacy［J］. Social science & medicine，2008，67（12）：pp. 2072-2078.

③ *MANGANELLO J A.* Health literacy and adolescents：a framework and agenda for future research［J］. Health education research，2008，23（5）：pp. 840-847.

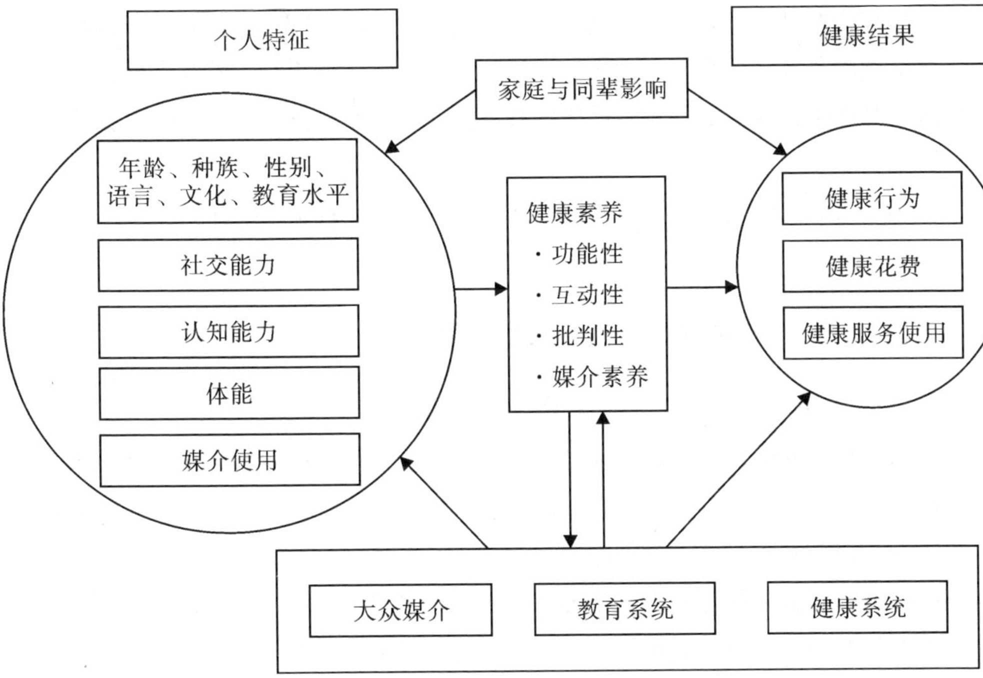

图 1－30　青少年健康素养研究框架

在这一框架当中，学者将媒介使用与媒介素养也纳入其中。媒介是青少年的常见健康信息的获取途径，是青少年经常使用的大众传播媒体的重要组成部分，因此媒介利用也是影响青少年健康素养的重要个体因素。

2. 大学生群体的健康素养

在相关研究当中，影响大学生群体健康素养的因素与针对居民的健康素养调查类似，包含社会环境因素、群体和个人因素，并未呈现出较大的差异性。

对 2016—2019 年中国高校学生健康素养水平相关研究进行元分析后发现，女生健康素养水平稍高于男生；汉族学生健康素养水平稍高于少数民族学生；家庭在城市的学生健康素养水平稍高于家庭在农村地区的学生；较发达地区（2016—2019 年省市 GDP 排名前十）大学生健康素养水平稍高于欠发达地区；医学生健康素养水平高于其他专业学生；父母文化程度越高，大学生健康素养水平越高。[①]

总的来说，大学生总体健康素养水平增高，可能是因为近年来，高校不断

① 石珺怡，车晓玉，刘菊芬. 2016—2019 年中国高校学生健康素养水平 Meta 分析［J］. 中国健康教育，2021，37（8）：689－694.

开展多样化的健康教育，并且进行健康类通选课和讲座普及。[①] 同时，新媒体平台的健康科普蓬勃发展，健康知识得以进入大学生的生活。除此之外，这与社区息息相关，社区更加重视健康宣教也推动了大学生健康素养水平的提升。

五、青年群体的健康科普和健康科普短视频概况

（一）针对青年群体健康科普的特点

1. 科普对象不平衡，面向青年群体偏少

目前我国健康科普研究领域研究对象主要集中在老年人和幼儿群体，对不同疾病关注程度和疾病发生概率基本呈正相关关系。一项针对我国 1996—2015 年的健康科普研究文献的研究表明，目前我国的健康科普研究仍然处于初级阶段，从健康科普的目标受众来看，研究的领域存在“老年儿童多，青中年少”的局面：有关老年人疾病与健康的文献数量高达 44.50%，有关儿童的文献占总数的 21.90%，而针对青年的研究文献仅占总数的 18.60%。面向青年群体的健康科普疾病类型也很集中。总的来看，研究青年群体健康科普的相关文献研究内容集中在心理健康、艾滋病、禁毒、生殖健康等方面，其中 35.40% 为艾滋病相关内容，22.50% 为生殖健康相关内容，心理健康相关内容和禁毒相关内容均占 16.10% 的比例。[②]

2. 传播渠道多元，网络媒介为主

从健康科普的传播渠道来看，随着现代科技的发展，健康科普媒介的变化与大众传播媒介的发展亦步亦趋。在互联网和智能移动终端设备普及之前，社区媒介和电视媒介一度成为健康科普的重要传播方式。随着网络技术的日益成熟，功能更加完善，内容更加多元，网络媒介成为人们获取健康科普信息的主要渠道。[③] 青年群体作为移动互联网时代的“数字原住民”，网络对他们的影响更加深刻，他们的学习和生活具有明显的互联网化特点，社交媒体如微信、微博、抖音、B 站等成为青年群体获取健康科普信息的主要渠道。

---

① 董春玲. 大学生健康教育探索与实践［J］. 中国医学教育技术，2016，30（6）：735-737.

② 吴一波，邢云惠，刘喆，等. 我国 20 年健康科普研究的文献分析［J］. 科普研究，2017，12（3）：7.

③ 邢晓雯，江泽宇，毛淼，等. 近十年国外健康科普研究对我国的启示：对 2007—2016 年 SSCI 期刊《Health Communication》文献分析［C］// 2018 年中国药学会药事管理专业委员会年会暨学术研讨会论文集. 济南：中国药学会，2018.

3. 传播形式多样，注重视觉设计

从健康科普的传播形式来看，健康科普知识的有效传播离不开专业的科普信息设计。从狭义上来看，信息设计是指为更好地处理和理解数据，采用信息可视化、数据挖掘和图形设计等方法来呈现信息；从广义上来看，信息设计是指根据媒介的特性开展设计活动，从而满足受众的信息需求，促进知识的传播和传达。因此，健康信息设计就是指通过信息设计学的手段将健康信息以公众易于理解和接受的方式表现出来，从而提高健康科普效率。对于青年群体而言，他们思维更为灵活，语言表达更为年轻化，而伴随着视觉主导的传播时代的到来，生动形象、图文并茂、互动性强的科普作品越来越受到欢迎。针对不同的科普人群，针对青年群体进行健康科普，健康信息设计者应该对信息有所突出和侧重：

一是以医学插画、漫画等艺术形式为代表的可视化信息设计。健康科普中的医学插画，一种是传统的写实性绘画，即通过直接且理性的写实画面把文字内容表现出来；另一种是比较新兴的卡通类插画，即通过夸张和变形等表现手法达到写形于外，寓实于内的效果。① 医学插画与健康知识相结合，能够将艰涩难懂的健康知识以直观简明的形式呈现，从而达到提高公众关注、增进公众理解的目的。2020 年新冠肺炎疫情肆虐，《人民日报》策划的“中国抗疫图鉴”以漫画的形式，全景化记录了抗击疫情震撼感人的瞬间，凭借其强大的视觉冲击力，在全社会引起广泛反响。

二是以医学情景剧为代表的故事化叙事信息设计。作为一种视频形式的健康科普视频，健康科普剧场将科学性和娱乐性有机融合，在轻松愉悦的氛围里将健康知识潜移默化地传播给观众，很好地实现了寓教于乐的传播效果。② 针对青年群体的科普剧《青年旅舍》抛开传统科普电视节目中专家讲解和数据分析，借用好莱坞影片的叙事结构，将科普信息与戏剧化的剧情相结合，实现了科普功能与娱乐功能的高度统一。

4. 传播内容单一，精准度不高

从健康科普的传播内容来看，与国外研究相比较，我国针对青年群体的健康科普领域的内容存在“广度不足”“不够精准”的特点。广度上，国外健康科普研究涉及领域广泛，不仅包括多种疾病，吸烟、酗酒、暴饮暴食等不健康

---

① 杨晓楠，苟佑馨，孙心怡，等．医学插画在健康科普中的应用及现状分析［J］．中国初级卫生保健，2021，35（6）：3.

② 熊小秦．科普轻喜剧《青年旅舍》的创作与传播［J］．出版广角，2019（5）：3.

的生活习惯也纳入研究的范畴。深度上，国外健康科普研究疾病和研究对象划分更加精准，并针对某一类人群以及某种疾病，采取精准健康科普。[①] 目前，相较于老年健康科普、幼儿健康科普，针对青年的健康科普较少，存在不平衡的状况；在针对不同人群健康科普的时候，需要区分年龄和疾病，充分考虑目标受众的阅读能力和信息需求。此外，国外研究更关注青中年而非老年人，更关注生活方式而非疾病本身。因此，应加大对青中年生活方式的干预，提倡“治未病”理念，有针对性地开展相关健康科普实践和理论研究，防患于未然，通过对健康生活方式的科普达到减少疾病发生的作用。

（二）针对青年群体的健康短视频概况

1. 青年群体成为观看健康短视频的主力军

随着“互联网 + 健康”战略的深入推进，利用互联网提供健康科普知识精准教育，普及健康生活方式，提高公众自我健康管理能力和健康素养，成为“健康中国”战略的一部分。5G 时代传播技术全面升级，医生如果想做好健康科普，不仅要深耕内容，更需要利用好健康短视频这种可视化的传播趋势，做出精品的科普内容。健康报社、移动健康研究院发布的《2019 年健康科普视频洞察报告》显示，超过九成的互联网用户看过健康科普相关视频，且有半数以上愿意为健康科普内容付费；在观看此类视频后，用户对于医疗信息、专家问诊、挂号服务有明确的需求；有超过九成的医生表示对健康科普内容制作感兴趣。[②]

目前，青年群体是短视频平台内容消费的主力军。就内容类型来看，在所有的内容领域中网民对健康类短视频的消费占比较低。Mob 研究院披露的数据显示，国内主流的短视频平台如抖音、快手等的用户年龄分布集中在 16 ~ 44 岁，大概占总体用户的 80.00% ~ 90.00%；娱乐放松、增长知识、兴趣满足、获取资讯构成用户观看短视频的四大诉求，幽默搞笑、轻知识类内容是受网民欢迎的主要内容类型。[③] 健康类内容在短视频生态中占比较低，而且作为知识技能型的内容对创作者要求较高，所以，针对青年群体的健康科普短视频是有

---

① 邢晓雯，江泽宇，毛淼，等．近十年国外健康科普研究对我国的启示：对 2007—2016 年 SSCI 期刊《Health Communication》文献分析［C］// 2018 年中国药学会药事管理专业委员会年会暨学术研讨会论文集．济南：中国药学会，2018.

② 澎湃．超半数用户愿为健康科普视频付费！《2019 年健康科普视频洞察报告》出炉［EB/OL］．（2019 - 12 - 12）. https：//m. thepaper. cn/baijiahao_5222462.

③ 虎嗅网．6.4 亿用户的狂欢：短视频用户洞察报告［EB/OL］．（2019 - 07 - 04）．https：// www. huxiu. com/article/306084. html.

很大发展空间的内容领域。

根据市场上主流的短视频平台的整体用户画像，健康科普短视频的粉丝群体女性占比超过六成，24～40岁的社会上班族是健康疾病知识的主要受众。[①]对于大多数的健康科普内容创作者而言，科普内容选题是面向大众的，儿科和妇产科领域的科普内容体量较大，内容重点是疾病专业知识讲解和用药建议，涉及医护故事和情感交流的短视频更易引发受众共鸣。健康科普短视频的传播内容只有符合目标受众的观看习惯才能达到较好的传播效果，趣味化的传播内容，让用户有较强的沉浸感；通俗化的表达方式，让用户可以直观地了解健康知识。

2. 医生是青年健康短视频的创作主体

医生是健康科普内容的创作主体，他们在短视频平台上建立个人自媒体账号进行健康知识的分享，其专业性、权威性更容易获得用户的普遍认可。西医分享常见疾病知识、用药常识、生活注意事项等，重在预防、治疗、辟谣；中医结合常见问题科普养生知识，重在通过食疗、穴位、动作来改善及加强身体素质。从目前健康科普短视频的内容来看，这类短视频选题面向大众，呈现医生工作场景、传递医者精神。国内主流健康媒体也积极开拓健康科普短视频这一领域，推出契合受众多元需求的短视频，以《生命时报》为代表的健康传媒曾推出《叨可特先生》这一面向年轻人的科普短视频节目，选取时下热门的健康话题，通过情景剧、街头采访等形式，引出健康话题，并邀请专家进行解读。

尽管专门针对青年群体的健康科普短视频较少，但是青年医生这一群体被视为健康科普宣传的中坚力量。通过举办健康科普演讲、健康科普短视频大赛等一系列活动，动员广大的青年医护人员积极参与健康科普工作，更好地服务人民群众健康。[②]这些科普内容通常结合热点，发挥专科优势，兼顾科学性、趣味性和时效性，内容涉及新冠防疫、疾病预防、诊治信息、术后护理、康复指导等各类健康科普知识，并且在语态上也更加贴合新媒体环境下的受众心理。

针对青年群体的健康科普平台包括抖音、快手、微信视频号、B站、知乎、微博等。相较于官方机构和传统媒体的视频账号，一批健康类自媒体和

---

① 豆丁网.2020短视频平台医生KOL生态分析报告［EB/OL］.（2020－06－10）.https：//www.docin.com/p－2381016714.html.

② 人民网.第二届全国青年医生健康科普演讲大赛2019年度总决赛在京举办［EB/OL］.（2020－01－09）.http://health.people.com.cn/n1/2020/0114/c14739－31548251.html.

“网络达人”通过活泼灵动的画风、新鲜有趣的表达方式赢得了青年群体的青睐。在视频发布数量上，科普作者也保持较高的内容更新频率，更加符合新媒体传播的规律。不少账号也自主开发了一些科普向微综艺短视频产品，比如《听皮肤的话》，围绕护肤高频话题和大家普遍存在的皮肤困扰，筛选生活中的护肤“痛点”，以辟谣综艺形式，提供实用解决方案，契合青年群体的语言表达和视听习惯，使严肃的内容通过有趣的形式更加深入人心，从而拉近了与青年群体之间的距离。

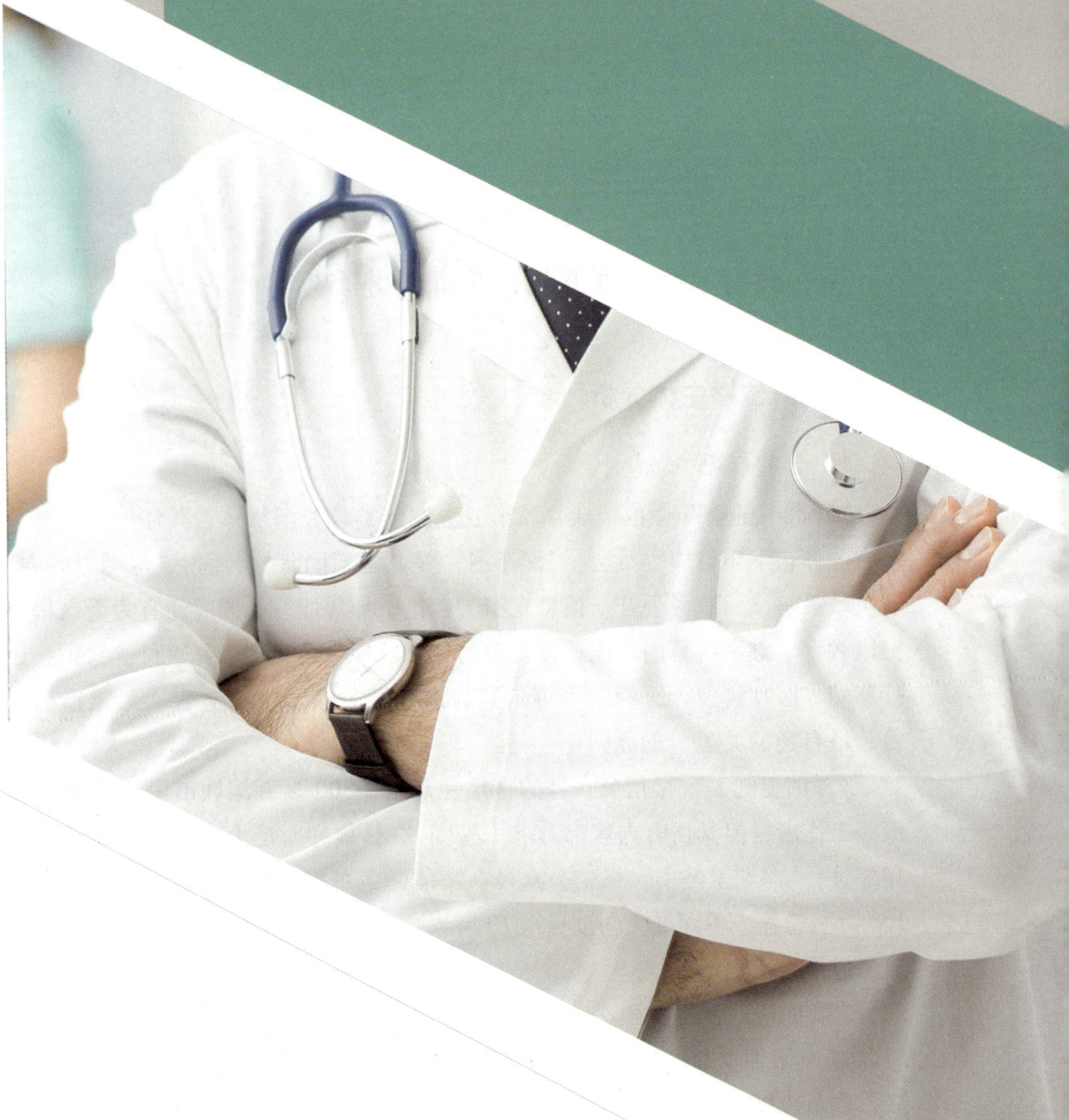

第二章

健康科普短视频经典案例分析

第一节　官方机构

一、政府卫生管理部门：深圳卫健委①

（一）传播主体分析

1. 基本信息

“深圳卫健委”微信公众号属于卫生健康类政务新媒体，其注册主体为广东省深圳市卫生健康委员会。“深小卫”是其运营团队的名称。“深圳卫健委”肩负政策解读、政务公开、信息发布、舆论引导等职能，同时还有为受众提供健康教育、健康科普的功能。其发布的文章及视频内容多为健康科普知识、医疗新闻、医疗科技、医疗政策等信息，遵循着公众号简介所言“最靠谱的科普，最有趣的灵魂”的原则。

“深圳卫健委”微信公众号的直接受众是 2 300 多万深圳市民、12 万深圳医务工作者，但其所有内容都力求“破圈”，传播亦对准大众流量。截至 2021 年 8 月，“深圳卫健委”微信公众号在微信健康总榜周排名第 3 名，拥有超过 100 万名粉丝，单篇推文阅读量达 10 万次，评论数超过 50 条，相关短视频播放量过亿，受众活跃度高。

“深圳卫健委”微信公众号注册于 2015 年 8 月 7 日，有独立的主创团队，成员以拥有媒体或医院系统宣传工作背景的“90 后”为主。深小卫内容团队共 8 个人：处长 1 人、新媒体写手 3 人、新闻稿写手 1 人、排版编辑 2 人、平面设计 1 人。

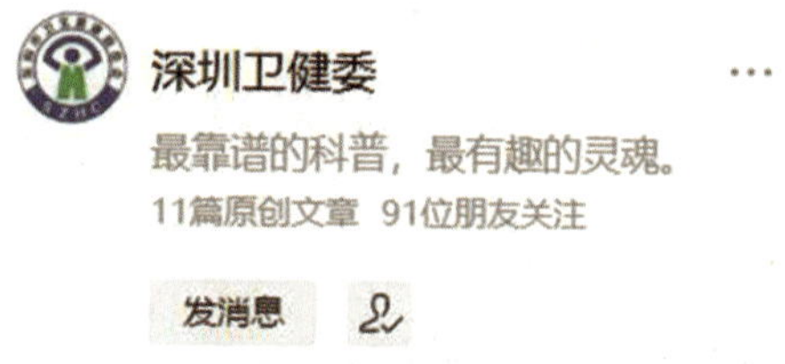

图 2－1　“深圳卫健委”微信公众号

① 作者信息：张海，暨南大学新闻与传播学院 2020 级研究生。

2. 影响力事件

2018 年 5 月 12 日，深小卫发布的护士节短片《戏精女护士和“90 后”硬核飙戏！全程沙雕差点笑裂》，被人民日报、新华社、央视新闻、腾讯、抖音等平台转发，全网累计点击量超 1 亿次，成了“教科书式”现象级案例。该短视频也荣获“第五届健康中国微视频大赛十佳作品”。

2020 年 1 月 30 日，深小卫在保障患者隐私的前提下发布《深圳的“新型肺炎”病人，曾到过这些小区》，成为中国内地公共卫生史上的一次重大突破，推文单篇阅读量达到 773 万次。

2021 年 3 月 29 日晚，深圳沙头角街道东和社区一条接种疫苗的宣传标语——“我们一起打疫苗，一起苗苗苗苗苗”，登上热搜。

“深圳卫健委”已连续 5 年获得深圳政务新媒体第一名。

3. 代表性短视频作品

2018 年 5 月 12 日，国际护士节的当天，深小卫发布题为《戏精女护士爆笑吐槽，看完眼泪都笑出来了》的护士节短片。该视频不仅引起全国护士群体的共鸣，还以其轻松幽默的形式，让社会大众了解到护士群体的辛酸。该视频在腾讯视频获得 7 780 万次的播放量，全网累计点击量超 1 亿次。

2021 年 3 月 7 日，国际“3・8”妇女节前一天，深小卫推出名为《你很优秀，可惜你是个女的》的短片，成功介入社会议题，针对社会痛点发声，促进社会反思。该视频播放量超百万次，抖音点赞数达 7.2 万次，微信公众号推文阅读超 10 万次。

（二）传播内容分析

1. 选题分析

深小卫在短视频、长图漫画、微网页、封面图等内容上不断尝试，解读国家政策，并且实现健康科普知识的传递，摆脱“硬宣传”，实现“软教育”。“深圳卫健委”的选题主要分为四种类型：

一是健康科普类，该类大多是角度刁钻、让人脑洞大开的健康知识，主打“差异化”，常配合节日主题进行场景式传播。如 2021 年 1 月 16 日推出的《春节带娃安全指南》，讲解小孩发生烧伤烫伤、鱼刺卡喉、误服药物等意外时的正确处理方法。

二是命题作文类，包括新政策解读、新医院开业、肿瘤宣传周等。

三是行业新闻类，比如全市最新的肿瘤榜、艾滋病毒感染数据。《邻居得新冠，我爸吓得戒了 30 多年的烟瘾》一文，以 2020 年 8 月广东省再次发现本土病例为背景，以某父亲在“封楼”14 天里成功戒烟的故事作为切入点，引出“疫情期间 7 成受访烟民戒烟”的调查结果，最后详细解读深圳市控烟办发布的最新报告。

四是行业洞察类，深挖不为人知的秘密，比如《潮汕人看病为啥那么野》《外科医生为何爱喝可乐》等选题。女性专题《你很优秀，可惜你是个女的》更是通过短片展现女性所遭遇的职场性别歧视、受害者污名化、未婚歧视和着装歧视等社会现实问题。

深圳卫健委的抖音账号影响力没有其微信公众号的大，但也有自己独特的风格，内容主要包括健康生活、医护故事、“有聊诊所”以及其他最新的医疗资讯这几类。健康生活主要为慢性病科普、减糖减油减盐小知识；医护故事主要的内容形式是微电影，结合时事热点展示医护人员的生活百态；“有聊诊所”以第一人称叙述的视角，关注医学各领域的心理健康问题。

2. 视频叙事分析

“深圳卫健委”抖音号在进行健康信息传播过程中，十分注重受众的阅读兴趣和阅读体验，善于打破常规的叙述方式，摆脱了传统的、生硬的说教式科普，转而运用微电影、采访式、情景剧的形式，顺应抖音用户的观看习惯。

因其本身的定位为官方媒体，“深圳卫健委”抖音号需要宣传相关的医疗新闻和医疗政策，宣传类视频的画面风格与其他系列视频明显存在差异，较易导致视频网站限流，不能在观众心中形成固定 IP。

3. 视频文本形式分析

深小卫常规类视频时长在 1 ~ 2 分钟，专题类视频大多在 3 ~ 5 分钟，主要为横屏的播放形式。深小卫重点进行小切口的精准科普，用一问一答的情景剧形式做好轻科普，如“老人不肯吃药怎么办”“吃保健品真能治病”。视频较多以自问自答的形式呈现，通过

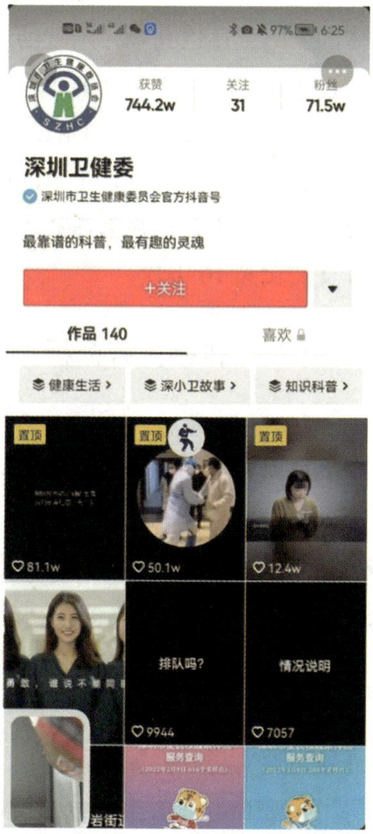

图 2－2 “深圳卫健委”抖音账号

黑底字幕提问，再以情景剧、采访式及医生科普等形式作答，整体画面轻快活泼，严肃的画面较少。

标题风格活泼，但内容不违反医疗和新闻伦理，用他们自己的话来说即是“污也要污得清新脱俗”。

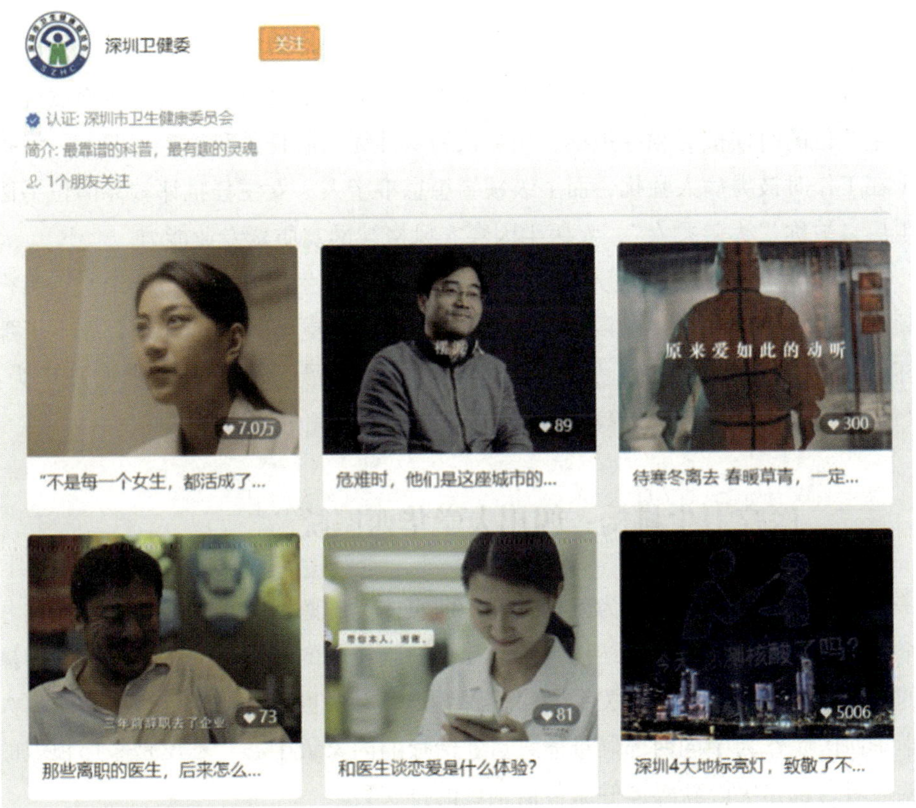
深圳卫健委
关注
认证: 深圳市卫生健康委员会
简介: 最靠谱的科普，最有趣的灵魂
1个朋友关注
7.0万
"不是每一个女生，都活成了...
89
危难时，他们是这座城市的...
原来爱如此的动听
300
待寒冬离去 春暖草青，一定...
73
那些离职的医生，后来怎么...
81
和医生谈恋爱是什么体验?
5006
深圳4大地标亮灯，致敬了不...

图 2－3　“深圳卫健委”微信视频号

（三）传播运营分析

“深圳卫健委”微信公众号主页底部菜单设置“便民服务”“打疫苗”“我要查询”三个一级菜单，在打造创新型政务新媒体的同时，“深圳卫健委”也满足群众的政务需要。在进行疾病科普时，“深圳卫健委”微信公众号一定程度上弥合了公众与医务工作者之间因知识鸿沟产生的认知差别，将“诉诸理性”和“诉诸感性”相结合，用漫画等易接受的形式，化解了受众因一些敏感病情而产生的尴尬或羞耻的感受，帮助受众塑造正确的疾病观。

在视频传播方面，“深圳卫健委”的短视频场景丰富、贴近现实，重视人情味。深小卫聚焦社会议题、感情强烈并且属于正能量传播的实拍或者情景剧，该类视频较易受到大量观众的喜爱，浏览量大、获赞多，并被大量转发获得多次传播，使得作为政务宣传性质短视频的传播效果好，影响大。

（四）经典作品分析

《你很优秀，可惜你是个女的》是深小卫在国际“3·8”妇女节推出的短片。视频开篇以四位女主角在生活工作上遇到的挫折展开：一女生在面试外科医生职位的时候被男领导拒绝，领导认为女性无法胜任外科医生一职；一女护士在工作时被男病人骚扰，而上级领导想息事宁人；女主任批评教导两位男医生后，被称“大龄剩女”；女医生因穿衣风格被网友质疑专业能力。

在进度条过半时，视频内容发生反转，例如女生泼水、回击评论。正当视频准备进入正能量时，视频剧情进入二次反转：“更多人的选择是，放下了那杯想泼过去的水，咽下了那句想怼回去的话。”最后，视频价值观升华为：“每一位女性都该得到平等和尊重，有能力说话，凭价值留下。”

二、医疗卫生机构：四川大学华西医院①

健康传播主体可划分为五种类型，即媒体类、医院类、企业类、机构类和个人类。在改善社会健康结构，推动社会健康发展的过程中，医院是健康传播的重要主体。近年来医患关系紧张，看病难、看病贵的问题亟待解决。四川大学华西医院作为中国西部疑难危急重症治疗的国家级中心，不仅是医疗领域的领航者，也是医院新媒体健康传播领域的排头兵。

（一）传播主体分析

1. 四川大学华西医院微信视频号

四川大学华西医院融媒体矩阵包含海报栏、电视专栏、门户网站、微博、微信、抖音、微信视频号等，为医务人员以及患者家属搭建了良好的健康传播平台以及医患沟通平台。而本案例重点研究的是四川大学华西医院微信视频号，其微信视频号开设于 2020 年 8 月，截至 2021 年 9 月 10 日，共计发布视频 109 条，点赞最高达 9.6 万次。

---

① 作者信息：朱星星，暨南大学新闻与传播学院 2020 级研究生。

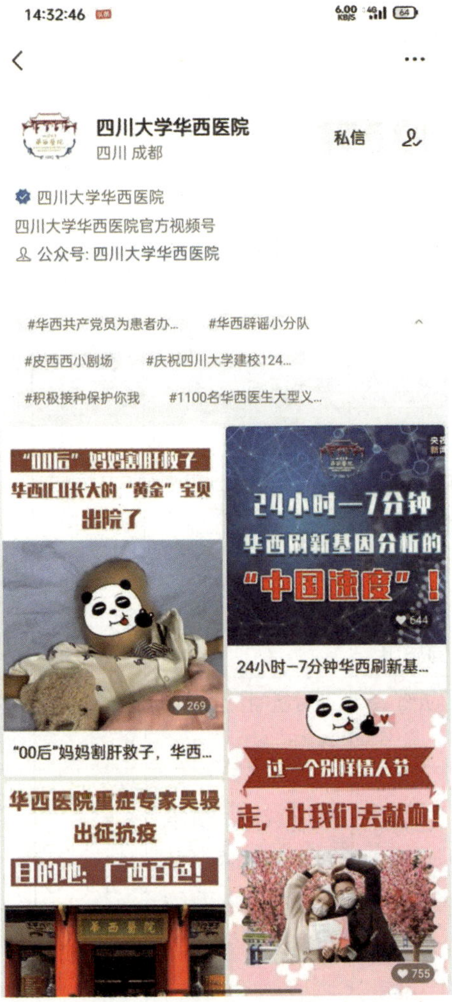

图 2－4　四川大学华西医院微信视频号

2. 代表性短视频作品

本案例分析筛选出四川大学华西医院微信视频号中点赞量最高的 10 条视频，进行简单的概括分析：四川大学华西医院微信视频号 TOP 10 视频的平均点赞量为 26 583 次，平均评论量为 322 次，平均转发量为 19 494 次。其中，视频最高点赞量达 9.6 万次，该条视频的发布时间为 2021 年 1 月 18 日，标题为“华西医院医疗队驰援河北”，该视频也是评论量最高的一条视频。评论区中最常出现的词为“凯旋归来”“一路平安”等。当时新冠肺炎疫情肆虐，那次驰援活动获得很多人的支持和关注，相关作品也得到了大量的传播。

表 2-1　四川大学华西医院视频号点赞量 TOP 10

发布时间	标题	内容梗概	时长	点赞（次）	评论（次）	转发（次）
2021 年 8 月 4 日	华西院感专家第八次出征！目的地：郑州	即时新闻：出行视频 + 图片 + 专家短采访	35 秒	23 000	350	3 859
2021 年 7 月 28 日	成都新增新冠肺炎本土案例，华西专家提醒大家注意 5 件事	专业科普：专家讲解 + 动画	2 分 54 秒	36 000	291	100 000
2021 年 7 月 18 日	全国首个！生物治疗转化医院国家重大科技基础设施，7 月 18 日在华西医院启用	医院资讯：宣传片式短视频	16 秒	16 000	225	7 688
2021 年 3 月 25 日	深切缅怀胡廷泽教授	即时新闻：图片 + 视频	1 分 58 秒	8 832	393	1 318
2021 年 2 月 2 日	来自 HXmen 天团的新春祝福	医院资讯：契合新春的歌唱《团结就是力量》祝福视频	1 分 02 秒	17 000	359	4 920
2021 年 1 月 18 日	华西医院医疗队驰援河北	即时新闻：出行视频 + 图片	52 秒	96 000	1 044	21 000
2021 年 1 月 7 日	瑞雪兆丰年	医院资讯：春节期间华西医院雪景	20 秒	11 000	82	3 158
2020 年 12 月 14 日	关于核酸检测的四大疑问	专业科普：专家讲解 + 视频说明 + 提问文字	2 分 26 秒	13 000	131	17 000
2020 年 12 月 9 日	严防死守！华西医院迅速进入战时状态	即时新闻 + 专业科普：防疫视频 + 图片 + 专家短采访	1 分 48 秒	35 000	247	23 000

（续上表）

发布时间	标题	内容梗概	时长	点赞（次）	评论（次）	转发（次）
2020 年 8 月 16 日	华西辟谣小分队 如果有人突然被异物卡喉，严重时会危及生命	专业科普：专家讲解 + 实际演示教学	1 分钟	10 000	104	13 000

数据来源：四川大学华西医院微信视频号，截至 2021 年 9 月 10 日。

在点赞量 TOP 10 的视频当中，与新冠肺炎疫情相关的话题有 5 条，而与医院资讯相关的有 4 条，由此可见，社会关注的重大医疗事件以及其他即时性的资讯依然是用户注意力的焦点，传递时新消息仍旧是视频号宣传的主要发力点。

（二）传播内容分析

1. 选题分析

通过分析四川大学华西医院微信视频号的内容，可以将视频的主题概括为以下四种类型：

第一，即时新闻类，即与医院相关的重大新闻事件，比如华西医院驰援河北，出征郑州等新闻，这些新闻一般与社会时事挂钩，多采用短视频新闻报道的形式，通过文字、图片、简短人物采访或者人物自述直接传递新闻信息。

第二，医院资讯类，主要是与医院主体相关的资讯，可能是医院在科研上取得的成就或者在设施上的新改善等，该类视频主要用于宣传以及树立医院的形象，例如视频号中带有“华西共产党员为患者办实事”这一标签的视频，主要通过“皮西西”这一“网红”人物给大家介绍相关信息，同时去展现医院惠民政策、医院内有助于患者的设施和信息等。

第三，专业科普类，即专家出镜讲解专业的病理知识或者医疗知识。

第四，特色专题类，这是华西医院的特色专题板块，例如“皮西西小剧场”“华西辟谣小分队”等专题内容，这些特色专题往往是针对一些健康知识误区进行讨论，会使用故事化、情节化或者场景化形式呈现。例如视频号中的“皮西西小剧场”专题内容，通过两人演绎的情景剧，展现出病理知识的疑点难点，引出专家出场进行解释。口语式的对话，日常化的场景，加之专家清晰的讲解是此类视频的特点。

表 2－2　特色板块“皮西西小剧场”内容

发布时间	内容标题	时长	点赞（次）	评论（次）	转发（次）
2021 年 4 月 9 日	皮西西小剧场　这样搬东西，腰不断才怪！	58 秒	405	12	444
2021 年 1 月 22 日	皮西西小剧场　被烫伤、烧伤，可以抹牙膏吗？	52 秒	156	7	147
2021 年 1 月 15 日	皮西西小剧场　被水果刀划伤，该不该打破伤风？	1 分 15 秒	233	5	131
2021 年 1 月 8 日	皮西西小剧场　不穿秋裤会得老寒腿吗？	1 分 14 秒	462	17	344
2020 年 12 月 26 日	皮西西小剧场　午觉是想睡就睡的吗？	1 分 05 秒	596	22	562

数据来源：四川大学华西医院微信视频号，截至 2021 年 9 月 10 日。

视频号中的“华西辟谣小分队”专题内容则通过一人或者多人演绎的情景剧，引出专家现身辟谣。在选题上，该专题也是选择备受关注的日常话题，如儿童补钙、痛经、咖啡等关注量级比较大的话题。

表 2－3　特色板块“华西辟谣小分队”内容

发布时间	标题	时长	点赞（次）	评论（次）	转发（次）
2020 年 10 月 10 日	华西辟谣小分队　癫痫发作！掐人中？	55 秒	3 058	101	2 127
2021 年 4 月 20 日	华西辟谣小分队　海淘鼻炎神药真的那么神？	2 分 19 秒	164	4	144
2020 年 11 月 10 日	华西辟谣小分队　儿童该怎么补钙？	2 分 30 秒	359	11	383
2020 年 12 月 4 日	华西辟谣小分队　咖啡喝多了会变黑娃吗？	1 分 14 秒	586	40	451

（续上表）

发布时间	标题	时长	点赞（次）	评论（次）	转发（次）
2020 年 8 月 16 日	华西辟谣小分队　如果有人突然被异物卡喉，严重时会危及生命	1 分钟	10 000	104	13 000
2021 年 5 月 11 日	华西辟谣小分队　华西医生说，穿了一辈子的 hai 子，能选对适合 hai 子莫勒几个！	2 分 7 秒	530	14	250
2021 年 4 月 22 日	华西辟谣小分队　比起痛经，这病才应该喊女生多喝水！	1 分钟	298	0	218
2020 年 8 月 28 日	华西辟谣小分队　青少年近视防控误区	1 分钟	2 701	5 394	128
2020 年 9 月 2 日	华西辟谣小分队　生了病，虾、鸡、螃蟹这些“发物”不能吃？	49 秒	501	14	677
2020 年 9 月 3 日	华西辟谣小分队　经常按摩淋巴结，可以提高免疫力？	42 秒	233	5	258

数据来源：四川大学华西医院微信视频号，截至 2021 年 9 月 10 日。

其中标题为《如果有人突然被异物卡喉，严重时会危及生命》的视频点赞量高达 1 万次，是“华西辟谣小分队”专题中点赞量最高的视频，也是整个视频号点赞量 TOP 10。在这条视频中，专家和“皮西西”这一人物互动，演示如何使用海姆利克急救法，救助被异物卡住喉咙的患者。专家多角度的手法讲解，加之“皮西西”的有趣配合，急救流程被完整清晰地展现在观众面前。评论区中也出现“急救手法真的很实用”“希望多教授一些急救手法”等反馈信息。

不仅仅是时新信息，有趣的日常医疗话题科普，也是受众喜闻乐见的，就如同华西医院视频号中的“皮西西小剧场”和“华西辟谣小分队”这两个特色科普板块，其叙事结构和叙事风格贯穿了“有趣”这一特点。

2. 视频叙事分析

以视频号中的特色内容“皮西西小剧场”为例，在视频叙事上，主要分为话题引入、场景演绎、专家解读三个环节：

首先，话题引入主要是通过视频封面或者标题内容，代入话题。在内容呈现上，给视频加入“皮西西”这一网红代表的视觉元素，以提问的方式引出视频的话题，改变了“专家讲解 + 字幕”的单一、枯燥的画面形式，使知识变得生动有趣，增强了视频传播的感染力。

其次，两位主人公以对话的方式来演绎话题场景。这一场景的两大特色，在于对方言的运用以及对话的叙事方式，两位主人公用四川方言讲述自己受伤过程和感受，一来拉近了和当地观众的距离，二来通过对话加深了观众的场景记忆。

最后，专家解读，医疗专家会伴随着“名侦探柯南”破案的背景音乐出场，指出应对相关问题的正确解决方式。群众的讨论和专家的解释两种信息的前后输出，形成了更加强烈的对比以及记忆点。这种内容呈现方式不仅能提高视频的可信度，还能便于观众理解与记忆。

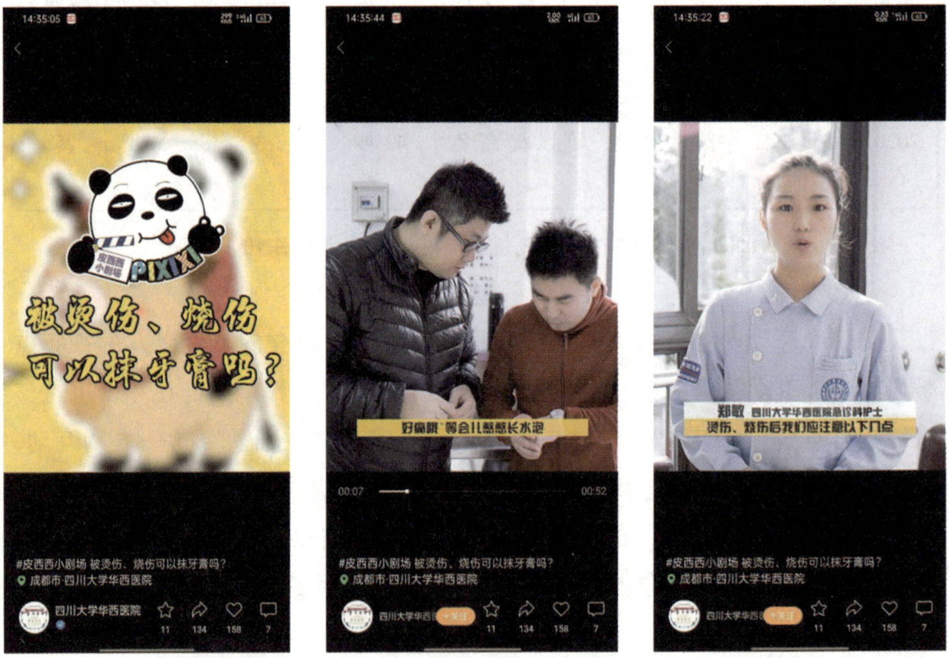
被烫伤、烧伤
可以抹牙膏吗？
PIXIXI
#皮西西小剧场 被烫伤、烧伤可以抹牙膏吗？
成都市·四川大学华西医院
四川大学华西医院
00:07
00:52
郑敏 四川大学华西医院急诊科护士
烫伤、烧伤后我们应注意以下几点

图 2－5 “皮西西小剧场”话题引入、场景演绎、专家解读

“轻松活泼”是四川大学华西医院微信视频号进行科普宣传的重要风格，除了叙事结构上的紧凑和有趣，还主要体现在以下几点：

第一点是对四川方言的使用，如“华西辟谣小分队　华西医生说，穿了一辈子的 hai 子，能选对适合 hai 子莫勒几个!”方言的使用削弱了科普视频的严肃氛围，十分亲民，甚至还有观众会跟读、学习这些方言。

第二是该视频号经常运用较为活泼的音效与音乐，展现一种轻松活泼的氛围，动漫《柯南》中破案背景音乐的运用也让年轻的视频号用户群体倍感熟悉。

第三便是小网红“皮西西”的元素运用。卡通形象“皮西西”常常是视频的重要出场人物，“皮西西”的形象来自四川特色保护动物熊猫，它常以动画、贴片等形式出现在视频中，或是可爱或是呆萌的表情，拉近了与观众的距离。在完全真人出镜的视频中，“皮西西”会化作一个穿着白大褂，带着熊猫头套的医生。这种卡通形象的人格化传播，也给健康信息的传播带来了更多趣味性，让科普视频不再乏味与单一。

3. 视频文本形式分析

四川大学华西医院微信视频号内的视频时长维持在一分钟左右，短小精悍，符合现代人对观看短视频的偏好。视频都是竖屏呈现，降低了观众获取信息的难度。

在标题上，四川大学华西医院常常使用问句来吸引观众，并通过大字标题占满视频封面的形式呈现标题，极具张力与吸引力。

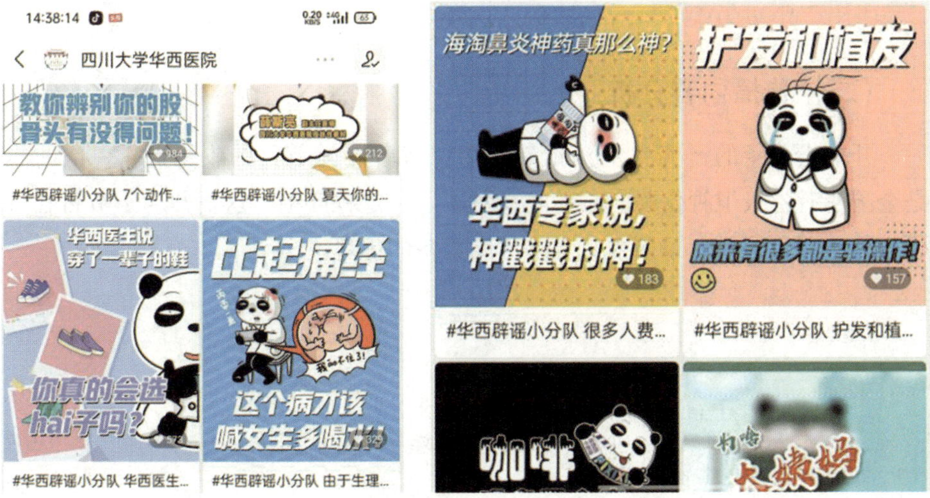

图 2－6　华西医院微信视频号视频标题封面

在文本的呈现上，文字解说以及专家解说是必不可少的，在视频的画面呈现上，字幕也占据较大的展示面，便于观众理解信息。

三、传统媒体：北京卫视《养生堂》[①]

（一）传播主体分析

《养生堂》是北京卫视的一档非新闻类日播节目，自 2009 年 1 月 1 日开播至今，该节目始终秉持“献给亲爱人的爱”的宗旨，通过演播室谈话并结合专题片的形式呈现，一度成为傍晚时段全国频道收视冠军。[②] CMS 媒介研究数据显示，《养生堂》在 2015 年前后出现关注度的峰值，但此后呈现下滑趋势，总体保持稳定[③]，是养生类节目中的典范。

除了依托传统平台，《养生堂》节目也通过微信、微博、抖音等新媒体平台进行信息传播，在各大视频平台拥有自己的专属频道。《养生堂》节目的新浪微博账号坐拥 136.7 万粉丝，与同类账号相比，其发博频率较高，和粉丝互动情况相对较好。

时下，在垂直类内容风起云涌的综艺市场，健康、健身类节目纷纷涌现，但受制于节目风格和内容呈现形式，大多数节目反响平平。相比之下，北京卫视《养生堂》经历了由以电视传统媒体平台为主的“大屏时代”到移动媒体为主的“小屏时代”，长青的生命力和持久的影响力使其显得较为突出。

（二）传播内容分析

开播十几年的《养生堂》依然常年保持着同类节目的收视冠军，同时也是全国所有省级卫视傍晚时段的收视冠军。一定程度上，这要归功于节目在选题内容、节目编排、录制嘉宾等多维度具备的优势。

---

① 作者信息：徐倩倩，暨南大学新闻与传播学院 2020 级研究生。

② 李阳璞，陈世华．试论养生类节目的特色与问题——以北京卫视《养生堂》为例［J］．现代视听，2018（8）：67－71.

③ 吴紫萱．北京卫视《养生堂》的节目特色与优化策略［J］．新闻研究导刊，2020，11（3）：107－108.

1. 选题内容：养生、实用

不管电视受众如何更新迭代，时代如何变化，健康养生俨然就是“生活刚需”式的存在。《养生堂》自开播起至今，始终以“养生”为选题标准。虽然会根据不同季节特点推出不同主题，但纵观历期节目，始终绕不开“养生”这个话题，内容涵盖生活常识、食疗、心理健康、疾病防控、运动等方面，贴近生活。节目还以中医理论作为支撑，注重中医文化。节目按照二十四节气，推出与时令相关的养生技巧和各时节应该注意防范的事项，以及相应的养生模式，如《养生堂》推出的《时令果蔬里的健康密码》系列节目。该系列节目针对受众最常出现的健康问题，推出关注食品营养价值的三期系列节目：《食物有价营养无价——降脂》《食物有价营养无价——长寿》《食物有价营养无价——防癌》。

不仅如此，节目在内容上也很注重实用性和有用性：在北京冬季雾霾严重时期，节目组邀请权威专家团为观众解答哪种口罩可以真正防霾①；新冠肺炎疫情期间，《养生堂》则推出《疫情防控特别节目》，对新冠肺炎疫情发展过程中的热点现象和热门问题做出解答②。

2. 节目编排：互动、亲和

在受众主体性增强的时代，《养生堂》也据此在节目编排上做出了调整。除了邀请专家顾问团、专业权威嘉宾和患者以外，《养生堂》还会在节目中和观众进行互动。例如，在《最难养生的夏季应如何养生》一期中，主持人宣读读者的感谢信，作为节目播出后的读者反馈；在《搬走致命脂肪》一期中，主持人将台下部分观众请到台上，专家则现场教学如何利用松紧带做减脂操。专家与观众的现场互动增强了节目的互动性与娱乐性，也增强了观众自身的参与感，让广大观众身临其境、产生共鸣，增强了节目效果。

此外，《养生堂》坚持“看得懂”的制作原则，打破了以往主持人与专家一对一的访谈形态，在专家讲解中，融合案例分享、科学实证、动画演示和大型道具等多种手段，力图让观众都能轻松看懂节目内容。

---

① 李阳璞，陈世华．试论养生类节目的特色与问题——以北京卫视《养生堂》为例［J］．现代视听，2018（8）：67－71.

② 王琼瑶．新冠疫情背景下健康类电视节目的传播模式研究——以北京卫视《养生堂》节目为例［D］．上海：上海师范大学，2021.

3. 录制嘉宾：专业、权威

霍夫兰的说服研究表明，传播者的信誉和专业权威性能够提升说服效果，信源的可信度越高，其说服效果越强。《养生堂》集纳了中国最权威、最顶尖的医学大家，多次重磅推出院士系列、院长系列、中华医学会主委系列、国医大师和国家级名老系列等节目，邀请的嘉宾都是专业领域内的权威专家，他们都有着深厚的专业背景和丰富的临床经验。2010 年底，节目组还成立了由权威专家组成的顾问团，为《养生堂》提供专业指导。2012 年 6 月，《养生堂》与中国中医科学院签订了战略合作协议，让更多的专家学者走到台前，向大众传播健康相关知识。

在新冠肺炎疫情期间，节目还采用在线视频的方式连线采访在一线工作的医务人员。在 2020 年 2 月 29 日播出的《北京第一例新冠治愈的准妈妈》节目中，节目组不仅联系了主治新冠肺炎的专家，也与妇产科的专家医师在线沟通，从多个角度让观众了解新冠肺炎这一新兴的流行病。

（三）传播运营分析

美国营销大师菲利普·科特勒认为，品牌延伸是指公司决定利用现有品牌名称来推出产品的一个新品目。[①] 电视媒体及产品作为一种特殊的信息商品，其品牌延伸同样具有重要的战略性意义。电视媒体品牌延伸为占领更多的受众细分市场提供一个强有力的工具，同时也是电视媒体品牌最大限度地开发自身资源，实现经济价值的有效途径。[②]《养生堂》多年深耕电视传统媒体，已形成“养生堂”IP 的养生类节目品牌优势。它在当前新媒体时代继续保持这种优势，并且在原有节目品牌基础上进行恰当延伸。

1. 跨媒体延伸路径：融合之路，矩阵传播

跨媒体延伸，即电视媒体借助自身品牌的影响力和信息传播技术上的共同性，将品牌内容资源多层次开发制作成其他异质媒体形式的信息产品，将电视媒体品牌延伸至异质媒体传播平台，从而取得品牌效益的最大化。

《养生堂》以节目为原点向外延伸，形成了跨媒体多元传播矩阵。节目围绕多年来积累的庞大权威知识和强大的专家资源，按照新媒体传播的规律，对内容进行全面的互联网再造，通过线上图文、在线健康直播、短视频、专家资源等多种形式，为观众提供更全面、易懂、交互性强的原创内容。例如，《养

---

① 于启凤．浅析企业品牌延伸存在问题及对策［J］．西部皮革，2021，43（15）：66－67.

② 李宗诚．关于电视媒体品牌延伸路径的细化分析［J］．湖北社会科学，2008（10）：176－180.

生堂》以“BTV养生堂”入驻抖音，科普健康知识，讲解年轻群体关注的护肤、常见病、影视剧中涉及的健康知识等，收获了一批粉丝。目前，《养生堂》传播平台已经突破了单一的电视媒体范畴，形成了线上线下相结合的分发模式。其微信公众号总粉丝量已达到450万人，平均每篇文章的阅读量超过10万次，头条平均阅读量超过50万次，月度阅读总量超过1 000万次。同时，节目组还尝试多种形式的微直播，包括每周一次的名医专家直播，节目播出期间的同步直播等。此外，节目还联合花椒、今日头条等第三方平台，尝试进行大型直播。网络直播后，节目组还会把视频进行二次编辑，放到日常节目中作为演播室的内容补充。

2. 跨行业延伸路径：优质IP背书，专业团队赋能

电视媒体的专业优势主要表现为其收集、处理、加工、生产和传播信息的能力，电视媒体品牌的影响力和受众对品牌的信任度也是建立在媒体生产信息资讯产品的专业特长之上的。因此，电视媒体品牌在跨业延伸路径设计时，沿着和信息有关的行业领域拓展是比较合理的方向。

北京卫视在健康栏目的内容、品牌及传播等方面的优势可谓得天独厚。《养生堂》一直稳居全国卫视频道同时段收视前列，自播出以来，多次获得国家级行业奖项。《养生堂》的种种荣誉说明了该栏目在健康养生领域的专业性和权威性，也奠定了该节目“中国第一健康品牌”的地位。其健康IP在品牌与内容上的先天优势，为栏目在健康产业的发展奠定了坚实的基础。借助品牌IP优势，与多家同类产品品牌合作，推出相关节目、活动等。例如，2021年安利纽崔莱与《养生堂》共同推出线上直播互动健康传播公益活动“2021营养中国行”。[1]

同时，《养生堂》依托自身优势，联合具有专业能力和运用经验的媒介公司——合力传美。传媒行业的人脉资源以及基于网络互动平台的运营策略团队资源，与北京卫视现有资源形成较强的互补性。为了健康产业的运营，合力传美为项目开发与运营投入近40人的团队，包括线上微信运营、线下渠道建设、合作医药企业的招商等，取得了较好的成效。

---

① 平凡e生活．安利纽崔莱携手北京卫视《养生堂》启动2021营养中国行！［EB/OL］．（2021－02－08）．https：//mp. weixin. qq. com/s/4vwTlxY82bvSkBS1a0tN7Q.

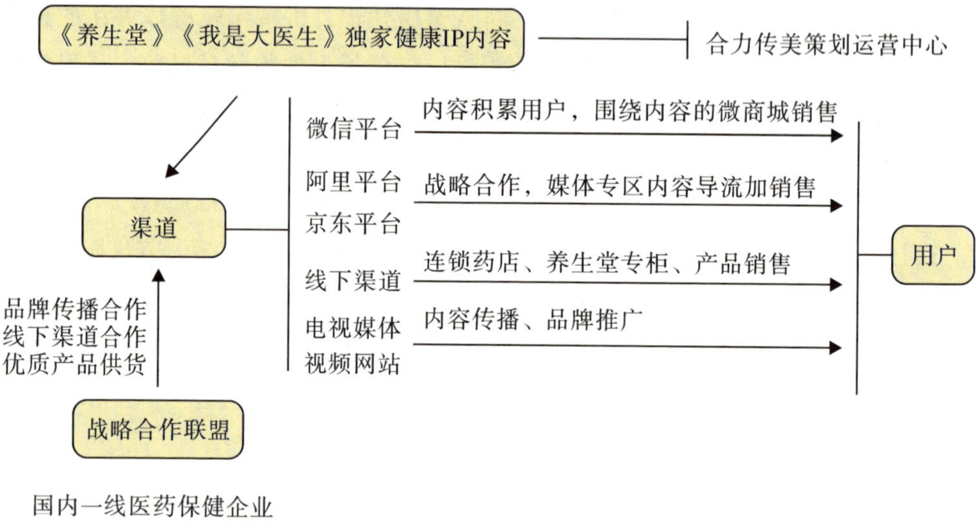

图 2－7　《养生堂》与合力传美合作模式

合力传美的产业运营模式，最大的特色是以优质的独家健康 IP 内容为核心，一方面通过微信、阿里、京东、线下连锁药房、电视媒体与视频网站等不同属性、不同类别渠道资源的融合与构建，形成强大的内容分发体系以及以内容为依托的优质产品销售模式；另一方面，与江中、神奇、太极、康美等多家医药保健企业形成战略合作联盟，通过强大的渠道体系为合作企业提供品牌推广和全渠道产品销售的一体化服务。①

《养生堂》通过产品销售获利：战略合作联盟企业提供优质、高毛利产品，结合优质内容，根据不同季节、不同人群的需求，以栏目和专家为背书，进行产品的选择与采购，再利用全媒体渠道进行销售。例如，央视在转播东京奥运会的间隙，插播华晨宇向敏感肌观众推荐养生堂喷雾产品的 15 秒广告片。② 同时，《养生堂》通过整合营销的方式，将其从一档健康节目延伸拓展为跨媒体、跨平台、多元化、互动式以及具有良好的用户体验的健康养生综合服务平台。《养生堂》还在线下与部分全国连锁药店达成战略合作意向，通过品牌授权与加盟运营商合作相结合的方式，在其连锁药店中开设养生堂专柜，线上微商又以周为单位进行爆款销售。

《养生堂》在自身资源基础上进行品牌建构、品牌维护，及时更正品牌发

---

① 孙心．从《养生堂》看养生栏目经营模式的转变［J］．视听界，2017（3）：89－92．

② 化妆品观察．养生堂的“变”与“不变”［EB/OL］．https：//mp. weixin. qq. com/s/yBi1pwywaeZIXY0dbnvnxA．

展中出现的诸多情况。在品牌营销上，《养生堂》紧跟消费者步伐，从节目中硬广插入到明星代言，再到“理性＋感性”，不仅实现了品牌的自洽，同时还延长了原有价值链，为传统电视媒体品牌的可持续发展提供了可参考样本。

第二节　医学界专业人士

一、“李瑛”①

（一）传播主体分析

1. 基本信息

（1）背景信息。

抖音账号“李瑛”由中南大学湘雅医院的呼吸内科主治医师李瑛建立，是其个人的自媒体账号。该账号是“中国医师协会年度健康新媒体十强和头条真知派获奖者”；李瑛医生则是科普健康中国新媒体专家委员会副组长和字节跳动抗疫专家团成员。

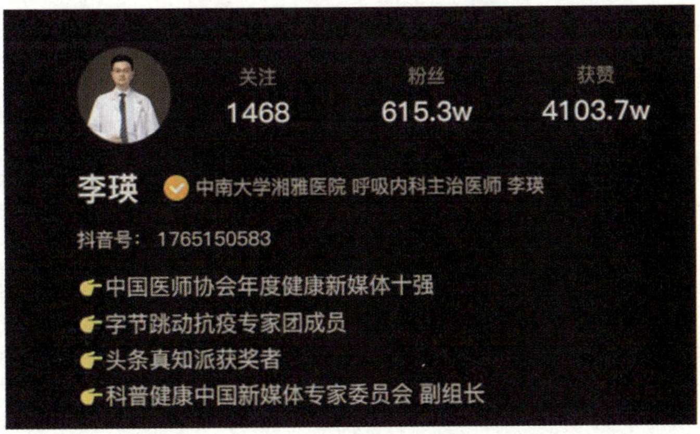

图 2－8　李瑛抖音账号

① 作者信息：吴妍妍，暨南大学新闻与传播学院 2020 级研究生。

在《潇湘晨报》的采访中，李瑛坦言他做科普的初衷是让患者有更好的获得感，利用自己的空闲时间宣传呼吸内科相关的健康知识。在2020年举办的今日头条生机大会上，他再一次表达了自己做健康科普短视频的原因，“我在呼吸科工作了十三年，见过十多万（位）不同的患者，但得出了同一条结论：医疗知识，必须去科普。医生总没有患者多，但知识同样能救命，借助一个平台，用真知退却千万疾病，这是理想，也必然是现实，让大家知道真知识，就是为健康赢回一局”。

（2）目标受众。

抖音账号“李瑛”于2019年1月21日发布第一个视频《肺结节四个步骤确定良恶性》。截至2021年9月，该账号共发布视频572条，其视频平均时长为1分15秒，平均每周发布视频4个，平均每月发布视频19个。

根据抖查查的数据分析可知，在其615.3万粉丝中，男性占比40.09%，女性占比59.91%。与诸多健康科普账号不同的是，其40岁以上粉丝占比最高，达到23.25%；在其日常活跃的视频观众中，40岁以上的粉丝占比更是达到了27.51%。排在第二位的是25~30岁的粉丝，占比21.29%。就粉丝地域分布而言，排名前三的分别是江苏省、广东省和河南省，占比分别为9.90%、8.42%和6.93%。

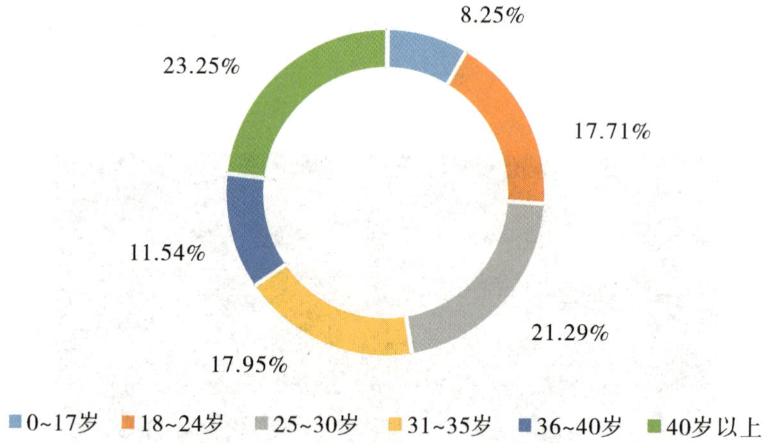

图2-9　李瑛抖音账号粉丝年龄分布

数据来源：抖查查。

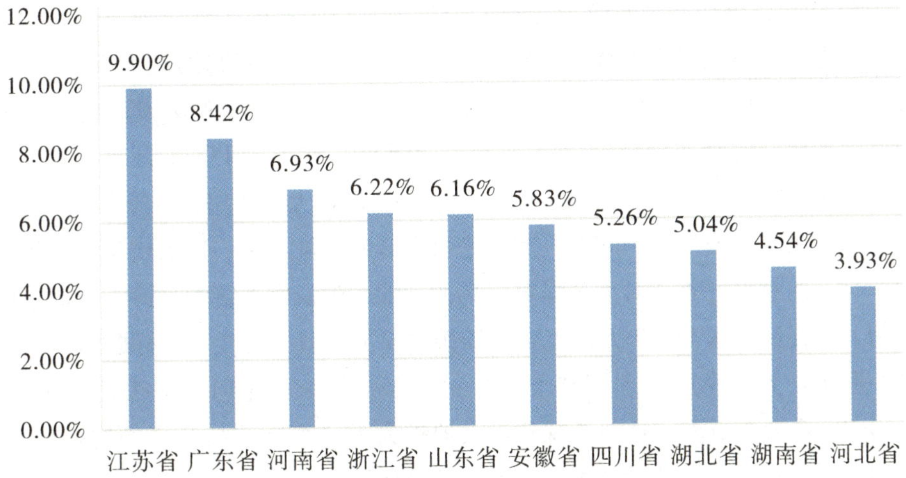

图 2-10　李瑛抖音账号粉丝地域分布前十名

数据来源：抖查查。

2. 影响力事件

（1）创立和发展历程。

在制作和发布健康科普短视频之前，李瑛就已经在医院的号召下组建了病友群，每个群里有 200～300 人。他负责管理五个群，并利用自己的闲余时间回复群内患者的提问。鉴于微信群的受众较少，现场科普宣教容量有限，所以李瑛将目光放到了日渐兴盛的短视频上。他在 2019 年注册了抖音账号，开始尝试制作呼吸内科领域的科普短视频。他认为视频形式天然适合医学科普，既可以观看，又可以转发，还可以下载，方便受众，也利于传播。为了保证质量和更新频率，李瑛的视频基本是隔天更新。凭借专业的知识背景和及时的热点关注，三年时间内，抖音账号“李瑛”获得了 615.3 万的粉丝量。

（2）重大事件与影响力。

“李瑛”第一次点赞量过万的视频是李瑛在 2019 年 7 月 28 日发布的一条名为《感冒不吃药七天可以恢复吗》的短视频，该视频获得了 4.4 万的点赞量。在这条视频之前，“李瑛”发布视频的点赞量一直在 1 500 次左右徘徊。但在该条视频之后，其点赞量明显提高，基本在 4 000 次左右。2019 年 8 月 4 日，他发布了一条《肺癌是可以治愈的》的短视频，获赞 22.7 万次。此后，“李瑛”视频点赞量均在一万次以上。随着李瑛对抖音平台推广规则的了解，他不断改善自己的视频标题和话术，完善附带 Tag（标签），2019 年，其视频《十七个受益一生的好习惯》获得其账号当年最高点赞量，达 71.6 万次。

2020 年，突如其来的新冠肺炎疫情打破大众平静的生活，李瑛开始利用自己的专业知识在抖音科普有关新冠肺炎的基本知识。2020 年 1 月 28 日，他在自己的视频中以专业医生的角度解读了 1 月 27 日国家卫健委发布的《新型冠状病毒感染的肺炎诊疗方案（试行第四版）》，获得了 153.3 万次点赞。随后，在 2020 年 1 月 30 日，他发布了标题为《拜托大家再坚持一下》的视频，针对当时出现的疫情防护问题，如放松警惕开始扎堆聚集、口罩错误戴法等提出了自己的意见，表达对大众居家隔离的感谢，建议大众继续坚持，争取战胜疫情，该视频获得 187.3 万次点赞。2020 年 2 月 1 日，他发布了标题为《感谢社会和医护人员家属的理解和支持》的视频，作为医生向大众表达了感谢，获得 197.3 万次点赞。这三条视频极大地扩大了“李瑛”抖音账号的影响力，粉丝数量大幅增加，此后其每条视频点赞量保持在 2 万次以上。

3. 代表性短视频作品

表 2－4　代表性短视频作品

作品名称	点赞量（次）	评论数（次）	转发量（次）
感谢社会和医护人员家属的理解和支持	197.3 万	7.2 万	9 199
拜托大家再坚持一下	187.3 万	5.7 万	23.3 万
新型肺炎的传染源和传播途径第四版诊疗方案解读	153.3 万	4.2 万	20.9 万
三岁男孩查出肺结核原来是被她传染的	119.5 万	1.8 万	16.8 万
十七个受益一生的好习惯	71.6 万	1.6 万	12.8 万
白衣天使加油	69.2 万	2.6 万	1 005
海姆利克气道异物窒息急救法	49.7 万	1.7 万	14.3 万
迟到的自我介绍	48.9 万	69	3 145
防癌体检做什么项目　多久做一次	31.7 万	1.1 万	11.3 万
小孩怎么才能长高　三点助您的孩子长成大高个	29.8 万	9 470	6.8 万

（二）传播内容分析

1. 选题分析

（1）常见选题类型及各自代表作。

李瑛上传的科普短视频选题主要分为两大类：一类是他的专长，主要是关于呼吸类疾病的预防与治疗。在呼吸内科领域，李瑛医生科普最多的内容是关于肺部健康的，例如《肺癌是可以治愈的》《50 岁董事长因肺癌去世，详细讲解：肺癌的三级预防，请反复观看，掌握》《46 岁发现肺结节，来做支气管镜》《别把肺炎当感冒》。第二类是关于呼吸健康方面的内容，如哮喘和打呼噜等，比较典型的代表作如《哮喘和睡眠，五个注意事项》《2020 年全球哮喘最新的治疗方案》《严重打鼾可能心肌梗死，五点来预防》等。

李瑛也关注泛健康类的选题，主要向用户科普一下大家在日常生活中比较关注的健康议题，如牙齿健康、睡眠问题、日常饮食健康、儿童成长等。

（2）热点契合的选题。

除了日常的选题之外，李瑛医生也会根据当前的社会热点科普一些医疗常识。例如，针对年轻人爱不释手的奶茶，他发布了题为《奶茶有奶又有茶，营养又健康，您太天真了》的视频，向大众科普了奶茶的危害；在电视剧《隐秘的角落》热播时，他制作了视频《从隐秘的角落看哮喘》，从电视剧角色入手科普哮喘的病症；在新冠肺炎疫情期间，他根据当时我国新冠肺炎疫情防控状况，时时向受众传递疾控科普知识，视频的内容覆盖多场景下的个人防护常识、病毒与疫情的正确认知、焦虑恐惧情绪的科学疏导等多个维度。

同时他还关注当前在互联网上普遍流传的医学谣言，利用自己的专业知识打破谣言，传递“真知识”，如《压力导致白头发，吃黑芝麻有用吗》《多吃白米饭引起糖尿病》《经常接吻好处多》等。在相关节日来临时，他也会制作与节目相符合的医学科普短视频，如他在医师节发布《医师节，关注健康和医生交个朋友》。

（3）专题系列。

为了更好地提供优质的科普内容给用户，李瑛医生在抖音创建了五个视频合集，这五个合集涉及五个专题，分别是“咳嗽”“新冠肺炎”“科普肺癌——防患于未然”“科学戒烟”和“肺康复（呼吸康复）训练”，其中，“新冠肺炎”累计 3.2 亿次播放，位居合集播放量第一。这些专题整合了李瑛医生的视频素材，为用户找寻自己感兴趣和对自己有用的医学内容提供了渠道，有助于医学科普视频的传播。

2. 视频叙事分析

李瑛的视频多是由其本人身穿白大褂或者手术服出境，部分视频中李瑛身着日常服饰，景别大都是中近景，画面中呈现李瑛腰部以上身体。拍摄地点大都是在李瑛自家的书房和医院，拍摄道具是一台手机和自拍杆。

李瑛的视频脚本大都由其本人创作，文本也是他根据丰富的临床经验和大量的文献查阅编写而成。他的科普内容一般都来源于他的临床实践、真实病例，以保证真实可靠。他曾在采访中提及自己制作视频的背后故事，以一条一分钟的成品视频为例，他查各种医学资料往往要花上两三个小时。李瑛的科普风格以朴实简单为主，其视频没有复杂的特效、多变的场景和众多演员，一般只有他一个人生动地讲述，通俗易懂以及实用是他对自己视频的定位。

3. 视频文本形式分析

李瑛的视频大都是竖屏，时长一般在 1 分 16 秒左右。他的视频标题主要有两种形式：第一种是问句类型，使用提问方式吸引用户注意，如《得了新冠，打新冠疫苗还有用吗?》《孩子身高标准是什么》《溏心蛋和全熟蛋，水煮蛋和煎蛋，哪个更好》等。第二种是强调科普内容结论，如《上厕所不建议中途冲水》《手上长倒刺不是缺乏维生素》《健康的饮食，每天 12 种，每周 25 种》等。2021 年以来，为了更快地吸引用户注意力，李瑛会在视频封面上，把标题中的重点内容背景标红以示强调。

李瑛讲述科普内容的方式主要有两种：第一种是医生根据某一特定主题口头科普医学知识，根据讲述内容辅以或活泼或感动的背景音乐。医生讲述的内容相较于正规的医学知识较为通俗易懂，但并非完全口语化。同时，为了缓解专业医学内容给用户带来的压力，他本人会以较为丰富的手部动作和较为欢快的语调讲述科普内容。为了强调讲述重点和吸引用户注意力，纯讲述的视频内容一般在画面下方搭配黄底黑字的字幕。第二种则是案例分享，在此类视频中，李瑛会在视频中将患者的诊断单、CT 展示出来，并将其中的重点内容逐一解释，如在题为《肺结节 7 年复查，结果发现了新问题，还来得及吗?》的视频中，他带领用户分析了患者的 CT 肺结节靶重建平扫增强三位成像报告单，向大众解释混合磨玻璃结节大小 18mm × 16mm 的含义，呼吁大众及时体检，不要害怕就诊，早发现、早治疗才是最合适的方案。

鉴于李瑛个人精力的限制，他的视频并没有很强的互动性，大部分都是他的独角戏。他常在视频尾段提出自己的建议，以期用优质的科普内容提升大众日常的健康生活习惯和对呼吸疾病的认知。

（三）传播运营分析

1. 品牌建设

李瑛医生在其视频中一再以身穿白大褂的医生形象示人，强化他本人的专业背景，使“中南大学湘雅医院的呼吸内科主治医师李瑛”形成了一个具有较强影响力的传播品牌。

2. 商业模式

当前，网红医生主要有四种商业化形式：电商导购、知识付费、导诊付费和直播打赏。[①] 电商导购是最常用的变现方式，李瑛也开通了商品橱窗展示自己的合作产品，同时他会用短视频或直播的形式来引导大众购买。如他为了他和方太空气净化器的合作，制作了题为《家里真的有必要买净化器吗》的科普视频。截至2021年9月，李瑛的商品橱窗中只有四件产品，分别是手机支架、书籍《做自己的心理医生》、方太空气净化器和素士冲牙器，销售量分别为5.2万、2.5万、200和3 979。同时，借助由科普视频带来的人气，李瑛本人获得了更多的线下推广活动，如字节跳动旗下的一系列健康推广活动，这也是他利用视频变现的方式之一。

3. 传播策略

除了专业的呼吸科知识外，李瑛也擅长根据热点扩大视频影响力。新冠肺炎疫情期间，爆炸性的流量涌向了抖音上的网红医生们。李瑛根据抖音官方建立的“头条健康1群”中提供的疫情相关选题制作视频内容，获得了更多的平台曝光机会。平时，他也会积极参加抖音官方推出的活动，为自己的视频增加Tag，以便获得更多的流量。但是，2021年3月份以来，李瑛账号的粉丝量减少了15.1万人，在新冠肺炎疫情逐渐常态化的情况下，如何产出更优质和更有传播力的科普内容，吸引更多的粉丝，是李瑛需要直接面对的问题。

（四）经典作品分析

在李瑛的所有视频作品中，综合点赞量、转发量和分享量，《新型肺炎的传染源和传播途径第四版诊疗方案解读》的影响力最强。该视频时长为4分30秒，李瑛根据《新型冠状病毒感染的肺炎诊疗方案（试行第四版）》的内容结构，向大众讲述了新冠病毒疫情的情况。

首先，李瑛以一个圆形巧克力为辅助工具介绍病毒的结构，即外部是蛋白质，内部是核酸。然后，他以自己的手作为人体模型绘声绘色地描述了新冠病毒进入人体的途径，即感染、繁殖、复制、破坏的过程。李瑛讲述了新冠病毒的三种体外灭活方式，并强调紫外线、加热和酒精并不适合体内新冠病毒的治疗，破除了当时广为流传的一些新冠病毒治疗谣言。之后，他按照《新型冠

① 上海艾瑞市场咨询有限公司.2020年中国直播电商生态研究报告［C］//艾瑞咨询系列研究报告，2020（6）：725－780.

状病毒感染的肺炎诊疗方案（试行第四版）》第二章的内容，向大众讲述了新冠病毒的传染源、传染途径和易感人群。最后，他描述了控制病毒传播的方式，即控制传染源和切断传染途径。该视频没有背景音乐，只由李瑛一个人口头讲述完成。

该作品之所以能够获得巨大的影响力，首先是因为在当时的背景下，大众急需有关新冠肺炎的专业科普，而李瑛的解读专业又简单直接，切中要害，直接关注大众关心的问题。其次，该作品发布于 2020 年 1 月 28 日，即《新型冠状病毒感染的肺炎诊疗方案（试行第四版）》发布的第二天，这个解读十分及时，把握了最佳的传播时间。同时，抖音平台在特殊的背景下，给予了有关新冠肺炎科普的视频巨大的曝光量。在这三方面因素的作用下，《新型肺炎的传染源和传播途径第四版诊疗方案解读》成为李瑛医生的经典作品。

二、“医路向前巍子”①

（一）传播主体分析

1. 基本信息

高巍是北京市密云区医院的一名急诊科医生，曾在密云区第二人民医院工作了 7 年时间，后于 2015 年调任密云区医院急诊外科，现任北京市急诊外科学会委员、中国抗癌协会青年委员。“医路向前巍子”是高巍的抖音账号，创立于 2017 年。

“医路向前巍子”账号的简介中写道：科普急救疾病知识，呵护您的健康；做有情怀的医生，写有温度的科普。在一次采访中，高巍透露，他的急救知识科普缘起于一场梦，他梦见自己罹患胃癌，惊醒后的恐惧和无助让他对自己的患者们产生了深切的共情，于是他决定成为一名急救知识科普的自媒体人。

“医路向前巍子”的粉丝数高达 2 000 万，其中 33. 20% 为男性，66. 80% 为女性。在年龄分布方面，账号主体为 31 ~ 35 岁的人群，占比 47. 87%。在粉丝的地域分布方面，各省情况较为平均，占比最高的省份为广东省，达到了 9. 11%。此外，若以城市为单位统计，北京是该账号粉丝分布最多的城市，达到 19. 42%。总体来说，该账号的目标受众是一、二线城市的中青年群体。

截至 2021 年 8 月，“医路向前巍子”账号共推出了作品 1 000 余部，收获

① 作者信息：敖泽晨，暨南大学新闻与传播学院 2020 级研究生。

粉丝 2 000 余万人，获得点赞数高达 2. 1 亿次。

2. 影响力事件

（1）创立和发展历程。

高巍最初通过文字的形式进行急救知识科普，但他发现这种方式并不能够很直观地展现相对复杂的急救知识，于是他拍摄了“海姆利克急救法”的短视频，并将其发布在抖音平台。这条视频迅速走红，被包括《人民日报》在内的 200 多家媒体转发。但高巍后续发布的几条视频表现不佳，只能够收获 2 000 ~ 3 000 次点赞的数据，于是高巍开始有意探索不同的视频表现形式，开始改变文案结构，在视频开头就抛出问题，吸引观众注意力。他还在视频开头前加入开场白：“大家好，我是巍子，一名急诊科医生。”此举大大强化了视频的 IP 效应，随后，该账号有了不错且稳定的数据表现，多数视频的点赞数都会保持在两万次以上。

（2）重大事件与影响力。

新冠肺炎疫情暴发之前，“医路向前巍子”抖音账号的粉丝数为 50 万人。在 2020 年 1 月，“医路向前巍子”在一个月内增长了 1 170 万粉丝，直接迈入了“顶流”自媒体行列。疫情期间，高巍成为字节跳动新型肺炎专家顾问。字节跳动通过高巍所在的中国医师协会健康工作传播委员会，邀请了一批三甲医院呼吸科、感染科的专家在疫情防控最紧张的时期进行及时的短视频科普宣传。

（3）代表性短视频作品。

表 2 – 5　代表性短视频作品

标题	点赞数（次）	评论数（次）
振奋人心！首个新冠病毒检测试剂盒，通过检验	311. 1 万	7 万
7 岁女孩多脏器衰竭住进 ICU，4 次全身换血，竟是因这个家常菜	286 万	9. 9 万
紧急提醒，新型冠状病毒还有一种传染方式	284. 4 万	644
扩散！又一例猝死　这次是因为谣言	255. 8 万	4. 7 万
预防新型冠状病毒　这个消毒液别乱用　能致死	241. 1 万	6. 7 万
这个部位出血，千万不能止血	219. 3 万	663
2 块的维生素和 200 块的维生素有什么区别？	210. 7 万	6. 8 万
退热贴骗了多少中国父母	177. 1 万	8. 5 万
男婴被 100℃开水烫伤后，妈妈的做法遭全家人反对　医生却点赞夸奖	170. 8 万	4. 9 万
振奋人心　两个好消息	129. 1 万	392

（续上表）

标题	点赞数（次）	评论数（次）
好消息！北京 2 例新型冠状病毒患者治愈出院	127.7 万	492
这个小妙招，帮了很多人	113.5 万	8 061
淡化色斑、痘印的小妙招	110.4 万	2 135
辟谣！老中医感染新型冠状病毒 8 天　用这种方法治好自己	107.1 万	4.6 万
振奋人心，发现治疗新冠药方，12 小时见效	105 万	5.2 万
山西曝光“最牛抗疫绝招”转发可救人一命	102.1 万	153
白血病致病因素，儿童一定要小心，特别是最后一个	101.2 万	596

（二）传播内容分析

1. 选题分析

（1）常见选题类型及各自代表作。

“医路向前巍子”的常见选题集中在四个方面：社会热点、急诊病例分享、日常生活技巧和突发情况急救。它们分别满足了受众对社会未知风险的信息需求、对医生职业的好奇心、对日常生活的知识需求和突发状况下的急救技能需求。

在新冠肺炎疫情期间，社会热点类视频获得了广泛的关注，代表作有：《振奋人心！首个新冠病毒检测试剂盒，通过检验》《紧急提醒，新型冠状病毒还有一种传染方式》。急诊病例分享类的视频则是以高巍自身作为急诊科医生的行医经历为内容，进一步引申到相关的医学知识和人情冷暖。代表作有《7 岁女孩多脏器衰竭住进 ICU，4 次全身换血，竟是因这个家常菜》《男婴被 100℃开水烫伤后，妈妈的做法遭全家人反对　医生却点赞夸奖》。日常生活技巧类视频则旨在通过一些医学知识帮助受众改善自己的日常生活，鉴别真伪优劣，代表作有《2 块的维生素和 200 块的维生素有什么区别?》《这个小妙招，帮了很多人》《淡化色斑、痘印的小妙招》。急救技巧的分享则会相对比较详细、直观地拆解急救步骤，帮助受众在短时间内了解学习，代表作有：《男婴被 100℃开水烫伤后，妈妈的做法遭全家人反对　医生却点赞夸奖》《海姆利克急救法》。

（2）粉丝需求与选题。

“医路向前巍子”的定位为：科普急救疾病知识，呵护您的健康；做有情怀的医生，写有温度的科普。因此它主要解决的核心需求集中在两个方面：一是专业医学知识的科普；二是从医经历的分享。

为了满足这两方面需求，高巍通常会将自己的专业医学知识与从医经历结合在一起，通过与人们息息相关或是骇人听闻的病例吸引受众的关注，再将专业的医学知识娓娓道来，从生活中来，回归到生活实践中去。例如题为《7 岁女孩多脏器衰竭住进 ICU，4 次全身换血，竟是因这个家常菜》的视频，它以高巍在急诊过程中遇到的不幸离世的病例为起点，告诫观众一定不要将木耳或银耳泡水过久，避免由此引发的脏器衰竭。

（3）热点契合的选题。

“医路向前巍子”粉丝增长最快的时期就是新冠肺炎疫情期间。针对大众对疫情的恐惧和不安，高巍利用自己专业的医学知识和更快速的信息传播渠道，制作了大量的新冠肺炎科普视频，广泛传播了许多重要的医学知识，帮助大众了解社会未知的风险，同时缓解大众的焦虑情绪，如《振奋人心！首个新冠病毒检测试剂盒，通过检验》《紧急提醒，新型冠状病毒还有一种传染方式》《预防新型冠状病毒　这个消毒液别乱用　能致死》等。

（4）专题系列。

“医路向前巍子”一共设置了七个专题合集：“医路向前”“巍你答疑”“异物卡喉急救合集”“疾病知识科普”“生活小妙招”“急救知识”“精彩直播回放”。“疾病知识科普”系列收获了 1.3 亿次的播放量，是最受欢迎的系列。系列合集的设置帮助粉丝能够快速按图索骥寻找自己感兴趣的内容观看，同时也使得视频账号的布局更加清晰、专业。

（5）特色内容。

该账号设置了两个可以加入的粉丝群，超级铁粉群的进群要求为：关注群主超过 60 天的活跃粉丝；铁粉群的进群要求为：关注群主超过 30 天。社群化的运营进一步拉近了高巍与粉丝的距离，让冰冷的科普转换为有温度的互动。

2. 视频叙事分析

2020 年 1 月以来，“医路向前巍子”的叙述方式基本固定下来：高巍面对摄像头进行讲述，以特写的方式进行拍摄，高巍用表情和动作对自己的话语进行补充，配以简单的大字号、纯色字幕进行说明。高巍熟练地运用了倒金字塔式的叙事结构，首先利用一个病例或问题引起受众的好奇心，然后逐步拆解问题，将受众最关心的部分优先给出结论进行解答，随后对一些其他的延伸医学知识进行介绍。

3. 视频文本形式分析

高巍的视频时长在 3 分钟以内，均为竖屏视频，符合手机的传播特性。

视频标题通常以一句话的形式简要表达视频的整体内容，或使用问句的形式在短时间内吸引观众进行观看。视频以高巍的解说为主，补充以纯色大字号文案进行解释，不添加额外的音效或背景音乐，避免对解说形成不必要的干扰。

高巍会与每一条视频评论的前三至五条进行互动，进一步答疑解惑或是表达自己的关心，给受众以亲切感。同时该账号还设立了粉丝群，符合条件的活跃粉丝可以申请加群，在群内与高巍医生进行进一步的互动。高巍也会不定期地开启直播，用更直接的方式与观众进行线上对话。

（三）传播运营分析

1. 品牌建设

该账号的定位基于高巍本人的医学背景和从医经历，高巍旨在打造一个“有温度”的医学科普品牌，在确定账号定位之后，账号视频的形式逐渐固定下来：视频封面采用统一的纯色大字号文字为主导的视频截图，观众能够仅通过封面就选择自己感兴趣的内容进行观看。这种统一的封面形式极大地优化了视频号的整体观感，对受众形成整体的品牌认知十分有利。

高巍会在视频开头进行自我介绍：“大家好，我是巍子，一名急诊科医生。”并在视频结尾处说：“关注我，了解更多急救知识。”短短的两句话便可在视频首尾的关键部分强化自己的品牌认知，有助于提高粉丝留存率。

最重要的一点在于，高巍以自己为品牌主体，而非冰冷的医学知识或医生身份。个人作为品牌主体最大的好处就是能够增加亲切感，减少受众对内容的防备心，并且这样打造出来的品牌具有很强的壁垒效应，粉丝往往会对品牌倾注更多的情感与忠诚，不害怕内容剽窃或同行模仿造成的粉丝流失。

2. 商业模式

该账号主要的商业模式是在抖音商城上架高巍自己的著作：《医路向前巍子给中国人的救护指南》，其销售量已达十万册以上。

3. 传播策略

高巍除了在新冠肺炎疫情期间会紧跟疫情热点，传播医学知识之外，较少跟随当前社会热点，而是更多以自身的从医经历为出发点制作视频。

急诊科的工作非常忙碌，高巍往往只能利用碎片化的休息时间制作视频，他常在深夜独自一人穿着还未来得及脱下的医护服装录制视频。这种形式一方面增加了内容的权威性，另一方面也是一种隐性的情感传播，将高巍从医职业日常中最真实的一面传递给受众，让人很难不心生崇敬和同情之心。

4. 运营手段

在平台方面，高巍积极与抖音平台合作。新冠肺炎疫情期间，高巍成为字节跳动新型肺炎顾问专家，积极进行疫情短视频科普传播。平台也相应地给予了更多的流量权重，帮助这些科普短视频广泛传播。

在社群方面，高巍积极与评论区的粉丝互动，答疑解惑，同时设立粉丝群，方便与粉丝的实时交流。自媒体账号背后的高巍与粉丝不再是单纯的传播者与受众的关系，而是真正的互动共生关系。

（四）经典作品分析

该部分以视频《这些白血病的致病因素一定要远离!》为例，该视频在抖音上收获了 101.2 万次点赞。

“白血病致病因素，儿童一定要小心，特别是最后一个”是该视频的封面文字，短短的一句话交代了三个重点：第一，这个视频的主要内容是儿童白血病，家长们要注意；第二，这个视频会告诉你如何预防儿童白血病，如何在日常生活中规避这种风险；第三，最后一个致病因素非常重要或非常容易被忽略，调动受众的好奇心。

“白血病，又叫血癌，最近越来越多的朋友患上白血病，为什么呢？以下几点一定要注意。”在视频的第 15 秒，高巍便以一句话点题，促使观众继续观看。随后，他便开始介绍致病因素，对日常生活中白血病的诱因进行简明扼要的展现。“关注更多健康小知识，关注我。”视频结语与开场白相呼应，这是为了增加视频的粉丝留存率。

高巍在评论区留言：“转发提醒身边的人，避免悲剧出现。”该评论获得了 6 149 次点赞，在求转发的同时，也收获了受众的二次关注。

高巍也对高赞评论进行回复，对评论“全网最喜欢的医生”回复了三个羞涩的表情。对评论“听了你的科普有时候会记不住，我有时会回头看看”回复了几个点赞的表情。对评论“毛囊炎怎么治呀巍子，第一翻我”回复了“用碘附和红霉素软膏”。

三、“皮科医生魏小博”[①]

（一）传播主体分析

1. 基本信息

哔哩哔哩弹幕网（即“B 站”）视频账号“皮科医生魏小博”的健康科普主要涉及皮肤病领域，该视频账号以“我是小博，一个能让你变美的皮科医生”为视频口号，其视频作品的内容包括皮肤疾病的治疗与皮肤护理两方面，风格活泼，内容通俗易懂，旨在向受众普及科学、易用的皮肤疾病专业知识。该账号 UP 主魏相博是一名“90 后”皮肤科医生，就职于北京某三甲医院皮肤科，是北京大学皮肤性病学专业博士。

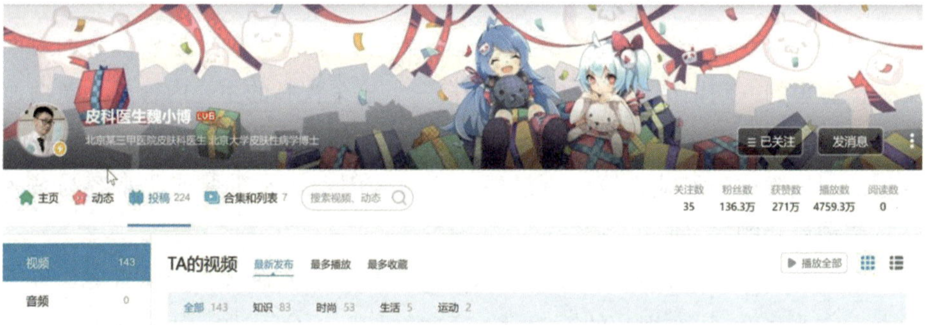

图 2－11 “皮科医生魏小博”B 站个人主页

火烧云数据平台数据显示，“皮科医生魏小博”的活跃粉丝中超过六成为女性，粉丝年龄在 18～30 岁之间。[②] 截至 2022 年 2 月，“皮科医生魏小博”在 B 站的粉丝数量达 136.3 万人，该视频账号共发布 143 条视频作品，涵盖皮肤病科普、护肤常识、运动健康、日常生活话题，总播放量达 4 759.3 万次，获点赞数达到 271 万次。[③]

---

① 作者信息：周蜜，暨南大学新闻与传播学院 2020 级研究生。

② 火烧云数据．皮科医生魏小博活跃粉丝画像［EB/OL］．（2021－08－21）．https：//www.hsy-data.com/search/upSearch/detail? kolId = 8bfcac5afd0256a455022683b3a3be06&kolName =% E7% 9A% AE% E7% A7%91% E5%8C% BB% E7%94%9F% E9% AD%8F% E5% B0%8F% E5%8D%9A.

③ 皮科医生魏小博．个人主页［EB/OL］．（2022－02－28）．https：//space.bilibili.com/456404164.

2. 影响力事件

2020 年 4 月 3 日，“皮科医生魏小博”在 B 站发表第一条短视频作品，题为《疫情当下，口罩居然是痘痘的帮凶，教你如何对付戴口罩引起的痘痘》。该视频通过医生出镜的方式，向大众讲解长期戴口罩为何会长痘痘，以及“口罩痘”的处理办法。这条科普短视频的时长为 1 分 59 秒，播放量约 19 万次。①

题为《皮肤科医生：99% 的人不知道的洗脸误区｜洗了这么多年的脸，终究是错洗惹》的科普视频于 2020 年 4 月 22 日上线播出，此则视频是“皮科医生魏小博”在 B 站的成名作，播放量约 312 万次，入选 B 站全站播放量最高排行榜。② 这则科普视频之所以一经播出就在 B 站爆火，是因为此条科普短视频具备内容接地气、权威性高等特点，且在此之前尚未有其他专业 UP 主做过此类健康科普，所以被 B 站官方推广至全网传播。此外，B 站的公交车站与公交车身的平面广告也曾推广过“皮科医生魏小博”这一账号。

3. 代表性短视频作品

因为“皮科医生魏小博”B 站账号播放量前十的视频包含医学科普、活动作品、个人经历等内容，所以本小节仅选取“皮科医生魏小博”在 B 站投稿的涉及医疗领域的科普短视频作品进行简单介绍。

（1）短视频作品 TOP 1：《几块钱解决【嘴角黑】【关节黑】【屁股蛋儿黑】!》。

这一个科普短视频作品的主题是护肤，UP 主围绕解决身体局部皮肤发黑的问题展开科普，旨在向观众解释“嘴角黑”“关节黑”等问题是色素沉积导致的，用维生素 E 乳就能解决皮肤色素沉积的问题。此则视频在 B 站播放约 313 万次，获赞约 15 万次，转发约 3 万次，评论区留言数 7 000 条。③

（2）短视频作品 TOP 2：《皮肤科医生：99% 的人不知道的洗脸误区｜洗了这么多年的脸，终究是错洗惹》。

---

① 哔哩哔哩弹幕网．疫情当下，口罩居然是痘痘的帮凶，教你如何对付戴口罩引起的痘痘［EB/OL］．(2020－04－03)［2022－02－28］. https：//www. bilibili. com/video/BV1pp4y1C71t? spm_id_from = 333. 999. 0. 0.

② 哔哩哔哩弹幕网．皮肤科医生：99% 的人不知道的洗脸误区｜洗了这么多年的脸，终究是错洗惹［EB/OL］．(2020－04－22)［2022－02－28］. https：//www. bilibili. com/video/av455290217? from = search&seid = 13822062705826296983&spm_id_from = 333. 337. 0. 0.

③ 哔哩哔哩弹幕网．几块钱解决【嘴角黑】【关节黑】【屁股蛋儿黑】!［EB/OL］．(2021－05－09)［2022－02－28］. https：//www. bilibili. com/video/av673100337? from = search&seid = 13822062705826296983&spm_id_from = 333. 337. 0. 0.

这一个科普短视频作品的主题是护肤，UP 主围绕“洗脸误区”的相关问题展开科普，旨在向观众普及正确、科学的洗脸知识。此则视频在 B 站播放约 312 万次，获赞约 16 万次，转发约 2 万次，评论区留言约 5 000 条。①

（3）短视频作品 TOP 3：《【脱发怎么办】看看皮肤科医生是如何拯救自己的发际线的》。

这一个科普短视频作品的主题是脱发防治，UP 主围绕脱发的原因、脱发治疗的药物介绍和使用手法的相关问题展开科普。此则视频在 B 站播放约 190 万次，获赞约 7 万次，转发 4.1 万次，评论区留言约 6 100 条。②

（4）短视频作品 TOP 4：《痒到怀疑人生？被汗疱疹和荨麻疹支配过的同胞们看过来，皮肤科医生手把手教你解决》。

这一个科普短视频作品的主题是皮肤疾病——汗疱疹，UP 主从其自身得过汗疱疹的经历出发，围绕皮肤疾病汗疱疹的发病症状、发病原因、药物用法的相关知识展开科普。此则视频在 B 站播放约 114 万次，获赞量为 4 万余次，转发约 2 万次，评论区留言数约为 6 000 条。③

（5）短视频作品 TOP 5：《【荨麻疹】20% 的人一生至少得一次的皮肤病，你要不知道这些，后果可能会很严重》。

这一个科普短视频作品的主题是皮肤疾病——荨麻疹，UP 主围绕荨麻疹的致病原因、治疗、药物使用的相关知识展开科普。此则视频在 B 站播放约 118 万次，获赞 4 万余次，转发约 1.4 万次，评论区留言约 1.2 万条。④

（6）短视频作品 TOP 6：《T 区脱皮爱出油、鼻翼泛红，面部脂溢性皮炎你中招了吗?》

这一个科普短视频作品的主题是皮肤疾病——脂溢性皮炎，UP 主围绕脂溢性皮炎的发病机制、药物使用、日常护理方面的知识展开科普。此则视频在

---

① 哔哩哔哩弹幕网．皮肤科医生：99% 的人不知道的洗脸误区！洗了这么多年的脸，终究是错洗惹［EB/OL］．（2020－04－22）［2022－02－28］. https：//www. bilibili. com/video/av455290217? from = search&seid = 13822062705826296983&spm_id_from = 333. 337. 0. 0.

② 哔哩哔哩弹幕网．【脱发怎么办】看看皮肤科医生是如何拯救自己的发际线的［EB/OL］．（2020－04－15）［2022－02－28］. https：//www. bilibili. com/video/BV1n64y1T7Wc? spm_id_from = 333. 999. 0. 0.

③ 哔哩哔哩弹幕网．痒到怀疑人生？被汗疱疹和荨麻疹支配过的同胞们看过来，皮肤科医生手把手教你解决［EB/OL］．（2020－06－16）［2022－02－28］. https：//www. bilibili. com/video/BV1si4y1x7HJ? spm_id_from = 333. 999. 0. 0.

④ 哔哩哔哩弹幕网．【荨麻疹】20% 的人一生至少得一次的皮肤病，你要不知道这些，后果可能会很严重［EB/OL］．（2020－04－10）［2022－02－28］. https：//www. bilibili. com/video/BV1wt4y1276c? spm_id_from = 333. 999. 0. 0.

B 站播放约 126 万次，获赞 4 万余次，转发约 5 000 次，评论区留言数约 2 000 条。①

（7）短视频作品 TOP 7：《为啥你的屁股蛋儿又黑又糙？皮科医生教你轻松解决》。

这一个科普短视频作品的主题是护肤，UP 主围绕臀部皮肤发黑变糙的问题展开科普，向观众介绍导致局部皮肤变黑的原因、治疗方法等相关知识。此则视频在 B 站播放约 104 万次，获赞 4.5 万余次，转发为 1.1 万次，评论区留言数为 2 100 余条。②

（8）短视频作品 TOP 8：《你鼻子上的真是黑头吗？皮肤科医生教你如何科学祛黑头!》

这一个科普短视频作品的主题是护肤，UP 主围绕皮肤“黑头”话题展开科普，向观众介绍什么是黑头、如何用药、日常护理的相关知识。此则视频在 B 站播放约 87 万次，获赞约 4 万次，转发约 9 000 次，评论区留言约 2 500 条。③

（9）短视频作品 TOP 9：《【眼科医生】近视手术这么好，为什么我还戴眼镜?!》

这一个科普短视频作品是 UP 主魏小博与眼科医生的联动视频，主题为近视手术科普，采用问答的方式向观众介绍近视手术利弊的相关知识。此则视频在 B 站的播放量约 80 万次，获赞量 4.6 万次，转发量约 6 000 次，评论区留言数约 3 100 条。④

（10）短视频作品 TOP 10：《【皮肤科医生】涂了这么多年唇膏，居然涂错了？冬季护唇千万别做的五件事》。

这一个科普短视频作品的主题是护肤，UP 主围绕唇部护理的话题展开科普，向观众介绍唇部为什么需要护理、日常护理手法、饮食禁忌的相关知识开展科普。此则视频在 B 站的播放量约为 75 万次，获赞量为 3.6 万次，转发量

---

① 哔哩哔哩弹幕网．T 区脱皮爱出油、鼻翼泛红，面部脂溢性皮炎你中招了吗？［EB/OL］．(2020－10－02)［2022－02－28］. https://www.bilibili.com/video/BV1Ct4y1q7fK?spm_id_from=333.999.0.0.

② 哔哩哔哩弹幕网．为啥你的屁股蛋儿又黑又糙？皮科医生教你轻松解决［EB/OL］．(2020－09－23)［2022－02－28］. https://www.bilibili.com/video/BV1754y1y7PL?spm_id_from=333.999.0.0.

③ 哔哩哔哩弹幕网．你鼻子上的真是黑头吗？皮肤科医生教你如何科学祛黑头！［EB/OL］．(2020－06－10)［2022－02－28］. https://www.bilibili.com/video/BV1vz4y197QA?spm_id_from=333.999.0.0.

④ 哔哩哔哩弹幕网．【眼科医生】近视手术这么好，为什么我还戴眼镜?!［EB/OL］．(2020－12－18)［2022－02－28］. https://www.bilibili.com/video/BV11T4y1M7Jj?spm_id_from=333.999.0.0.

约为5 600次，评论区留言约2 900条。①

（二）传播内容分析

1. 选题分析

B站“皮科医生魏小博”的账号在2020年新冠肺炎疫情期间上线，其前几期“戴口罩长痘痘”“洗脸误区”等主题都与社会热点相结合，所以其作品一经播出就引起了大众的关注。而后，其科普短视频作品主要分为四个选题类别：

一是医美类，代表作如《痘印、雀斑、细纹统统干掉？皮肤科医生认为性价比最高的医美项目》，其主要介绍光子嫩肤这一医美项目。

二是护肤类，代表作有《皮肤科医生：99%的人不知道的洗脸误区丨 洗了这么多年的脸，终究是错洗惹》，主要介绍洗脸误区和正确的洗脸手法的知识。

三是性病类，如题为《大腿根发黑、瘙痒难耐，是性病还是股癣？得了股癣怎么办?》的视频主要介绍股癣是一种真菌感染引发的皮肤病。

四是皮肤病类，代表作有《【脱发怎么办】看看皮肤科医生是如何拯救自己的发际线的》。

“皮科医生魏小博”的个人主页还设置了“医美小讲堂”“护肤小讲堂”“性病小讲堂”“皮肤病小讲堂”“小博的日常”五个专题栏目。

此外，UP主魏小博会在其主页动态中发布选题征集信息，以此将粉丝需求和视频作品选题相结合，脱发、荨麻疹、黑头等选题均来自粉丝后台留言。

2. 视频叙事分析

健康科普短视频具有传播内容多样、传播速度快、传播渠道广泛等特点，其叙事框架涵盖主题、制作主体以及视频风格等方面。“皮科医生魏小博”的科普短视频具有明确的自身定位，主要深耕皮肤领域的健康科普。该账号的视频叙事主题包括常识类、辟谣类、答疑类等，且以常识类的健康科普短视频为主。从视频制作主体来看，“皮科医生魏小博”的短视频是“以我为主”的原创类视频，以医生本人出镜解说的方式向观众进行科普，具有强烈的个人风格。同时，第一人称叙述为主的方式能够增强与受众的互动关系。

从视频风格来看，“皮科医生魏小博”的健康科普短视风格轻松活泼，其视频拍摄者与出镜人常常有互动，且互动内容常与受众关系的话题相关，一方

① 哔哩哔哩弹幕网.【皮肤科医生】涂了这么多年唇膏，居然涂错了？冬季护唇千万别做的五件事［EB/OL］.（2021－01－08）［2022－02－28］. https：//www. bilibili. com/video/BV18t4y1r7TV?spm_id_from＝333. 999. 0. 0.

面既向受众答疑，另一方面也有助于打破健康科普视频常见的沉闷风格。此外，其视频后期制作还善于运用动画特效、音效等调动受众的兴趣。

3. 文本形式分析

“皮科医生魏小博”的科普短视频的视频标题中大多以疑问句形式呈现，通常带有“?”或“!”，这一呈现形式的目的在于设置悬念；或运用陈述句直指视频内容，以激发受众的兴趣点。

通过对该账号的健康科普短视频作品的文案分析，可知其解说文本大致围绕阐释某一病症的表现、形成这一病症的原因、如何对这一病症进行治疗和日常护理等方面进行健康科普。值得注意的是，“皮科医生魏小博”的解说文本会特别强调患者生病后去医院进行规范化治疗的必要性。

（三）传播运营分析

“皮科医生魏小博”的视频类型主要为医生出镜讲解式的健康科普，其定位是皮肤病领域的医疗健康科普账号，该健康科普注重对医疗健康领域垂直内容的深挖，其特点在于视频内容垂直且专业、视频风格活泼，并且打造了学霸、专业医生的 UP 主人设。

此外，“皮科医生魏小博”的科普短视频在 2020 年新冠肺炎疫情期间上线，其借助热点话题呈现视频内容，比如其在 B 站发布的第一则健康科普短视频的主题为脸部长痘与戴口罩的关系，这一则短视频具有极强的指向性，能够吸引受众观看，以此带动健康科普短视频的播放和转发。魏小博善于与受众互动交流，将大家关心的问题转化为选题，以此进行策划和制作，为观众提供更多有价值的内容。

（四）经典作品分析

题为《皮肤科医生：99% 的人不知道的洗脸误区丨 洗了这么多年的脸，终究是错洗惹》的短视频是“皮科医生魏小博”在 B 站的成名作，这是一则与社会热点相结合的护肤科普短视频。

该视频为横屏视频，时长为 4 分 43 秒，视频标题采用数字策略，向观众阐述大多数人不知道的洗脸误区。UP 主出镜向观众讲解常见的洗脸误区、正确的洗脸知识、洗脸后的护肤策略。此则视频在 B 站的播放量约为 312 万次，获赞量约为 16 万次，转发量约为 2 万次，评论区留言数约为 5 000 条。

在传播运营方面，“洗脸误区”这一话题本身就具有极大的话题性，加之其科普内容的专业实用性、视频风格轻松活泼、内容通俗易懂的特质，使得这一科普短视频一经上线就引发观众的关注和转发。

四、“水果医生”①

（一）传播主体分析

“水果医生”是鹤岗市人民医院重症医学科主治医师王野虓所开设的健康科普类短视频账号。从性质来看，“水果医生”属于个人自营的短视频账号，没有经过团队的包装，最先在快手中发布的视频也因偶然走红。不过，其正是因为这种未经包装、质朴又大胆的创意打动了网友，受到网友的欢迎。“水果医生”账号定位可以被归纳为生活健康常识类科普短视频，旨在通过给水果做“模拟手术”和分享王野虓医生自己的 ICU 见闻来传递医学常识和正能量。

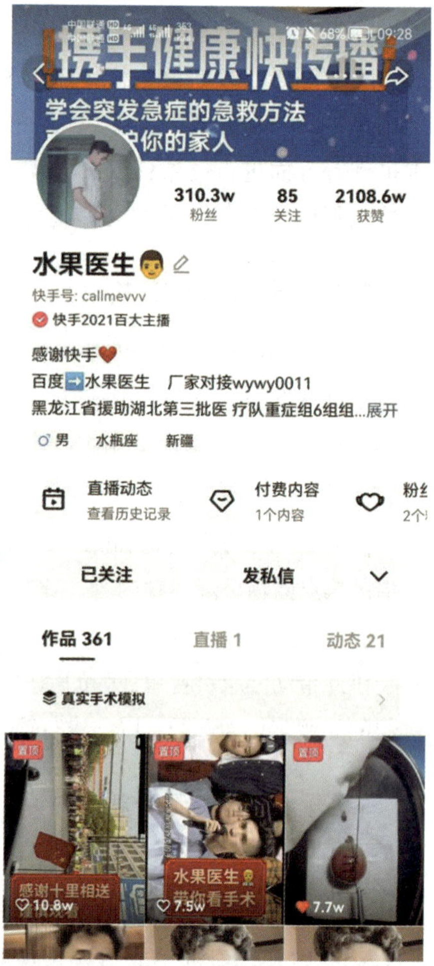

图 2－12 “水果医生”抖音账号

“水果医生”账号的目标受众范围很广，主要聚焦于年轻人，尤其关注年轻人普遍关心的健康类问题，如近视眼手术的操作原理、剖宫产是怎样做的、艾滋病、女性怀孕和流产问题等。

“水果医生”的第一则视频发布于 2018 年 8 月 29 日。视频中，王野虓给一只鸡蛋做了一场“手术”。该视频共收获 3. 2 万次赞和 3 756 条评论。2019 年 1 月 17 日，“给水果做手术”这一微博话题获得近 3 亿次的阅读量，并一度登上了微博热搜榜。截至 2021 年 8 月，“水果医生”账号共发布 315 条视频，其中有 85 条是给水果进行手术模拟的视频。

“水果医生”的代表视频作品主要包括《西瓜脑溢血了，立即上台手术》（359 万次播放，5 708 次转发，3 279 条评论），《一个西红柿给少女的

① 作者信息：苏轻舟，暨南大学新闻与传播学院 2020 级研究生。

忠告》(357.9 万次播放，1.1 万次转发，3 370 条评论),《香蕉如何做延时？他承受了太多不该承受的!》(280.7 万次播放，1.6 万次转发，2 093 条评论),《手术：桃子小姐的故事》(268 万次播放，6 501 次转发，990 条评论）等。

截至 2021 年 8 月,“水果医生”在快手平台拥有 283.3 万粉丝，共收获超过 1.5 亿次浏览量；其在 B 站有 83.3 万粉丝，播放数超 1.2 亿次，获点赞 480.5 万次。

(二) 传播内容分析

“水果医生”的短视频能在不同平台走红，功不可没的便是其在视频内容上的创新和设计。

1. 选题生活化，接近社会热点

从视频选题上来看,“水果医生”关注的选题类型基本可以分为两大类：一类是水果虚拟手术，这一类视频以生活科普为主，是较为常见的选题，如《一个视频摆脱拔牙的恐惧!》《无痛人流带给子宫的伤害》《当心脏不行了，可以做心脏搭桥手术!》等，主要因其幽默、风趣又非常形象的风格受到好评。

另一类则是王野虓出镜，给网友讲述、分享自己平时工作过程中的见闻与心得。“ICU 人情冷暖”系列广受欢迎，这是“水果医生”的特色视频系列。这类主题视频受欢迎主要是因为王野虓自身职业的特殊性，他所分享的话题是真切的人间冷暖，这样的分享更容易引起网友的共情，在评论区，网友也会分享自己的真实经历或是亲眼见闻。

另外,“水果医生”还会密切关注当下热点，比如女性健康与疾病议题。在这一话题上，“水果医生”发布的视频包括《大姨妈不准时，子宫什么样子？一个超声解决疑惑》《ICU 医生带你做手术：宫外孕到底咋来的》《生孩子要闯哪几关?》等。这些都是各年龄段女性密切关注的话题，与个人生命健康息息相关，所以一经发布就获得较高浏览量。

2. 叙事风格多样，拉近与受众的距离

除了精心考虑选题外,“水果医生”还在短视频的叙事上下了功夫，给水果做虚拟手术的形式颇为新颖。短视频以不同种类的水果为主要对象，叙事视角则聚焦于水果。在有趣之余，近景能让人产生较强的代入感。

在短视频《一只胃的复仇》中，王野虓就用一只火龙果为大家演示胃穿孔、胃炎等疾病给胃造成的伤害。此外，王野虓还给手术前和手术中的火龙果画上了不同的表情，使其表现力更强。网友在评论区提到，此视频引起了自己对胃病的重视，要注意饮食、优化自己的膳食结构等。

而在短视频“ICU 的人情冷暖”系列中，则以王野虓本人出镜讲述为主，主要采用第一人称视角的叙事。虽然这一系列的短视频没有太多的设计，但是王野虓本人作为专业重症医学科的主治医师，临床经验丰富，民众认可他的专业性。

此外，这种“拉家常”式的短视频能够有效拉近与观看者之间的距离。“ICU 人情冷暖”系列短视频的风格离受众的日常生活会更近，王野虓讲述的内容是生活中人人都可能遇到的事，其真实性相对来说比较可靠。如在短视频《在 HIV 面前，成人崩溃只在一瞬间》中，王野虓就分享了一则因车祸进 ICU 后被查出“HIV 感染”的患者故事，这条视频有近 1 500 条弹幕，近 5 000 条评论，引发了网友的激烈讨论。

3. 文本形式新颖，角色化特点突出

“水果医生”的创新点在于“为水果做手术”这样的表现类型。水果本不具备人体的复杂体征与生理结构，但王野虓赋予它复杂的生命体征。“手术”的过程虽然简单，却都保留了最核心的步骤和知识。这样做既避免了直接呈现手术现场可能带来的生理不适感，又能够吸引受众，达到健康科普的最终目的。

为适应手机的竖屏阅读习惯，在快手和 B 站的手机客户端中，“水果医生”的视频均以竖屏呈现，方便受众收看。另外，每条视频的时长基本控制在 2 分 30 秒以内，能够满足受众碎片化的浏览习惯，从标题来看，“水果医生”视频标题较吸引人，如《“省”出来的癌症》《你没见过你在手术室的样子吗？我带你看看》《脱发的前世今生》都带有一定的悬念感，能让人产生点开视频的欲望。

此外，“水果医生”视频的解说风格也是变化多端的。在给水果做虚拟手术的系列视频中，王野虓在配音讲解时会根据不同的视频主题使用不同的音调，以达到最好的视听效果。如在《一个西红柿给少女的忠告》中，王野虓使用的配音能够达到恐惧诉求的效果；而在普通的科普视频如《剖宫产是怎样做的，释迦告诉你》中，王野虓所使用的的语调就是相对轻快的。

（三）传播运营分析

1. 准确定位，树立、维护良好的账号形象

“水果医生”账号建立以来，一直十分明确自己的视频内容定位，即“健康科普类短视频”。该账号更新的内容也全部围绕这一主题展开，除了干货，就是医生个人的经历分享，这些不但与健康科普是直接、密切相关的，更与人情冷暖和世间百态息息相关。

作为视频内容的主要人物，王野虓积极树立自己的职业角色。在新冠肺炎疫情期间，王野虓奔赴最前线，担任黑龙江省援助湖北第三批医疗队重症组6组组长，在重大突发公共卫生事件中充分发挥自己的角色作用。另外，王野虓还曾获得“黑龙江省第三届最美医生”“黑龙江省五四青年奖章”等荣誉，在央视节目《开讲啦》中作为青年代表出现。王野虓与医学相关的经历，都在为其积累口碑和公信力，影响着“水果医生”账号的传播效果。

2. 通过“直播带货”模式实现商业价值的变现

账号粉丝数量累积到一定程度后，“水果医生”开始进行“直播带货”。这一行为主要集中在快手平台上，主要也是因为他在这一平台中粉丝数最庞大，且快手平台中的直播相对来说浏览量更高。目前，账号在快手平台中已经开设店铺“水果医生的小店”，总销量超过29.8万件，综合评分均在4.8分以上。

其店在售产品有16件，且都与保健、防护相关，如护眼叶黄素、多维元素片、骨关节高钙片、加钙咀嚼片等，其中“护眼蓝莓叶黄素”的销量超过3.6万件，“华北制药厂牛初乳加钙咀嚼片”销量超过1.2万件。根据购买评价来看，这些产品的功效也是名副其实的，由此也留住了一部分“回头客”，也为店铺积攒了更多的人气。

通过“直播带货”的模式，“水果医生”成功实现了商业模式的有效变现。在选择产品和鉴别过程中不得掉以轻心，这正是此类短视频博主在直播带货过程中所需要借鉴的成功经验。

3. 积极寻求与各大新媒体平台之间的合作

除了良好形象的维护和商业模式的探索外，“水果医生”还在不断寻求与新兴媒体平台之间的合作：参与Soul App的“青年联络官计划”，通过直播的形式分享“年轻人养生”的科普小知识；与“腾讯医典”平台达成合作，在“腾讯青少周”中参与“科学家面对面活动”等。可以看出，“水果医生”选择的都是人气和口碑都相对较好的平台，意在实现双方的互利共赢。

节目《了不起的分享》曾从全面、详细的视角讲述了“水果医生”短视频内容的创作和王野㠭个人的心路历程，其中还包括王野㠭从职业角度分享的“人生幸福的真谛”。该节目在一定程度上增强了视频主体王野㠭的人物魅力，为“水果医生”增大了传播声量。

（四）经典作品分析

该小节以短视频《一只胃的复仇》为例。在这条视频中，王野㠭将火龙果作为演示对象，向大家讲解胃穿孔、胃炎等疾病给胃造成的伤害。首先，在选题上，胃病是困扰年轻人的常见疾病之一，而引发胃病的主要因素之一便是饮食。王野㠭基于这一出发点，选择这一话题来进行拍摄，也是存在一定警示和告诫目的的。将火龙果形象地比喻成胃，赋予其拟人化的“复仇”的举动，正是视频的新颖之处。

其次，在叙事和文本形式上，这条短视频没有配任何字幕，只有王野㠭的解说，他使用较为急促的语音语调来渲染气氛。同时，在水果手术的不同阶段，视频配以标注性文字以便受众更好地理解胃部构造。王野㠭还别出心裁地为这只特殊的“胃”画上了微表情，来表达它接受手术时的痛苦。

王野㠭给水果做手术使用的器具也是专业的医用工具，这让受众在收看视频的过程中“身临其境”，真切感受到自己的胃可能会遭受的痛苦。在评论区就有网友分享自己的经历：“昨天刚因为肠胃炎上吐下泻，感觉自己差点死掉。请大家以我为警示，好好吃饭，健康生活。”这样的评论又引发其他网友分享相似经历。

在视频的末尾，王医生不忘“医者仁心”的天职，告诫大家出现肠胃疾病需要及时就医：“24 小时，我们都在。”一句无比简短的收尾，让收看视频的受众也感受到医者的温情。这也正是“水果医生”系列视频受欢迎的原因：没有冗余信息，新颖、有趣，以专业操作展现权威医学知识，同时不乏人文关怀的温暖视角。

第三节　商业性健康科普自媒体

一、硬糖视频[①]

（一）传播主体分析

1. 基本信息

硬糖视频主打年轻群体的两性教育，其内容的话题性、娱乐性强，常常以少男少女们日常羞于谈论，但又好奇的“性”话题为主，例如“男性、女性如何进行性生活”，倡导“性安全”“性平等”以及“性健康”。

硬糖视频官方的标签是：少男少女必修课，后青春两性知识百科。它以少男少女为受众目标，专门科普两性知识，让青春期的少男少女了解彼此的私密话题。

在中国教育的发展过程中，性教育在学校和家庭没有得到应有的重视，而自媒体的兴起，打开了性知识科普的大门。硬糖视频打破“谈性色变”“羞于谈性”的传统，希望能够让两性之间认识“性”、了解“性”，让“性”与“爱”更好地结合。它在给年轻人传授科学的两性知识的同时，期望从源头上阻断因性知识匮乏而导致的性侵、性暴力、性犯罪、性心理疾病等问题。

硬糖视频于2017年创立上海糖硬文化传播有限公司，注册资本为300万元人民币、公司规模不大，员工只有几十个人。2017年是视频创作的爆发期，观看短视频也成为众多青年人获取信息的途径。硬糖视频获得微博2017十大影响力情感大V、微博2018十大新锐情感大V、微博商业优培计划合作伙伴、今日头条年度头条号、网易有态度内容创作者等诸多荣誉，团队成员还曾受邀参与TED x演讲。

截至2021年8月，硬糖视频全网浏览量超过15亿次；微博粉丝数为176

① 作者信息：杨晓兵，暨南大学新闻与传播学院2020级研究生。

万人；B 站订阅量达 65.8 万人，获点赞量超 145 万次；YouTube 频道订阅量达 11 万人，浏览量超过 2 000 万次。

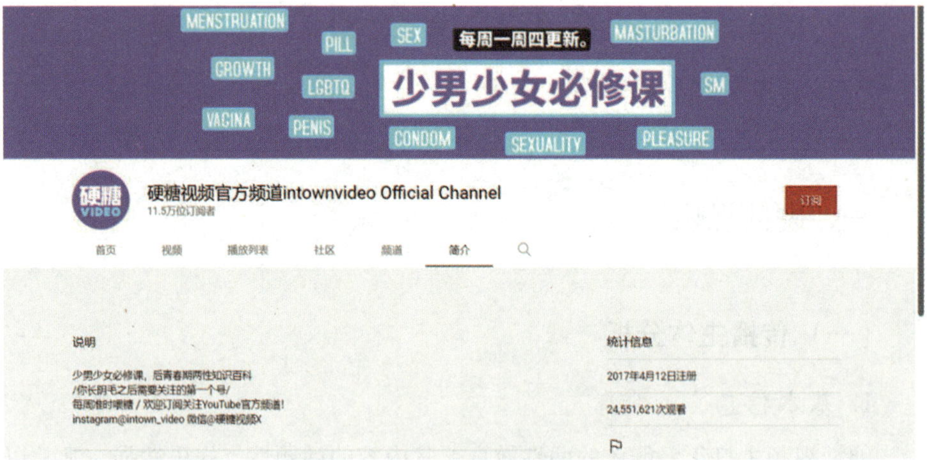

图 2－13　硬糖视频 YouTube 账号

2. 代表性短视频作品

表 2－6　代表性短视频作品

视频标题	发布平台	播放量（次）	点赞量（次）	评论数（次）
男生丁丁原来也有各种形状的？	B 站	212.5 万	2 967	2 520
女生啪啪啪时有几种高潮方式	YouTube	77.8 万	2 449	147
不小心碰到别人隐私部位肿么办？	YouTube	65.9 万	4 378	259
安全套的戴法你真懂？这几点都做对算你赢并不简单　校园中人真是深藏不露	YouTube	64.5 万	2 860	319
男生到底有多脏？手把手教你，下面不得病的清洗方法！	B 站	68.3 万	2.4 万	2 374
女生的白带是什么味道？会不会很难闻？	B 站	53.2 万	1 810	2 066
男生每天早上都会支帐篷吗？	B 站	50.3 万	1 808	1 526
女生自 high 的时候被男票撞见是怎样一种体验？	B 站	46.1 万	8 301	898

（二）传播内容分析

1. 选题分析

（1）常见选题类型及代表作。

硬糖视频常常以年轻人的“性”话题为内容主题，这些话题在日常生活是极容易被忽视的，但是又引发年轻人的好奇，包括男性话题、女性话题、日常“性”话题以及性平等话题。

与男性相关的话题有《男生丁丁原来也有各种形状的?》《男生到底多长算长?》《男生到底有多脏? 手把手教你，下面不得病的清洗方法!》等；与女性相关的话题则有《女生到底该如何做自我清洁，如何气味清新、持久亮丽?》《多数女生都不知道，那层膜是长什么样的?》等；日常性话题包括《口啪究竟该不该支持?》《当 TA 们聊起初夜时，都说了些什么?》

（2）与热点契合的选题。

硬糖视频还常谈论有关性话题的时事热点。2017 年，北京红黄蓝幼儿园卷入“虐童”事件，该园老师被指控给孩子“打针”“吃药”，以及进行“特殊体检”。与儿童保护相关的话题在社会上掀起了讨论的热潮。中国裁判文书网数据显示，2014—2017 年，猥亵儿童罪相关刑事案件数量连年走高。2016 年公开审理的猥亵儿童罪一审案件达 400 件。2017 年，这一数字上涨至 569 件，平均每天发生 1.56 件。2018 年 10 月，最高人民检察院首次向教育部发送检察建议书，发布了 3 例性侵、虐待未成年人违法犯罪案件作为指导案例。据“女童保护”① 发布的《2018 年性侵儿童案例统计及儿童防性侵教育调查报告》，2018 年公开案例中，熟人作案占比 66.25%。硬糖视频发布题为《小时候我不懂，原来这就是性侵》的视频，分享曾被性侵后的网友们的经历；同时邀请性教育讲师介绍儿童被性侵后的情况，剖析儿童被性侵的原因，告诉家长如何教育儿童防范性侵犯。

2. 视频叙事分析

（1）叙述方式。

硬糖视频多采用多视角叙事，视频中既有全知全能的知识科普者，也有代表着普通人观点的嘉宾。制造悬念是硬糖视频的一大特色。嘉宾也是被提问

---

① “女童保护”以“普及、提高儿童防范意识”为宗旨，致力于保护儿童，远离性侵害。2013 年 6 月 1 日，全国各地百名女记者联合京华时报社、人民网、凤凰公益、中国青年报及中青公益频道等媒体单位发起“女童保护”公益项目。2015 年 7 月 6 日，“女童保护”升级为专项基金，设立在中国少年儿童文化艺术基金会下。2018 年 2 月，“女童保护”团队成立北京众一公益基金会（非公募），公开募捐继续与中国少年儿童文化艺术基金会合作。

者，而这些问题也能够引发观众自己的思考，让观众参与其中，想要知道自己是否正确。

（2）叙事结构。

硬糖视频最常使用的叙事手法是并叙。在视频中，通常是多位嘉宾阐述同一个问题，再由专业人员对嘉宾的回答进行评价。为了让观众不断地被问题所吸引，硬糖视频会剪辑嘉宾被采访的片段，让观众与嘉宾一同思考这些相关话题，看自己是否掌握这些性知识。

（3）专业性。

总体来说，硬糖视频的视频内容偏娱乐性，其专业性较弱。专业性较强的科普内容在某种程度会挑战受众的认知水平，由此硬糖视频在科普专业内容方面是点到即止，科普偏向常识一类的性知识。

（4）风格特征。

硬糖视频风格鲜明，以搞笑幽默出彩，巧妙讲解一些性话题或知识。其配乐也较为活泼、夸张，很多服装、道具也颇具暗示性。

3. 视频文本形式分析

（1）时长，横屏。

视频以横屏为主，时长通常是 5 分钟以内，适合在专业视频网站播放，例如 B 站、YouTube 等。

（2）标题模式。

硬糖视频的标题比较大胆和诙谐，常采用“谐音字”代表敏感词。比如用“音道”这一词代表“阴道”，“阴茎”这一词用“音茎”或者“丁笋”代替。

（3）类型。

硬糖视频常采用真人情景喜剧和访谈的形式，风格比较轻松、欢乐，穿插性知识的科普。有些视频由主持人扮演老师，让其他嘉宾扮演学生，针对某一个话题进行考试。而在一则关于避孕套知识的视频中，硬糖视频采访随机路过的学生。学生答对一题，便可在肩膀上贴一个胜利的标志，答错一题则贴上一个错误的标志。

（三）传播运营分析

1. 品牌建设

硬糖视频选题够大胆、够创新，也够贴心，观众观看视频犹如“吃糖”一般，在收获性知识的同时，也收获了快乐。硬糖视频在搞笑中科普真正的性知识。

2. 商业模式

硬糖视频主要是通过视频积累粉丝，在一些可以进行商业变现的视频中收取广告费。例如在讲解关于棉条使用的话题时，硬糖官方在自己的动态植入棉条购买优惠券，以赚取客户的广告费。

3. 传播策略

硬糖视频专攻的是年轻人非常感兴趣的性科普，并以一种幽默、风趣的方式传播重要的性知识。硬糖视频选择多个平台播放自己的作品，如年轻人聚集的 B 站、微博还有 YouTube。

硬糖视频最成功之处在于，能够大胆将性知识用幽默的方式讲述出来。避免视频网站的审核同时，提供观众想看的内容，比如《男生丁丁原来也有各种形状的?》《女生的妹妹到底有多脏? 你可能洗错了二十几年你知道吗?》《不小心碰到别人隐私部位肿么办?》等够引起年轻人点击的视频内容。

（四）经典作品分析

硬糖视频代表作《女生啪啪啪时有几种高潮方式》的点赞量是其所有作品中最高的，视频时长 4 分钟左右，在 YouTube 上的播放量超过 70 万次。该视频的创作方式能够代表硬糖视频科普性知识的整体风格：内容生动有趣的同时，科普与女性重要性器官相关的知识。

这个视频模拟音乐节目选秀的场景，由导师（科普者）发布有关“音帝”的问题，邀请学员嘉宾进行作答，最懂“高潮”的“学员”将争夺“音帝”的称号。最巧妙的是，为了避免审核障碍以及消除部分观众心理障碍，视频中以“音帝”代称“阴蒂”。

背景音乐会随视频内容而改变。“导师”出场时，音乐会比较热闹、欢快；嘉宾出场回答问题时，音乐就会较为搞怪。嘉宾声音是原声，而“导师”的配音就会较为搞怪，语速会较快。每出现一道题，多位嘉宾会依次进行阐述，再由导师一一回答。第一道题是“画出音帝的样子”，每位嘉宾都在白纸上画出自己想象中的“音帝”，然后由“导师”加以点评。在这样的场景设置下，嘉宾能够表达自己真实而大胆的想法。“导师”也具有自然的表演力和感染力，让视频充满戏剧性。

该视频创作较为创新和大胆，直接将“女生啪啪啪时有几种高潮方式”作为标题，吸引眼球。但视频内容并不低俗，而是用情景剧的方式科普关于“音帝”的知识。

二、泽桥科普[①]

（一）传播主体分析

1. 基本信息

泽桥科普是泽桥医生平台在抖音、快手两大短视频平台上的账号，其依靠泽桥医生、泽桥传媒丰富的信息资源，在短视频平台进行医疗卫生、疾病、健康防治信息的科普。泽桥科普的定位为科普、预防类自媒体，在抖音平台上粉丝量达到248.3万人，累积获赞量达661.2万人。在快手平台上，其粉丝量达到43.7万人。

泽桥科普抖音账号自2020年2月开通，在2020年2月23日进行科普视频的推送，以一天一更的频率进行日常的运营维护。2020年6月17日，泽桥科普发布的《人体的奥秘56集：认识甲状腺》视频点赞数达到98.7万次，评论数达到4.2万条，转发量达到13.5万次；泽桥科普快手账号自2020年7月开通，也是一天一更新。

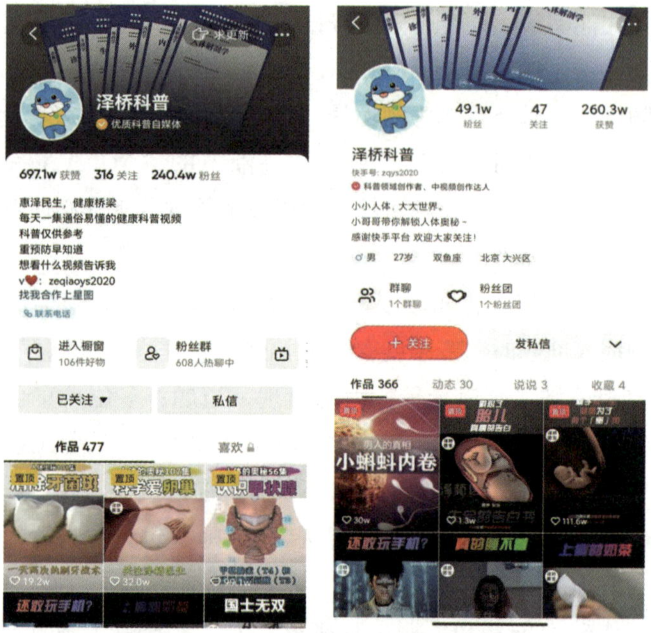

图2-14　泽桥科普短视频平台账号

① 作者信息：杜肖锦，暨南大学新闻与传播学院2020级研究生。

2. 代表性短视频作品

表 2－7　泽桥科普抖音账号视频点赞数、评论数、转发数 TOP 10

视频名称	日期	点赞数（次）	评论数（条）	转发数（次）
人体的奥秘 56 集：认识甲状腺	2020 年 6 月 17 日	98.7 万	4.2 万	13.5 万
人体的奥秘 107 集：科学爱卵巢	2020 年 9 月 4 日	32 万	1 万	4.2 万
急救：溺水发生急救技巧	2021 年 5 月 4 日	31.3 万	8 311	2.4 万
十万个胃什么	2021 年 4 月 9 日	19.5 万	9 161	2 万
人体的奥秘 101 集：清除牙菌斑	2020 年 8 月 26 日	19 万	1.2 万	2.7 万
人体的奥秘 63 集：尿酸的形成	2020 年 7 月 1 日	18.2 万	4 912	3 万
人体的奥秘 70 集：动脉粥样硬化	2020 年 7 月 9 日	16.1 万	3 464	2.4 万
你住过最昂贵的房子是子宫	2021 年 3 月 9 日	15.1 万	3 568	1 万
婴儿版异物卡喉急救法	2021 年 1 月 25 日	15 万	4 473	3.6 万

表 2－8　泽桥科普快手账号视频播放量、点赞数、评论数 TOP 10

视频名称	日期	播放量（次）	点赞数（次）	评论数（条）
精子的一生就是为了有个“卵用”	2021 年 4 月 6 日	1 600 万	112.4 万	13.5 万
食物发霉去掉坏的部分还能吃吗	2021 年 4 月 5 日	1 538 万	17.9 万	3 820
急救：溺水发生急救技巧	2021 年 5 月 5 日	1 316 万	25.8 万	5 080
肾脏　最忠心的血液清洁工	2021 年 4 月 2 日	264 万	5.2 万	1 139
B 超检查最适合这些部位你知道吗	2021 年 4 月 6 日	217 万	1.3 万	297
急救：龙卷风逃生技巧	2021 年 7 月 24 日	174 万	2.6 万	641
肠癌　发现它却如此简单	2021 年 6 月 22 日	114 万	9 785	656
十万个胃什么（上集）	2021 年 4 月 9 日	93 万	2.2 万	686
B 超检查就像挑西瓜　边敲边看好坏情况	2021 年 4 月 6 日	55.7 万	4 069	84
一步到胃　胃镜大揭秘	2021 年 4 月 11 日	51.3 万	3 941	466

（二）传播内容分析

1. 选题分析

泽桥科普的选题类型分为四种，分别是不同情境下急救方法科普、人体器官知识科普、体检知识科普以及疾病的病原理讲解。

截至 2021 年 8 月，泽桥科普在抖音平台的急救方法科普系列视频《“救”在你身边》已更新至第 17 集，累计播放量 1 582.5 万次。该系列普及哮喘急救、抽搐急救、婴儿心肺复苏急救、AED 使用方法、异物卡喉、成人心肺复苏、婴儿食物卡喉、溺水急救、崴脚处理、踩踏保护、晕动症缓解、家庭急救包、车辆落水、雷电避险以及龙卷风逃生技巧等知识。在急救方法科普系列中，视频《溺水“倒挂急救”不可取》《婴儿版异物卡喉急救法》的点赞数、评论数、转发数都极高，是该系列的代表作。

人体器官知识科普系列视频《人体使用说明书》已更新至第 31 集，累计播放量 1 089.6 万次，内容包括膝盖保护、心脏保护、胃镜检查、肩颈保健、口腔健康、腰痛缓解、骨盆前倾、颈椎保护等知识。

体检知识科普系列视频《健康体检的真相》已更新至第 14 集，累计播放量 413 万次，主要是 X 光、CT、B 超、核磁共振、心电图、胃镜体检方式的科普。

疾病原理讲解系列《人体疾病的真相》已更新至第 21 集，累计播放量 2 340.7 万次。在该系列中，哮喘、鼻炎、鼻窦炎、糖尿病、艾滋病、肝癌等疾病被详细介绍。

泽桥科普也关注健康热点问题。近年来，肩颈病高频发生，已成为年轻人中常见的疾病。年轻人玩手机、久坐、长时间工作等习惯会使肩颈的肌肉僵硬、紧张，对颈椎和肩部造成不可逆的伤害。在视频中，泽桥科普将肩颈比作“产品”，在标题中使用“产品说明”“产品维修说明书”等字眼，科普如何预防、锻炼肩颈。

视力问题也成为幼儿、青少年家长群体普遍关心的议题。在国家发布有关近视率把控的建议之后，视力保护与锻炼成为社会上关注的热点健康问题之一。泽桥科普抓住这一热点，采用辟谣言、立科学的态度对视力问题进行科普。

近年来，全球极端天气频发。人们对极端天气下如何保护自身安全、加强生命财产安全保护等议题更加关注。泽桥科普在原有的急救系列进行内容上的拓展，将内容从专业的医学领域扩展到极端情况下的急救措施，如龙卷风、雷电天气下的紧急避险技巧。视频采用天气拟真技术，建构相关情景，并让演员演示逃生技能，让用户有现实感。

2. 视频叙事分析

（1）叙述方式/视角/景别。

泽桥科普多采用三维动画的形式，对器官、人体组织结构等进行模型建构，清晰呈现引起病症的原因、病症发作的情形以及防治方法。三维动画下的人体器官多以特写出现，以“医疗探测器”的视角展现或健康或患病的人体器官。

泽桥科普的视频常以第一人称视角展开，人体器官以“大家好，我是人类生命中重要的器官——心脏/肝/膝盖”作为开场白。这种高度拟人化的话语和风趣的语言，将用户的心理距离感和陌生感消除，起到良好的科普效果。视频中很少出现人类形象，只有画外音进行近距离的局部器官讲解。

泽桥科普的叙事以线性叙事为主，讲述科普对象的前世今生。比如在《健康体检的真相》系列中，视频根据时间顺序将 X 光的作用、医学实践、信息化发展娓娓道来，将其前世今生浓缩在 3 集短视频中，以 5 分钟左右的时长概括了 X 光的作用以及对人体的影响，逻辑清晰，叙事简洁。

（2）文本形式分析。

①视频时长。

泽桥科普的视频一般将时长控制在 2 分钟左右，在短视频平台上属于时长较长的内容。在 120 秒左右的科普中，视频核心内容一般在第 5 秒出现。

视频以符合用户操作手机时习惯的竖屏为主，便于用户上下滑动更多的相关视频。竖版视频也可以突出拍摄主体，拉近与观众的距离。

②标题。

智能手机的普及和短视频的发展让用户每日接收的信息呈指数级增长，在信息洪流中，通过精心设置标题来捕捉用户的第一眼兴趣成为视频制作的规定动作。标题在很大程度上决定了用户观看与否。泽桥科普的标题常采用大字号、亮颜色，突出的颜色和醒目的大字号能够把握用户的视觉中心，聚焦用户关注。

③视频语言。

泽桥科普兼具专业性和风趣性，使用清新干净的青年男性声音作为画外音解说，解说除了使用专业医学词汇，还多用网络热词。科普视频需要保持科学性，不宜使用激昂的动感旋律和缓慢的音调，这样会让用户陷入感性情绪而非理性情感中。泽桥科普使用的是简单、节奏感强的音效。泽桥科普的短视频文案以短小精悍取胜，能够让用户快速获取核心知识。

④互动性。

在评论区，泽桥科普会解答网友的疑惑，调动评论区粉丝的积极性。同时，泽桥科普也搭建了短视频用户粉丝群，在群内发布新视频，组织用户对某个话题展开讨论，解答用户的疑问等。这种整合粉丝群体、凝结用户关注的群体化传播搭建起来良好的互动生态，促使泽桥科普的视频内容到达率大大提高。

（三）传播运营分析

1. 品牌建设

泽桥科普依靠泽桥医生平台和泽桥传媒两大医疗资源库，通过与国内专业医院、高级医师的合作，进行专业内容的把控和讲解。在专业性上，泽桥科普的脚本内容及文案均为泽桥医生平台储备的专业人士所写，医学专业内容有保障。同时，泽桥科普还会通过直播方式连线专家学者，让专业人士讲专业课，保证内容的专业性和科学性。

泽桥科普严肃但不失活泼，专业且有趣。泽桥科普的早期视频以专业性医学知识科普为主，趣味性话语使用较少。可以看出，其早期的“传统型”定位符合泽桥医生平台、泽桥传媒的形象——专业权威、以精英视角为主的医学科普团队。随着短视频实践的发展，泽桥科普逐调整内容风格，把握时事热点，品牌内涵不断深化，形成以坚实的医学知识为基底，以生动叙事风格为双翼的账号形象。

2. 商业模式

泽桥科普主要以内容付费为变现模式。在泽桥科普粉丝群中，用户对于付费课程表现出积极的态度。根据艾瑞咨询调查显示，泽桥科普的用户对即时学习付费持拒绝态度的用户占比仅为 17.06%，一般接受的占比为 25.09%，较为接受的占比为 26.62%，愿意接受的占比为 31.23%。[①]

（四）经典作品分析

《人体的奥秘 56 集：认识甲状腺》是泽桥科普在抖音平台上点赞数最高的视频，在这则视频中，泽桥科普先介绍甲状腺的位置、甲状腺的作用以及甲状腺异常的易受群体，解说与甲状腺素行动画面的配合，最后对甲状腺异常的治疗方法和预防手段进行了讲解，充分满足了用户对甲状腺知识的需求。

视频大标题为《人体的奥秘：认识甲状腺》，小标题是《甲状腺，一个重要的小器官》，标题标签则是“甲状腺”“科普”。泽桥科普通过大小标题的互

① 上海艾瑞市场咨询有限公司. 2021 年中国互联网医学垂直类内容行业洞察报告 [C] //艾瑞咨询系列研究报告，2021.

相映衬，将科普重点进行集中呈现。

此外，泽桥科普在评论区与用户积极互动，解答观众的疑问。在粉丝群中，泽桥科普对甲状腺进行了更多的介绍，积极解答粉丝群内问题，营造良好的群体互动氛围。在粉丝群体得到巩固的同时，泽桥科普的相关付费内容也得到用户的支持，打通了专业医学知识的内容变现渠道。

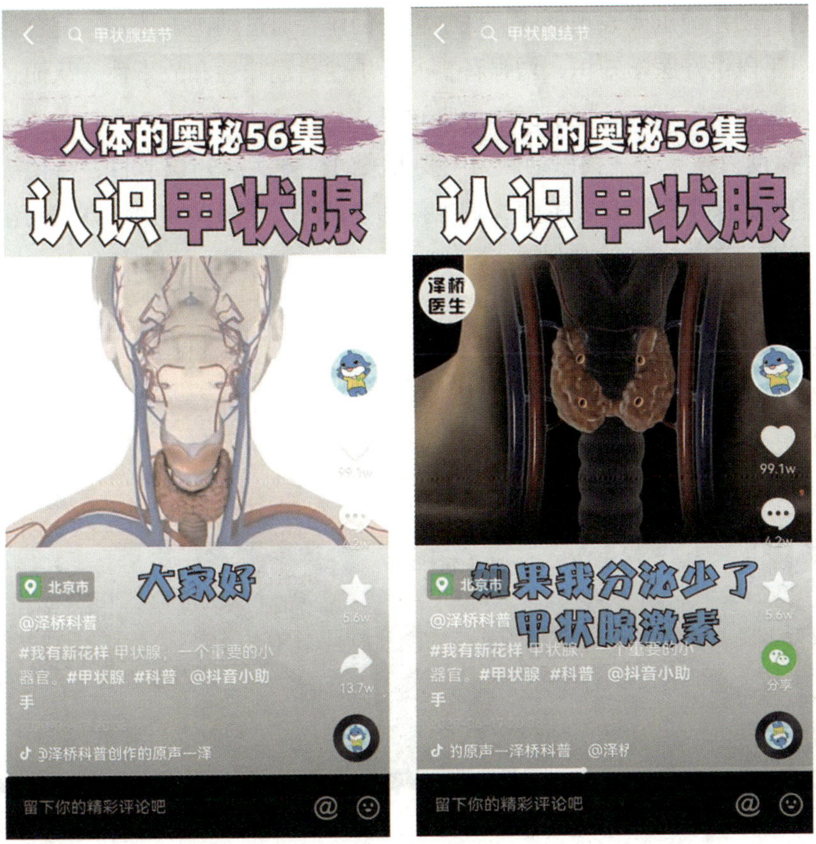

图 2－15　泽桥科普视频

三、深读视频[①]

医学健康类知识作为科普内容中的一大类别，与人的身体健康密切相关，受到人们的广泛重视。但由于医学科普内容具有专业性和抽象性的特点，如果

① 作者信息：陈晓玲，暨南大学新闻与传播学院 2020 级研究生。

不采用任何艺术手段如实地还原人体机理或使用专业名词讲解疾病，对于普通大众来说是枯燥无趣、难以理解的。[①] 如何将复杂难懂而又晦涩枯燥的医学知识以简单有趣、又符合人类认知特点的方式展示出来，成为医学健康类科普作品创作成功的关键所在。

动画作为一门集造型、绘画、美术、音乐等形式为一体的高度综合而又极富表现精神的现代艺术[②]，近年来越来越受到科普创作者的青睐和使用，动画成为科普创作的重要表现形式。医学科普创作者通过动画的形式，综合运用各种叙事手段讲好医学知识，增强科普的娱乐性、趣味性和故事性，从而达到理想的科普效果，更好地展示医学健康知识。

“深读视频”是一档以动画为主要形式的科普疾病知识节目，与传统内容浅显的说教医学科普视频不同，其将教科书式的医学知识和治疗方案制作成动画，既生动有趣又科学专业。

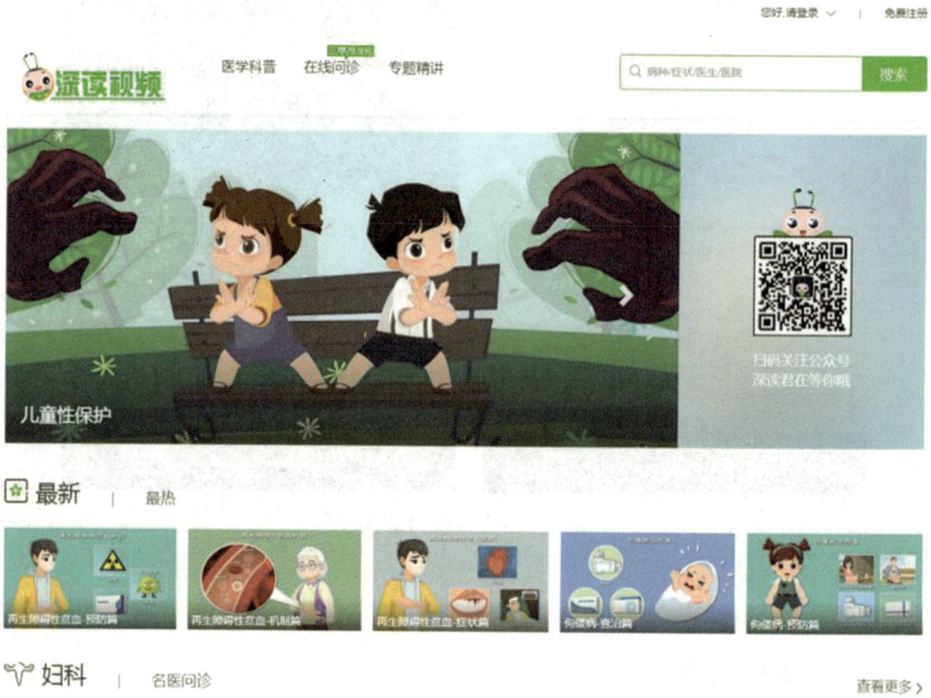

图 2－16　深读视频官网

---

① 徐萌．疫情语境下医学科普短视频大众化传播策略创新——以“丁香医生”抖音号为例［J］．传媒，2020（18）：38－40．

② 曾文娟．科普动画叙事策略与形象塑造研究［J］．科普研究，2019（1）：20－29，105，107．

（一）传播主体分析

1. 基本信息

“深读视频”由广州道朗教育信息咨询有限公司出品，是一档以动画形式科普疾病知识的节目。创作团队将晦涩难懂的医学知识、难以表现的身体结构，制作成公众爱看且易懂、实用的动画短片。深读视频以病种为分类方式，从疾病的症状、发病机制、预防、检查、治疗、护理等全方位、成体系地讲解疾病，语言风格诙谐、幽默，力求用通俗的方式说清楚让公众恐惧的疾病。

深读视频属于自媒体原创视频，传播账号主体归属于广州道朗教育信息咨询有限公司，是道朗教育创作团队于 2016 年合力打造的一档全新的疾病科普动画节目。深读视频立足“让医学不再难懂”的创作理念，以“健康、科普、动漫，撸给你看”的口号，用通俗易懂的表达方法，将与现代人发病率较高的重大疾病、慢性疾病相关的重要知识传播给大众。①

深读视频在 2016 年 8 月 30 日全网上线，每周二、周四更新，内容质量得到了各大视频平台的认可。它多次登上优酷、爱奇艺、腾讯、搜狐、乐视等平台的首页推荐位置，同时也在头条、腾讯精品课、新浪微博、新浪看点、一点资讯、AcFun、B 站、百度百科、百度视频、搜狗百科、微信公众号、网易号、凤凰号、搜狐号等平台更新。2017 年 6 月 28 日，深读视频在 Youtube 平台上线。深读视频播出后，备受各方关注，特别是教育行业、医药行业以及患者。它在医学院校课堂作为教材内容出现，在三甲医院候诊区轮播。据深读视频官方统计，截至 2020 年 12 月，深读视频已播出近 500 期，涵盖 100 多个病种，播出时长总计 3 000 余分钟，国内外全网播放量已突破 7.15 亿次。②

2. 影响力事件

深读视频全网上线后，凭借优质内容迅速走红，第一季便获得腾讯“2016 年最具人气精品课”荣誉，并于 2017 年入选优酷“年度重点推荐 100 个订阅用户 10 万 + 大 IP”。③ 2017 年起，深读视频所有更新内容都获得优酷首页及栏目位推荐。

---

① 本段内容来自对深读视频官网（https：//www. shendutv. com/）的资料整理。

② 深读视频．走进【深读视频】，看深读团队如何打造国内疾病科普第一大 IP［EB/OL］．（2017－03－17）［2022－03－09］. https：//mp. weixin. qq. com/s/kXX3XXck4zlt4IHylCKHEQ.

③ 拉勾招聘．深读视频介绍［EB/OL］．［2022－03－09］. https：//www. lagou. com/gongsi/149102. html.

3. 短视频代表作品

深读视频医学科普短视频发布平台以深读视频官方网站为主，优酷、爱奇艺、腾讯、哔哩哔哩等综合平台以及西瓜视频短视频平台为辅。

表 2－9　深读视频官网科普动画视频播放量 TOP 10

序号	病种	合集	视频标题	播放量（次）
1	儿科	手足口病	手足口病—防查治篇	4 448 996
2	外科	肾结石	肾结石—防查治篇	2 020 380
3	神经科	睡眠障碍	失眠—机制篇	1 917 596
4	男科	前列腺炎	前列腺炎—发病机制篇 2	1 853 941
5	妇科	乳腺增生	乳腺增生—症状篇	1 819 330
6	外科	气胸	气胸—症状篇	1 729 392
7	男科	前列腺炎	前列腺炎—防查治篇	1 702 861
8	儿科	手口足病	手足口病—症状篇	1 657 983
9	外科	胆结石	胆结石—症状篇	1 654 838
10	骨科	腰椎间盘突出	腰椎间盘突出—发病机制篇	1 248 389

表 2－10　深读视频西瓜视频平台科普动画视频播放量 TOP 10

序号	视频标题	发布时间	播放量（万次）	点赞数（次）	收藏数（次）
1	深读—艾滋病 3：艾滋病人从感染到死亡全过程	2016 年 12 月 1 日	123.8	382	1
2	这些会导致前列腺炎的不良习惯，你有吗	2017 年 3 月 2 日	120.3	203	4 975
3	胸大更容易得乳腺增生？告诉你得乳腺增生的高危行为	2017 年 3 月 30 日	42.4	274	1 504
4	毒品如何摧毁人体免疫系统？	2020 年 6 月 28 日	37.2	2 163	166
5	吸毒为什么会上瘾？	2020 年 6 月 28 日	34.6	2 180	155
6	再现手足口病发病全过程	2016 年 12 月 27 日	27.4	77	4 366
7	什么是抑郁症？	2020 年 6 月 29 日	25.2	2 126	96
8	腰椎间盘突出中西治疗方法大全	2017 年 3 月 21 日	18.4	96	2 963

（续上表）

序号	视频标题	发布时间	播放量（万次）	点赞数（次）	收藏数（次）
9	Ⅱ型糖尿病真凶大揭秘——糖尿病报告 2	2016 年 9 月 5 日	17.9	23	0
10	胆结石是怎么搞坏你的肝胆肠胰的？画得太棒了怒转！	2018 年 3 月 15 日	15.2	2 034	6 602

（二）传播内容分析

1. 选题分析

根据深读视频官网的版块，疾病可划分为妇科、男科、神经科、儿科、皮肤性病科、心脑血管科、产科、呼吸科、内分泌科、消化科、骨科、外科、急诊科和眼科 14 个病种，每个病种下包括多个相关主题内容的动画视频。

表 2－11　深读视频官网视频 TOP 100

序号	病种	主题内容	视频标题	播放量（次）	序号	病种	主题内容	视频标题	播放量（次）
1	儿科	手足口病	手足口病—防查治篇	4 448 996	51	神经科	睡眠障碍	失眠—治疗篇	404 905
2	外科	肾结石	肾结石—防查治篇	2 020 380	52	产科	妊娠糖尿病	妊娠糖尿病—发病机制篇	384 888
3	神经科	睡眠障碍	失眠—机制篇	1 917 596	53	妇科	乳腺增生	乳腺增生—发病机制篇	383 546
4	男科	前列腺炎	前列腺炎—发病机制篇 2	1 853 941	54	内分泌科	甲亢	甲亢—发病机制篇	381 562
5	妇科	乳腺增生	乳腺增生—症状篇	1 819 330	55	骨科	颈椎病	颈椎病—生理篇	379 862
6	外科	气胸	气胸—症状篇	1 729 392	56	产科	多囊卵巢	多囊卵巢—症状篇	377 061
7	男科	前列腺炎	前列腺炎—防查治篇	1 702 861	57	神经科	帕金森	帕金森—症状篇	374 036

（续上表）

序号	病种	主题内容	视频标题	播放量（次）	序号	病种	主题内容	视频标题	播放量（次）
8	儿科	手足口病	手足口病—症状篇	1 657 983	58	内分泌科	糖尿病	糖尿病—血糖监测篇	364 651
9	外科	胆结石	胆结石—症状篇	1 654 838	59	男科	前列腺炎	前列腺炎—危害篇	362 723
10	骨科	腰椎间盘突出	腰椎间盘突出—发病机制篇	1 248 389	60	内分泌科	痛风	痛风—发病机制篇 1	359 558
11	心脑血管科	脑梗死	脑梗死—发病机制篇	1 152 361	61	内分泌科	甲亢	甲亢—预防篇	355 377
12	神经科	睡眠障碍	失眠—预防篇	1 125 918	62	骨科	骨质疏松	骨质疏松—症状篇	355 375
13	儿科	手足口病	手足口病—发病机制篇	1 097 610	63	男科	前列腺增生	前列腺增生—查治篇	350 328
14	男科	前列腺炎	前列腺炎—症状篇	1 008 376	64	妇科	更年期	更年期—生理篇	341 681
15	产科	妊娠高血压	妊娠高血压—发病机制篇	924 430	65	男科	前列腺增生	前列腺增生—预防篇	333 514
16	妇科	乳腺增生	乳腺增生—预防篇	919 582	66	外科	气胸	气胸—发病机制篇	329 450
17	内分泌科	糖尿病	糖尿病—发病机制篇	891 050	67	神经科	抑郁症	抑郁症—生理篇	329 316
18	产科	妊娠高血压	妊娠高血压—症状篇	888 367	68	眼科	干眼症	干眼症—症状篇	327 778
19	骨科	腰椎间盘突出	腰椎间盘突出—治疗篇	841 271	69	妇科	乳腺增生	乳腺增生—治疗篇	323 441
20	内分泌科	痛风	痛风—发病机制篇 2	819 830	70	妇科	更年期	更年期—症状篇	323 101
21	内分泌科	糖尿病	糖尿病—症状篇	818 622	71	内分泌科	甲亢	甲亢—症状篇	319 450

（续上表）

序号	病种	主题内容	视频标题	播放量（次）	序号	病种	主题内容	视频标题	播放量（次）
22	神经科	抑郁症	抑郁症—症状篇	811 763	72	外科	肾结石	肾结石—发病机制篇	300 768
23	心脑血管科	脑梗死	脑梗死—症状篇	782 466	73	呼吸科	哮喘	哮喘—急救篇	299 738
24	儿科	儿童性教育	儿童性教育—科普篇	771 552	74	产科	妊娠糖尿病	妊娠糖尿病—症状篇	298 742
25	骨科	腰椎间盘突出	腰椎间盘突出—预防篇	700 122	75	呼吸科	哮喘	哮喘—症状篇	294 262
26	眼科	干眼症	干眼症—预防篇	680 789	76	内分泌科	甲亢	甲亢—危害篇	292 671
27	外科	痔疮	痔疮—症状篇	679 075	77	神经科	抑郁症	抑郁症—治疗篇	287 016
28	骨科	腰椎间盘突出	腰椎间盘突出—症状篇	646 505	78	神经科	老年痴呆	老年痴呆—早期护理篇	285 901
29	内分泌科	痛风	痛风—症状篇	640 041	79	神经科	老年痴呆	老年痴呆—发病机制篇	285 434
30	神经科	戒毒与吸毒	戒毒与吸毒—症状篇	605 816	80	神经科	戒毒与吸毒	戒毒与吸毒—危害篇	282 720
31	内分泌科	痛风	痛风—预防篇 2	603 606	81	神经科	抑郁症	抑郁症—发病机制篇	279 082
32	男科	前列腺炎	前列腺炎—发病机制篇 1	578 080	82	神经科	老年痴呆	老年痴呆—症状篇	269 712
33	骨科	颈椎病	颈椎病—查治篇	576 062	83	产科	多囊卵巢	多囊卵巢—生理篇	268 999
34	骨科	颈椎病	颈椎病—预防篇	568 230	84	产科	妊娠高血压	妊娠高血压—预防篇	268 405
35	急诊科	海姆利希急救法	海姆利希急救法—急救篇	566 954	85	产科	多囊卵巢	多囊卵巢—预防篇	265 999

（续上表）

序号	病种	主题内容	视频标题	播放量（次）	序号	病种	主题内容	视频标题	播放量（次）
36	骨科	颈椎病	颈椎病—症状篇	550 570	86	神经科	偏头痛	偏头痛—症状篇	265 543
37	内分泌科	糖尿病	糖尿病—检查篇	543 333	87	儿科	新生儿黄疸	新生儿黄疸—症状篇	264 739
38	心脑血管科	脑梗死	脑梗死—急救篇	530 238	88	骨科	颈椎病	颈椎病—发病机制篇	262 594
39	外科	肾结石	肾结石—症状篇	528 588	89	产科	妊娠糖尿病	妊娠糖尿病—危害篇	257 382
40	神经科	抑郁症	抑郁症—预防篇	517 899	90	产科	羊水栓塞	羊水栓塞—治疗篇	254 360
41	心脑血管科	脑梗死	脑梗死—病因篇	512 391	91	产科	妊娠高血压	妊娠高血压—危害篇 2	244 413
42	男科	前列腺增生	前列腺增生—症状篇	503 641	92	男科	前列腺增生	前列腺增生—发病机制篇	244 218
43	产科	妊娠糖尿病	妊娠糖尿病—预防篇	502 145	93	呼吸科	过敏性鼻炎	过敏性鼻炎—查治篇	243 288
44	内分泌科	糖尿病	糖尿病—预防篇	497 667	94	呼吸科	过敏性鼻炎	过敏性鼻炎—查治篇	243 287
45	呼吸科	哮喘	哮喘—发病机制篇	475 615	95	呼吸科	过敏性鼻炎	过敏性鼻炎—发病机制篇	243 287
46	骨科	腰椎间盘突出	腰椎间盘突出—危害篇	467 664	96	神经科	帕金森	帕金森—危害篇	238 434
47	内分泌科	痛风	痛风—预防篇 1	436 252	97	产科	多囊卵巢	多囊卵巢—查治篇	235 494
48	男科	前列腺炎	前列腺炎—发病机制篇 3	436 169	98	神经科	帕金森	帕金森—防查治篇	235 044
49	眼科	干眼症	干眼症—生理篇	428 282	99	神经科	老年痴呆	老年痴呆—晚期护理篇	229 912
50	神经科	睡眠障碍	失眠—症状篇	405 897	100	眼科	白内障	白内障—查治篇	228 944

对视频播放量 TOP 100 的病种进行排名统计，可以发现，神经科最受青睐，包括睡眠障碍、抑郁症和老年痴呆等；其次是内分泌科，以糖尿病、痛风等疾病为主；然后是产科、骨科、男科等，具体病种有妊娠糖尿病、颈椎病、前列腺炎等。

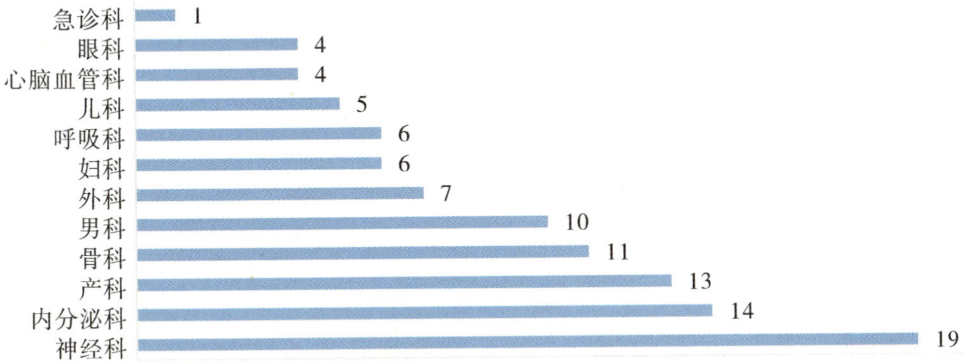

图 2－17　深读视频播放量 TOP 100 病种统计排名

对视频播放量 TOP 100 的病种进行内容统计后发现，前列腺炎、抑郁症、腰椎间盘突出、痛风、糖尿病、颈椎病、睡眠障碍、乳腺增生、妊娠糖尿病、妊娠高血压是深读视频中受众最为关注的 10 个主题。

前列腺炎 6
抑郁症 5
腰椎间盘突出 5
痛风 5
糖尿病 5
颈椎病 5
睡眠障碍 4
乳腺增生 4
妊娠糖尿病 4
妊娠高血压 4

图 2－18　深读视频播放量 TOP 100 病种内容数目 TOP 10

深读视频医学科普动画视频主要是以病种为单位，从疾病的症状、发病机制、预防、检查、治疗、护理等全方位进行疾病讲解。受众在观看医学科普动画视频时，对相应病种的症状表现最为关注，因此会进一步查看发病机制，然后了解如何预防、查治。

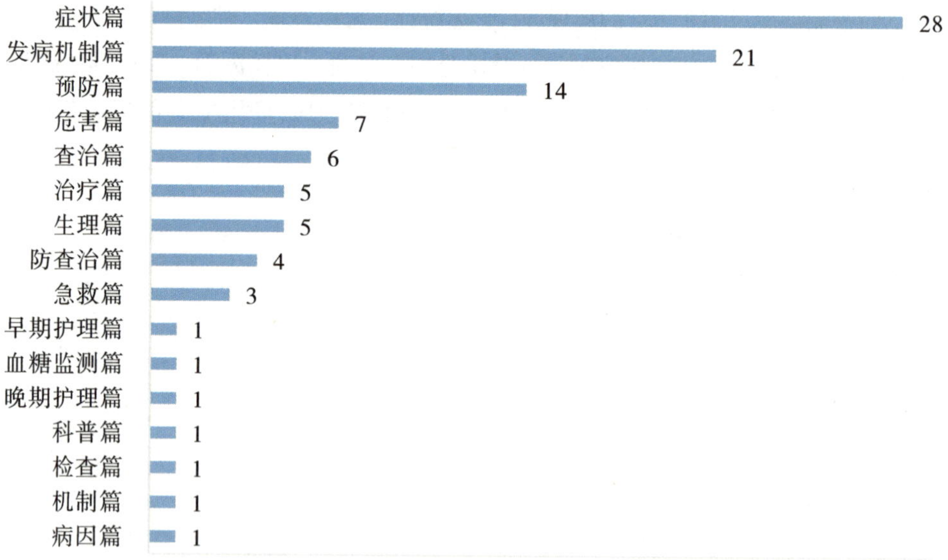

图 2 - 19　深读视频播放量 TOP 100 视频不同病种阶段情况统计

2. 视频分析

深读视频属于 OGC（Occupationally-generated Content，职业生产内容）创作，是道朗教育团队以专题短片的方式对医学知识进行科普创作，并赋予严谨的科学知识以合理的视觉化表达。专业创作团队通过动画、解说、数据呈现等方式，把有关病理症状、发病机制、预防查治、疾病危害等医学知识以通俗易懂的视觉化方式“翻译”出来，降低医学专业分析的理解难度，帮助受众了解疾病，培养受众科学的思维方式，使医学科普走进人们的生活。

（1）叙事视角：全知客观与内知主观切换使用。

在叙事学中，叙事人担任着重要的角色，叙事人掌控着故事的节奏和进程，也控制着受众的视觉重点和认知范围。① 深读视频多数使用全知视角，也就是人们常说的“上帝视角”，采用画外解说加上辅助性字幕的方式呈现内容。深读视频通过塑造“深读君”这一动画角色，以医生的专业视角进行医学知识的科普。这种叙事方式既能将故事和知识呈现得全面清楚，还能使视频显得科学客观，这种视角多出现在深读视频科普动画的症状篇、预防篇里。

① 曾文娟．医学健康类科普动画叙事策略研究——以《头脑特工队》《工作细胞》《终极细胞战》为例［J］．科普研究，2020，15（3）：99－107，114.

对于危害篇、发病机制篇的科普内容，深读视频创作团队则会以第一人称“我”进行叙述，这属于内知视角。如在《手足口病—发病机制篇》中，深读视频将手足口病病毒拟人化，让其作为叙述人来讲述故事，通过它的所见、所闻、所知展示体内的空间环境，介绍手足口病在人体内是如何形成的。虽然这种叙述范围和角度是有限的，只能展示某一部分的“主观”知识，但它可以拉近与受众的距离。

（2）叙事方式：场景化引入，多符号协同表意。

深读视频常在片头或过渡处使用场景化的拍摄，模拟现实情景，将现实中人们可能会遇到的问题及所处情境以动画形式呈现，用问答的形式进行医学健康知识的科普。在科普动画片头，采用诸如“孩子长水痘怎么办”“听说降压药一旦沾上，就得吃一辈子，是吗”等提问引入话题，有助于受众产生场景代入感。

深读视频将复杂难懂、严谨抽象的医学知识融合在动画视频中，协同表意，增强医学知识内容科普的感染力，实现医学知识可视化、立体化传播。

（3）视频文本形式。

深读视频所有医学科普视频均用动画形式呈现，标题精准凝练，视频时长均控制在3～5分钟。视频多以互动问答作为片头引入，虚拟人物“深读君”用逗趣的语言进行讲解，使科普教育从以往的刻板说教变得轻松愉快且易于理解。在此基础上，动画视频中还尽量用表格、图画、数据对比等直观的形式，以期更好地传递科普知识。

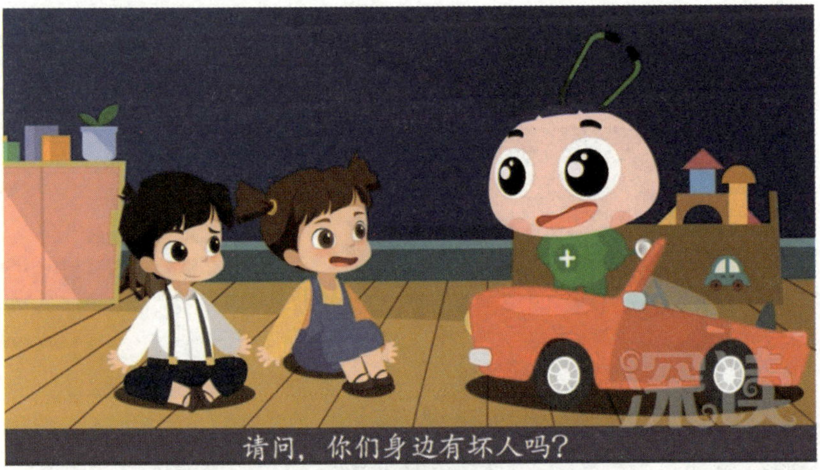

图 2－20　深读视频动画短视频

（三）传播运营分析

深读视频立足“让医学不再难懂”的创作理念，从宏观、全局的角度进行疾病专题节目的制作，以动画的形式、诙谐幽默的语言对各种常见疾病的病因、机制、表现、治疗及预防进行讲解。

作为一档自媒体原创视频商业节目，深读视频主要通过广告、收费视频、医生在线问诊等方式进行收益的增长。深读视频的每一期动画视频中均带有广告，主要存在于视频的片头和片尾部分。不同疾病专题片头针对性宣传相应病种的医院、医生信息，这是自媒体企业与医院合作的一种形式。大部分时候，观众需要付费才能观看完整的视频。

在其官网的“在线问诊”专栏中，深读视频针对不同病种、不同省、市、地区对应医院的医生，向用户收取从 1.5 元到 1 000 元不等的问诊费。

除此之外，深读视频还与各大医院、学校合作，把专业的医学科普动画作为教学视频出售。

（四）经典作品分析

“手足口病”科普专题是深读视频官网中最受观众关注的医学科普动画视频，其创作于 2016 年末，共包括三集内容，分别是《手足口病—症状篇》，播放量 165 万次；《手足口病—发病机制篇》，播放量 109 万次；《手足口病—防查治篇》，播放量 444 万次。每个视频的时长控制在 4 分 30 秒左右。

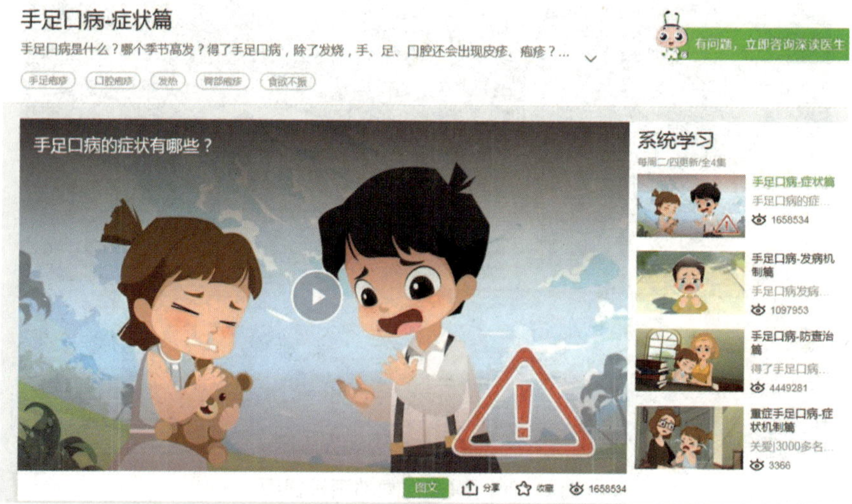

图 2－21　深读视频热门短视频

不同于往期视频，深读视频创作团队首次使用模拟访谈节目的形式进行医学知识科普。在科普动画中，借助“深读君”与手足口病病毒“手足口君”的问答，实现手足口病医学知识的全面科普。在《手足口病—症状篇》中，深读视频主要运用图表等数据呈现形式进行科普，以数据说话更具备权威性与可靠性；在《手足口病—发病机制篇》中，深读视频将手足口病病毒家族拟人化，以搏击游戏形式阐释了病毒是如何在人体内传染的；在《手足口病—防查治篇》中，深读视频将小孩子感染手足口病病毒的不同途径一一呈现，并进行对应的解说。

四、六层楼先生[①]

（一）传播主体分析

随着公众健康意识的提升，以及短视频媒介技术的发展与普及，大量专业的自媒体账号应运而生。在短视频传播主导的网络环境中，女性健康科普自媒体也运用了这一重要的手段。“六层楼先生”是当前火爆的女性健康自媒体之一。

“六层楼先生”账号主体是前北京三甲医院妇产科医生，其于 2018 年从医院辞职，投身健康科普事业。目前，其已开设微博和 B 站账号“六层楼先生”、微信公众号“第十一诊室”，专注于女性健康知识科普。六层楼先生的传播宗旨是更高效、更及时地为广大女性提供合理、准确的女性健康相关信息，成为女性的私人妇产科医生和万千少女的“贴心老棉裤”。

2019 年，六层楼先生被评为“微博十大影响力健康医疗大 V”。目前，已出版女性健康专著《女生呵护指南》《怀孕呵护指南》。六层楼先生的科普短视频主要投放在微博和 B 站两个平台。

作为女性健康科普的热门账号，六层楼先生凭借其本人的医院工作经历和对女性疾病的诊疗和患者沟通经验，向受众展示了众多案例，并提出了自己的深刻见解，让更多的人看到潜藏在健康问题背后的底层逻辑。在目前的女性健康科普生态中，六层楼先生的角色定位和传播策略都颇具特色。

① 作者信息：文若楠，暨南大学新闻与传播学院 2020 级研究生。

（二）传播内容分析

1. 选题分析

六层楼先生主要在 B 站投放视频，已经开设了“就是个普通人嘛”“妇产科的人间冷暖”“热点讨论”“网络热门养生视频鉴赏”“万千少女的小问号”“六个 TA”六个板块。其内容主要涉及性知识、两性健康、女性生理健康、女性日常卫生护理知识以及与 UP 主个人生活相关的内容等。六层楼先生将个体故事与健康科普相结合，在一个个案例中去促进健康知识的科普。

“就是个普通人嘛”板块主要是一些互动搞笑类视频，以此增强用户黏性，如《咳，野生美妆博主上线》的视频播放量超过 9.2 万次，弹幕数超过 2 800条。

在“妇产科的人间冷暖”板块中，UP 主在视频中讲述此前在医院工作时了解到的真实案例，透过这些真实的人间故事，增强观众对疾病、健康和人性的了解。此栏目的最高播放量已经达到 377 万次。

“热点讨论”栏目则主要针对社会上女性健康的热点话题，六层楼先生会在视频中做内容科普和观点输出。2020 年末，因演员郑某涉嫌违法代孕，代孕话题瞬间成为全网热议的话题，六层楼先生随即发布了题为《代孕真的与你无关吗》的视频，科普与代孕相关的法律，阐明自身的观点。

在“网络热门养生视频鉴赏”栏目中，六层楼先生会挑选出一些含有健康谣言的视频进行分析，帮助受众树立正确的认识，减少被误导的风险。

“万千少女的小问号”是目前传播效果比较好的一个栏目，目前已有 38 个视频。该栏目主要针对网友关于女性身体行为或女性健康相关的疑惑，六层楼先生会挑选出部分内容在视频中答疑解惑。

“六个 TA”则是邀请女性相关行业里的从业者，与 UP 主本人进行一对一的聊天，聊天内容主要涉及 UP 主在科普过程中遇到的问题和疑惑，受邀嘉宾也会结合自身的从业经历来表达看法。

综合目前六层楼先生所开设的视频栏目来看，类型较全，既包括健康知识科普，也有一些辟谣视频。为了增强互动，六层楼先生还定期发布视频来呈现个人生活，甚至应粉丝要求完成一些搞笑的互动视频，这在很大程度上拉近了与粉丝的距离。充满人性关怀和理性思考也是六层楼先生的一大特色。基于此前六层楼先生在医院工作的经历，其以匿名的方式在视频中讲述在医院遇到的一个个真实病例，激发受众的情感共鸣，增强了受众对女性身体健康的重视和关注。

2. 视频叙事分析

（1）叙事视角以内知为主。

叙述角度指的是从某一个立场出发来看待事件。在经典叙事学理论中，托多罗夫的“三分法”是研究叙事角度最常采用的方法，其中包括全知视角，内知视角和外视角①②。具体到视频作品中，全知视角指的是叙述者处于事件之外，拥有无所不知的权利，对不同的人物和事件都了如指掌，能够揭示故事发展的一切走向；内知视角指的是故事中的具体人物担任了叙述者的角色，叙述依附于该人物的所看所想所思；而在外视角中，叙述者仅仅是一个旁观者，站在外部记录人物的行为、外貌、话语等可被观察到的东西，无法触及人物内心。

六层楼先生的视频叙事主体是拥有妇产科从医经历的女性健康博主“六层楼”，作为前北京三甲医院妇产科医生，“六层楼”本人不仅对女性健康知识拥有足够的了解，而且在医院里接触了很多真实病例。所以在其视频中，主要采用了内知视角，在叙述中嵌入亲历色彩，娓娓道来，增强了内容的可信度，也通过患者的真实故事拉近了与受众之间的距离，激发了受众的情感共鸣和身份代入感。

（2）叙事场景凸显专业性。

场景是叙事表达中的关键元素，场景的美观与否、场景是否能突出人物特点等都是影响受众是否点击视频、观看视频甚至会影响到传播效果的重要因素，六层楼先生多选用室内的固定场所，房间的壁纸颜色多趋向于暖色调，如豆绿、浅黄，营造“闺中密友”的好感，与其自我定位“万千少女的老棉裤”相吻合。其次，书桌、三两医学器材、医学用书、台灯是其科普场景里主要的摆放物，场景虽然简单，但更能凸显其专业性和叙事内容。

（3）设置悬念，采用提问式标题和封面。

六层楼先生会收集和整理粉丝的疑惑，深入了解粉丝和受众的健康信息需求，最终挑选出粉丝最关注的话题作为视频选题。

本小节整理了六层楼先生账号内播放量排名 TOP 10 的视频，发现在标题的设置上多采用悬疑提问式，如“好羞耻！总是忍不住‘夹腿’怎么办?”“孕期下面竟然长出了‘笋’!? 这到底是怎么回事……”，这些都属于直接提

① 黄昌林．电视叙事的角度问题［J］．西南交通大学学报（社会科学版），2006（2）：37－42.

② 吴洪斌，姜智彬．网络视频类节目的叙事话语分析——以《中国有嘻哈》为例［J］．新闻与写作，2017（12）：88－91.

问式，除此之外六层楼先生还采用了隐藏悬念的标题技巧，在标题文本当中有意提到一些不明确的词，以此来引发受众的好奇心理，比如“第一次为爱鼓掌前，你需要知道的 10 件事!”。

表 2－12　六层楼先生 B 站视频主页播放量 TOP 10 的视频①

序号	作品名称	阅读量/播放量（次）	转发量（次）	评论数（条）
1	凌晨两点，急诊送来位同房出血快休克的姑娘……	376.4 万	9.3 万	12 830
2	第一次为爱鼓掌前，你需要知道的 10 件事!	219.6 万	3.8 万	2 603
3	好羞耻！总是忍不住“夹腿”怎么办?	85.7 万	6 250	9 918
4	孕期下面竟然长出了“笋”!? 这到底是怎么回事……	84.7 万	8 201	4 384
5	阴！道！痉！挛！到底是怎么回事?	82.2 万	2 353	898
6	姑娘，你这可是第 5 次人流了……	81.9 万	1.1 万	3 981
7	第一次总也进不去，怎么办?	81.7 万	1.4 万	1 846
8	“丁丁”会断吗? 这还要从那次深夜的急诊说起……	79.6 万	3.0 万	2 281
9	情侣“运动”过猛，半夜晕倒送至急诊!	79.5 万	1.9 万	1 716
10	内裤越穿越黄是不是得病了? 尤其是裆部那块……	79.1 万	842	910

视频的封面也是影响受众是否点击视频的重要因素。六层楼先生的视频封面图片基本是视频中案例的某个画面和“六层楼”本人的讲解画面组合而成，画面之上多运用一些超出常理的话语逻辑或提取事件的核心矛盾来吸引受众的注意力，比如题为《对不起，这个病我实在治不好了》的视频，其封面文字为“我在患者的阴道里发现被遗忘的半个避孕套和……”，悬念感十足。

① 本图表数据来源于六层楼先生 B 站视频主页，截至 2021 年 8 月。

（4）固定开头，从社会问题切入健康问题。

实际上，健康传播会受到国家和地区的文化观念、权力地位等多种因素的影响。在中国，女性健康问题和意识容易被忽视，加之传统观念，如贞操观对女性“处女膜”的畸形坚持，导致女性的健康意识存在欠缺，且认知存在偏差。

六层楼先生从社会关怀角度出发，在科普女性健康问题的同时，附加上对其背后的社会问题的反思，这成为其科普视频的一大特色。因而在视频开头部分，六层楼先生并未采用开门见山、直入健康话题的方式，而是通过固定的开头表明自己对疾病科普的愿景：

Hello，大家好，欢迎来到我的真实病例分享频道——妇产科的人间冷暖。每一期我们都希望通过一个真实病例来让大家对疾病、健康和人性有更加深入的了解。

六层楼先生就当期视频的主题内容，从更大的社会背景出发探讨，如在《处女膜修复后，我后悔了……》这期视频的开头，六层楼先生说：“性健康问题在整个教科书中也就几十页，而且绝大多数人觉得咨询性生活相关问题是羞耻的，平常来咨询的人并不多，除非到了忍无可忍十分痛苦或得病了才来门诊咨询。”他很直接地从医生的角度来表明了当前社会中存在的“性羞耻”现象，提出在当前的社会中，女性的健康意识薄弱且受到传统观念的束缚，导致其就诊意愿很低，因此在六层楼先生的话语中，他不仅在分析健康问题和相关风险，更着力从疾病的底层逻辑来呼吁更多的女性去关注问题，激发观众的反思。

（5）真实案例穿插科普，降低受众观看疲劳。

得益于转行前的从医经历，六层楼先生多在视频中通过真实案例的方式来科普女性健康知识，营造了一个“丰富从医经验的老医生”形象，提高了视频的可信度和可靠度。此外，虽然六层楼先生的视频多在5～10分钟，在短视频传播主导的网络传播环境中，长篇累牍易造成受众的审美疲劳，但是在六层楼的视频中却通过真实案例的讲述和跌宕起伏的语言表达，不仅有效削弱了视频时长带来的视听疲惫，而且能让受众对健康问题印象深刻，提高了健康知识的传播效率。

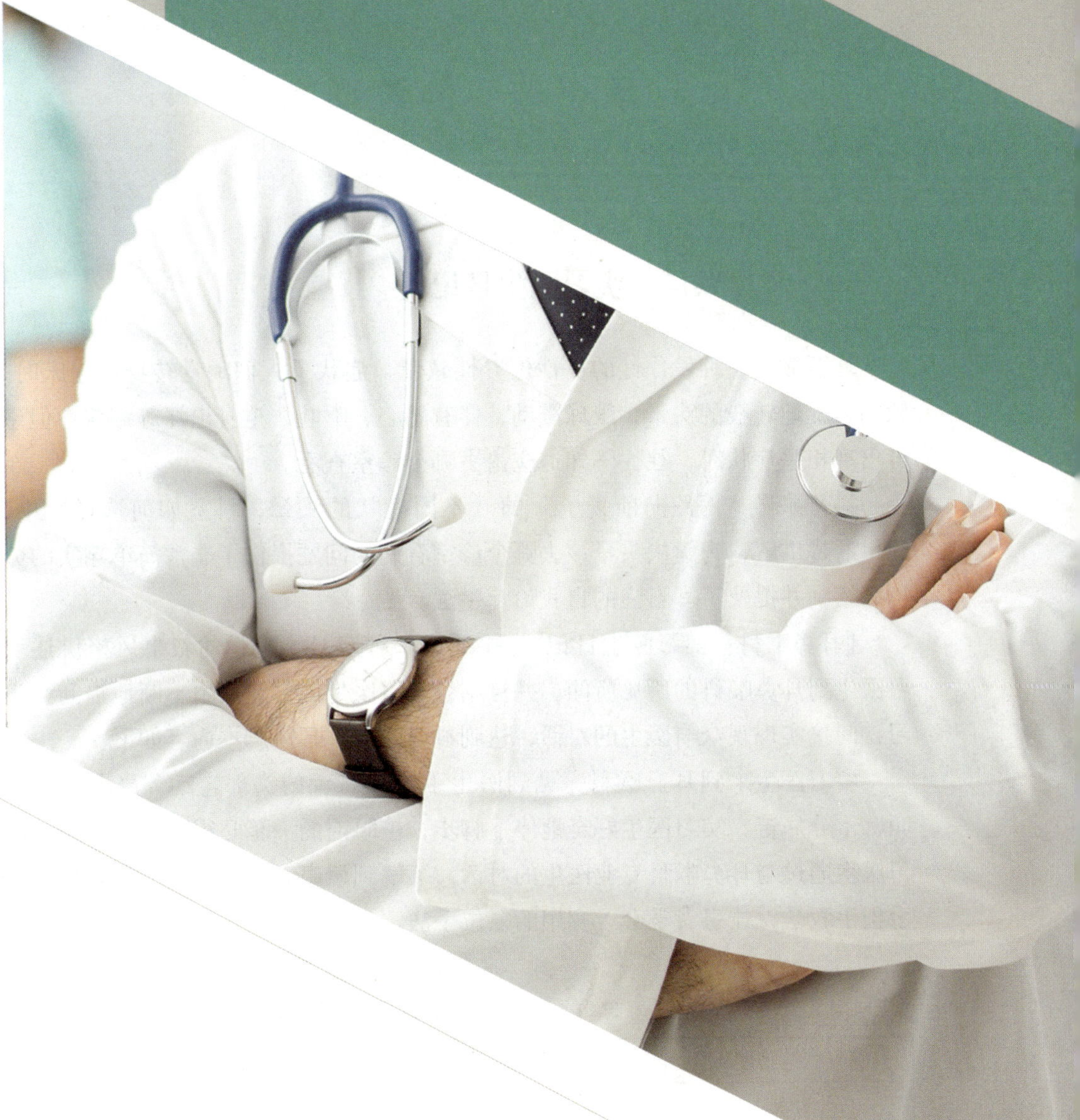

第三章

健康科普短视频脚本

第一节　创意脚本①

一、耳鼻喉科：实习医生日记②

耳石症是一种发作性的良性位置性眩晕，症状是人们睡觉转身或起床时，感到天旋地转般的头晕，眼球震动，伴有恶心、呕吐、全身出汗等症状。但患者出现相关症状时，往往不知道应该去哪个诊室查看。

抖音账号“医路向前巍子”的《不同症状的头晕，科室如何选择》中，医生通过讲解，为解决头晕该去哪个诊室看病的问题提供了非常简单翔实的分析介绍，并提及了耳石症的自我诊疗手法。

《耳鼻喉科：实习医生日记》，主要以一种轻松、有趣的叙事风格讲述实习医生到耳鼻喉科的所见所闻，并且结合实习医生向专业医生不断地提问与学习，间接实现观众与医生的对话，达到科普效果。具体脚本内容如下：

实习医生来到耳鼻喉科，见到医生手扶着患者的头部转动，患者嗷嗷大叫，十分痛苦，实习医生好奇地停下脚步，被眼前的一幕吓得瞪大了眼睛。实习医生通过与耳鼻喉科专业医生的对话，了解到该患者得了耳石症，并且通过手把手教学，让患者学会了实用的复位手法。

表 3－1　《实习医生日记》拍摄脚本

景别	角度	场景	台词	时长
近景	俯拍	实习医生小张来到了耳鼻喉科室门前，抬头看着科室门牌	小张嘴里念叨着“耳鼻喉科”	2 秒

① 本节内容由黄贤君（北京大学深圳医院院办宣传负责人，原南方科技大学医院宣传科科长）负责编写。

② 作者信息：朱星星，暨南大学新闻与传播学院 2020 级研究生。

（续上表）

景别	角度	场景	台词	时长
中景	俯拍转平拍	小张的念叨话音未落，就听见科室里传来一阵大叫，小张转头一看	耳石症患者："啊！疼！"	3秒
中景	平拍	小张在门口探着头，好奇地张望着，眼睛睁大，眼里透出惊恐	无	2秒
中景	平拍	科室里的专业医生坐在病床前，手掌静静按压着患者的头部，一动不动	耳石症患者："疼疼疼！"	5秒
转全景	平拍转运动镜头	小张的眼神中充满了疑惑，走进科室，仔细观察起来	无	
全景	平拍	医生做了一系列相关复位手法动作	患者一直发出痛苦的声音	10秒
中景	平拍	复位手法完成，患者坐起来了，神色放松，向医生道谢	患者："真的好多了，谢谢医生！"	5秒
全景	平拍	医生嘱咐患者并且为患者开单	医生："刚刚那套手法，可以尝试在家中完成，对治疗也有帮助，但是最根本的治疗手段还是少熬夜，作息规律，少盯着手机，多运动运动，加强免疫力。"	
全景	平拍转运动镜头	患者离开，医生看见在一旁呆住的小张，小张热情跑上前去	小张："医生，您好，我是新来的实习医生小张，刚才那位患者得了什么病，怎么这么痛苦？您刚刚用的又是什么手法，怎么一下子就好了？"	15秒
中景	特写	医生开始科普耳石症相关内容	无	1分钟
近景	特写	小张听着连连点头，拿着自己的本子不停记笔记，并且继续提问	小张："原来是这样，那医生您可以教教我刚才的复位手法吗？"	5秒
全景	平拍	医生开始手把手教小张耳石症的复位手法	无	1分钟

（续上表）

景别	角度	场景	台词	时长
近景	特写	小张学完之后连连感谢	小张："谢谢医生，又学到啦！我回家多练练。"	5 秒
近景	特写	谢幕转场，医生望向镜头	医生："大家都学会了吗？"	2 秒

二、皮肤性病科：皮肤科的江湖①

皮肤科的"刀""光""电""毒"主要指向皮肤科经常开展的医美项目，"刀""光""电""毒"和"江湖"的组合十分让人容易联想到金庸武侠小说里的"东邪、西毒、南帝、北丐"，可以以此来拍摄视频：

在皮肤科的江湖之中，流传着"南刀、北光、东电、西毒"的传说，四位高手分别代表了皮肤科的尖端实力。视频主人公想要拜师学艺，修得绝世武功。

第一位是"南刀"，是一名叫"靖夕缝合"（精细缝合）的刀客，擅长用刀，刀锋所及之处不留痕迹，以快、准、狠闻名于世。第二位是"北光"，是一名叫"光紫能夫"（光子嫩肤）戴着墨镜的光头，最擅长的是通过光的反射形成的强脉冲光，分解面部色素颗粒。"西毒"是一名叫"楼独苏"（肉毒素）的胖子，通过针管施毒，阻断神经与肌肉的神经冲动。

面对多重选择，主人公陷入了沉思："我应该如何再找到你们？"

四位高手一众回答："可以到皮肤科找到我们。"随后附上对于四种医美技术的医生讲解介绍。

三、老年医学科：爸爸的朋友圈②

该脚本讲述了一位记忆力正在衰退、试图留住记忆的中年父亲的故事。创作者想通过这个故事告诉观众，"老年痴呆症"的患者是能够感知到自己正在逐渐遗忘的痛苦，因健忘"受折磨"的不仅仅是患者家属，还有患者本身。该脚本希望家属能够更加关心患者，在他能留住的记忆里为他多创造一些美好。

---

① 作者信息：王琦，暨南大学新闻与传播学院 2020 级研究生。

② 作者信息：王莹岭，暨南大学新闻与传播学院 2020 级研究生。

表 3－2 《爸爸的朋友圈》拍摄脚本

主题	序号	景别	画面内容	人物台词	画外音	音乐	时长
第一部分：爸爸的“奇怪行为”	1	中景	爸爸坐在家里的沙发上，正在用手机发朋友圈	无	读白：“不知从什么时候起，我的爸爸成了微信朋友圈的忠实用户。”	有趣、轻快的音乐	4 秒
	2	特写	爸爸刷过他今天发的朋友圈，给手机特写，显示每天的朋友圈条数很多	无	读白：“一天发十几二十条，是他的常态。”	有趣、轻快的音乐	2 秒
	3	中景	爸爸在小区散步，拍照	无	读白：“不管是在小区里散步，还是在楼下超市逛街，他都会拍照上传。”	有趣、轻快的音乐	2 秒
	4	近景	爸爸给家里的菜拍照	无	读白：“就连家里普通的家常菜，也会成为他朋友圈的常客。”	有趣、轻快的音乐	2 秒
	5	中景	女儿在看爸爸的朋友圈	无	读白：“但是我们都不愿意出现在他的镜头里。”	有趣、轻快的音乐	2 秒
	6	中景	女儿看到了自己不好看的照片，想让爸爸删除	女儿：“爸爸，你怎么都不选一下就发了，这么丑的照片你也发。” 爸爸：“这有啥的。”	读白：“因为他总是不筛选照片，不管美丑都一股脑上传。”	有趣、轻快的音乐	5 秒

（续上表）

主题	序号	景别	画面内容	人物台词	画外音	音乐	时长
第一部分：爸爸的“奇怪行为”	7	全景	后来，女儿已经习惯在爸爸朋友圈看到自己的“丑照”，但拍照的时候会比较闪躲	无	无	有趣、轻快的音乐	3 秒
	8	全景	逛街的时候路过一家餐馆的门口，爸爸让女儿、儿子、妈妈站在门口拍照，女儿觉得尴尬，面露难色	儿子：“这有什么好拍的。” 女儿：“爸爸，好了吗?”	读白：“也因为他总是在我们觉得没必要的时候让我们拍照。”	有趣、轻快的音乐	6 秒
第二部分：女儿隐约察觉到爸爸记忆力在下降	9	近景	一天，女儿在刷朋友圈的时候，发现有一组照片，连续三天都出现在了爸爸的朋友圈里，重复发了三次	女儿：“爸爸，你怎么老发重复的照片?” 爸爸：“是吗?我忘记了。”	无	舒缓的音乐	6 秒
	10	中景	又一天，吃饭的时候，爸爸指着盘里的菜问女儿，这是什么	爸爸：“这是什么?” 女儿：“(有一点不耐烦的语气）这是清蒸鱼啊，你不是每天都会吃吗?”	无	舒缓的音乐	6 秒

（续上表）

主题	序号	景别	画面内容	人物台词	画外音	音乐	时长
第二部分：女儿隐约察觉到爸爸记忆力在下降	11	全景切中景	又一天，爸爸站在家门口，打电话问女儿，说不记得哪个房号是自己家了	爸爸：“我们家是7楼哪间房啊？”女儿：“701啊，爸爸。”	无	舒缓的音乐	6秒
	12	中景	爸爸敲门，儿子开门，爸爸回到房间，又开始发朋友圈	无	无	舒缓的音乐	3秒
	13	中景	女儿察觉到不对，赶紧从外面赶回家，推开爸爸的房门，看到爸爸又在发朋友圈	无	无	感人的音乐	5秒
第三部分：原来爸爸是惧怕遗忘	14	特写	爸爸手机特写	无	读白：“那一天我才知道，爸爸每天发无数条朋友圈，或许是因为畏惧遗忘。”	感人的音乐	2秒
	15	特写	特写爸爸手机中的照片，镜头转到照片中的场景	无	无	感人的音乐	1秒
	16	全景	爸爸给一家人在公园门口拍照	无	无	感人的音乐	2秒
	17	中景	爸爸给一家人在公园门口拍照（爸爸的视角，更为模糊）	无	无	感人的音乐	2秒

（续上表）

主题	序号	景别	画面内容	人物台词	画外音	音乐	时长
第三部分：原来爸爸是惧怕遗忘	18	全景	爸爸给正在逛街的姐弟拍照	无	无	感人的音乐	2 秒
	19	中景	爸爸给正在逛街的姐弟拍照（爸爸的视角，更为模糊）	无	无	感人的音乐	2 秒
	20	中景	爸爸给餐桌上的鱼拍照	无	无	感人的音乐	2 秒
	21	特写	爸爸给餐桌上的鱼拍照（爸爸的视角，更为模糊）	无	无	感人的音乐	2 秒
	22	中景转特写	女儿一张张翻过爸爸朋友圈的照片	无	女儿："爸爸的记忆，变成了逐帧的照片，将代替他自己，永远储存在他的朋友圈里。"	感人的音乐	5 秒
	23	全景	照片变成动态的影像	无	读白："或许这样，很多事情他就还能重新记起。"	感人的音乐	6 秒
第四部分：女儿理解爸爸、关爱爸爸	24	中景	后来，一家人走到哪里女儿都会主动，带着全家自拍	无	读白："我们能做的，就是和他共同书写属于他的记忆。"	感人的音乐	5 秒
	25	中景	画面定格在一家人的幸福瞬间，照片再次出现在爸爸的朋友圈	无	读白："他能感知他的遗忘，请你为他留下更美好的记忆。"	感人的音乐	5 秒

四、心胸外科：无间道[①]

改编自电影《无间道》的天台经典对白，用角色扮演的形式，设置悬念，吸引观众的注意力。用转场的方式，回到室内，通过动态的视频、图片等形式，介绍青少年吸烟的危害，进行肺癌相关知识的科普。

场地：阳台。

演员：一名青年，一名医生。

道具：香烟。

创意阐述：模仿无间道的天台经典对白。

表 3－3　《无间道》拍摄脚本

角色	台词
医生	挺利索的
青年	以前常来
医生	你们这些人真有意思，老在阳台见面
青年	我不像你，我光明正大
医生	我要的东西呢
青年	我要的你都未带来
医生	哼，什么意思，你上来晒太阳的啊
青年	给我个机会
医生	怎么给你机会
青年	我以前不知道会这样，我现在想改了
医生	好，那你跟上帝说啊
刘建明	那就是要我死
陈永仁	对不起，我是医生
画面定格，医生离开剧情中的人物设定，回归真实的医生身份	
医生	青少年吸烟的危害，你知道吗

医生做跳跃动作，跳回室内，进行科普。

医生用文字＋图片＋视频的方式全方位介绍青少年吸烟的危害。

① 作者信息：程瑜婷，暨南大学新闻与传播学院 2020 级研究生。

据美国国立癌症研究中心和美国环境保护署的估计，约有 85% 肺癌的发生与烟草有关，长期吸烟者患肺癌的概率是不吸烟者的 16 倍。视频转而介绍肺癌的相关知识，例如肺癌初筛的重要性、肺癌的表现、肺癌分期等医学知识。

五、康复医学科：吹了一夜空调后，啪，快乐没了①

近日，有不少口眼歪斜、年轻的患者到康复医学科就诊，他们都是早上起来刷牙时发现嘴角漏水，一照镜子：发现脸型不对称了！

表 3－4　《吹了一夜空调后，啪，快乐没了》拍摄脚本

镜号	景别	台词	画面	时长
1	近	无	男生躺在家里吹空调（给空调一个镜头）、喝酒、抽烟、熬夜打游戏的画面（给表一个镜头）	5 秒
2	中	无	男生玩完游戏，准备关灯睡觉（给表一个特写，时间凌晨）	3 秒
3	中	无	第二天早上（给表一个特写），男生一副脸部不舒服的样子，活动着五官，迷迷糊糊上厕所	3 秒
4	中/特写	无	一进卫生间，男生看到镜子里的自己，惊声尖叫（给镜子里的男生一个脸部特写）	5 秒
5	近	医生："说说吧，昨天晚上是不是抽烟喝酒熬夜打游戏了？"	男生坐在医生面前，口歪眼斜	5 秒
6	近	男生口歪眼斜，口齿不清："您是怎么知道的？"	男生惊讶地看着医生	2 秒

① 作者信息：文若楠，暨南大学新闻与传播学院 2020 级研究生。

（续上表）

镜号	景别	台词	画面	时长
7	中	医生："你这是面神经炎也就是面瘫，这个病啊，通常是急性起病，最常见诱因就是疲劳、饮酒和面部受凉。你现在要注意防护，冷天外出戴口罩，眼睛闭合不好时应戴眼罩，防止角膜受伤，并且要经常按摩下局部穴位，做个康复操。"	医生看着男生	5 秒
8		医生："面部神经炎俗称面瘫，患者一般症状是口眼歪斜，面部往往连最基本的抬眉、闭眼、努嘴等动作都无法完成，严重的还会有味觉减退或消失、听觉敏感、耳内及耳后疼痛等症状，患者的日常生活会受到一定的影响。一般 2 ~ 3 个月可治愈。6 个月不恢复则痊愈的可能性不大，2 年没有恢复则为后遗症。"	呈现患者数据、患者图片	7 秒
9		医生边做边跟随康复操视频字幕配音	医生给病人做康复操	150 秒

六、健康管理中心：最后的 1 440 分钟[①]

小程是互联网公司一名勤勤恳恳的程序员，而今天是小程准备辞职的日子。大约 3 个月前，他开始牙疼，跑了好几家诊所也找不出原因。在医院的健康管理中心检查之后，他发现自己心律失常，还患有高血压。在拿到"身体年龄 42 岁"的体检单时，24 岁的小程决定辞职。这本该是他解脱的日子，他却在下午 5 点因心肌梗死而离世，抽屉里的辞职信再也没办法交出去了。

① 作者信息：邹越，暨南大学新闻与传播学院 2020 级研究生。

视频按照时间顺序展开，画面右上角用时钟展现时间推移，呈现小程猝死前 24 小时的经历：未婚妻的抱怨、远在农村的父母的期盼、上司的指责，让他在健康与高薪工作的选择中难以取舍。当他终于鼓足勇气准备为自己做出决定时，身体已经超负荷运作太久，难以支撑下去。

七、呼吸内科：打鼾就是睡得香吗？那些你不知道的打鼾危害①

表 3－5　《打鼾就是睡得香吗？那些你不知道的打鼾危害》拍摄脚本

景别	角度	画面	台词
全景	平拍	深夜，大学男生宿舍里，A 打鼾将其他室友 B、C、D 都吵醒了。B、C、D 三个人围坐在 A 周围	无
中景	平拍转俯拍	A 酣睡	A 的呼噜声
中景	平拍	B 生气地指着 A	B 说："他睡得倒香！再吵，拿个枕头把他闷死得了。"
特写	平拍	C 摇头	C 说："可别乱说，这打鼾看着事小，里面的门道可不小！"
中景	平拍	在 C 讲解的同时，用动画构建出具体的呼吸道内部结构	C 说："打鼾分为两种：一是单纯打呼噜即鼾症；二是在打鼾过程中出现呼吸暂停，即阻塞性睡眠呼吸暂停综合征。比起震耳欲聋的鼾声，呼吸暂停才是更危险的状况。呼吸暂停就像被人掐住脖子无法呼吸，导致身体缺氧和代谢废物二氧化碳不能排出，憋的时间越长，对身体的伤害越重。全球每年被打呼噜间接'杀害'的人超过 10 万，因此，其又被称为夺命的'梦中杀手'。打鼾还会增加各种疾病风险，易患心脑血管疾病、糖尿病、痛风、抑郁症。"

① 作者信息：谢一妍，暨南大学新闻与传播学院 2020 级研究生。

（续上表）

景别	角度	画面	台词
全景	仰拍	三人一脸担心地望着A	D说："明天要提醒下他，影响我们睡眠事小，对他的身体危害也太大了吧！"

八、神经内科：一颗红细胞的灾难自白——脑卒中①

用动画的形式分析脑卒中的发病原理：

我是一颗红细胞，在人类"大脑"中工作，最喜欢的事情就是工作和赛跑。我经常会和我的小伙伴争相输送宝贵的"物资"，比试谁的业绩最好，而我总是第一名。

在第41届马拉松比赛这天，我跑着跑着，发现前面有个障碍物，堵住了去路。好多人涌向我，我让他们停下，他们没听到我的声音，于是发生了踩踏事件，死了很多同伴。

被困在了赛道上的我们决定挖一条出路，就快要胜利之时，我被一股巨大的力量卷入了不知道什么地方。我感觉自己难以呼吸，突然听到一声巨响："砰！"

一名年轻人突然倒地，路人："快送去医院！"

年轻人意识模糊，医生出镜讲解：很多人可能不知道，这样年轻的人为何会意外死亡。其实，画面中主人公是突发"脑卒中"意外死亡了。脑卒中是什么？我们来给大家介绍一下。

九、骨科：内马尔受伤了②

用动画的形式展现足球明星扭伤脚后的治疗场景。

---

① 作者信息：杨晓兵，暨南大学新闻与传播学院2020级研究生。

② 作者信息：张海，暨南大学新闻与传播学院2020级研究生。

表 3－6　《内马尔受伤了》拍摄脚本

<table>
<tr><th>镜号</th><th>画面</th><th>景别</th><th>台词</th><th>时长</th></tr>
<tr><td>1</td><td>黑幕转足球场欢呼
（场景在进行足球比赛，人物模糊）</td><td>远景</td><td>观众欢呼声</td><td>2 秒</td></tr>
<tr><td>2</td><td>内马尔在球场运球</td><td>中景</td><td>内马尔在带球前进</td><td>3 秒</td></tr>
<tr><td>3</td><td>近景切两个人过人动作；
进攻球员与防守球员相撞，内马尔快速翻滚三圈，边翻滚边叫</td><td>近景</td><td>啊啊啊啊</td><td>3 秒</td></tr>
<tr><td>4</td><td>此时，队医从场外走进场中间；
内马尔在流泪</td><td>中景</td><td>别动，崴脚了事情可大可小</td><td>3 秒</td></tr>
<tr><td>5</td><td>队医在讲解相关知识</td><td>近景</td><td>崴脚就是踝关节扭伤，日常生活中的常见损伤，如穿高跟鞋、打球、路面不平或者上下楼不小心都容易出现脚踝扭伤，严重的甚至导致踝关节骨折</td><td>6 秒</td></tr>
<tr><td>6</td><td>内马尔的脚踝红肿</td><td>特写</td><td>无</td><td>4 秒</td></tr>
<tr><td>7</td><td>队医靠近内马尔讲解</td><td>近景</td><td>崴脚后常常会出现踝部疼痛，肿胀，局部压痛，踝关节活动受限，无法负重行走等</td><td>6 秒</td></tr>
<tr><td>8</td><td>内马尔翻了一下身（或者抬脚）</td><td>近景</td><td>无</td><td>2 秒</td></tr>
<tr><td>9</td><td>队医抬手
（此时画面出现 RICE 原则）</td><td>近景</td><td rowspan="4">你别动了！急性的单纯踝关节扭伤不伴有骨折大都可以通过保守治疗，以下是经典的 RICE 原则（大米原则）：Rest 休息，Ice 冰敷，Compression 加压，Elevation 抬高患肢以及后期的康复锻炼</td><td>5 秒</td></tr>
<tr><td>10</td><td>（屏幕出现 Rest）
冰块入场
（屏幕出现 Ice）</td><td>特写</td><td>3 秒</td></tr>
<tr><td>11</td><td>纱布入场环绕脚踝
［屏幕出现 Compression（加压）］</td><td>特写</td><td>3 秒</td></tr>
<tr><td>12</td><td>抬高腿
［屏幕出现 Elevation（抬高患肢）］</td><td>近景</td><td>3 秒</td></tr>
</table>

（续上表）

镜号	画面	景别	台词	时长
13	队医讲解	中景	然后我再给你拍个 X 光。通常踝关节急性扭伤要拍 X 光片以排除骨折，若扭伤 6—8 周后仍持续存在踝关节疼痛或者关节不稳的情况可以进行 MRI 检查	无
14	快门闪动画面	近景	（快门声）	2 秒
15	画面移入一张 X 光图，黑白显示骨折 （队医手拿图纸）	近景	你这个骨折很严重！	4 秒
16	内马尔作惊恐状	特写	啊！	3 秒
17	队医严肃举手	近景	可能存在关节脱位，考虑进行手术治疗，赶紧送医院	4 秒
18	两位男医生抬着担架快速进入场地抬起内马尔	中景	无	3 秒
19	医院病房	中景	无	2 秒
20	内马尔躺在担架上被抬入病房	中景	无	3 秒

十、眼科：紫薇怎么就失明了呢[①]

通过混剪《还珠格格》中紫薇暂时失明等片段，对“紫薇格格”“小燕子”“尔康”“五阿哥”等人物进行重新配音。话题围绕“眼中风”进行展开，以娱乐的方式介绍年纪轻轻的紫薇格格是如何因眼中风致盲的，并科普眼中风的特征和危害性，警示年轻人群体爱护眼睛，减少熬夜玩手机的不健康行为。

把紫薇等人物图片形象陈列在一起，并配以文字和旁白：“你还记得当年紫薇是怎么瞎的吗？”四位主角依次出场。

① 作者信息：胡骞，暨南大学新闻与传播学院 2020 级研究生。

紫薇：天这么黑，怎么还不开灯啊？

小燕子：紫薇，现在还是大白天啊！开什么灯啊？

紫薇：天呐，可我的眼前怎么一片漆黑的啊！

尔康：亲爱的，你昨天晚上玩手机玩到几点了？会不会是因为你经常熬夜玩手机，得了传说中的“眼中风”啊！

紫薇：啥是“眼中风”啊？

尔康：记得御医说过，它有点像脑卒中，叫眼中风，学名叫视网膜动脉阻塞。

紫薇：我这么年轻，为什么会得这种病呢？

尔康：还不是你天天熬夜玩手机，因为熬夜玩手机和过度使用电子产品容易造成眼底动脉阻塞，视网膜出现缺血性坏死，从而使视力下降甚至失明。

紫薇：你无情，你冷漠，你之前为什么不提醒我？现在听你这语气，好像是在怪我吧？

尔康：我无情？我冷漠？请你不要无理取闹！

五阿哥：别吵了！得了眼中风，就赶快送医吧！黄金时间错过了，可真就瞎了！上次老八下班回家吃完饭就打开了手机游戏，一玩就是好几个小时，直到睡觉前还不忘拿手机再刷刷社交软件。可第二天一睁开眼，他就觉得不对劲，自己的左眼好像完全看不见东西了！

尔康：那他现在怎么样了？好些了吗？

五阿哥：老八他第二天立马去太医院了，御医接诊后说他眼底视网膜下方有分支动脉阻塞，换句话说就是“眼中风”了。然后御医对老八采取了扩血管、降眼压、眼球按摩、吸氧等治疗方式，同时完善相关检查明确病因。经过连续多日精心诊治，老八病情逐渐好转，中心视力恢复为 1.0，上方视野缺损也比之前有明显好转。

尔康：总之，就是视网膜缺血时间越久越危险，一旦发现苗头就应该立刻送医和紧急诊治咯！

众人：好好好！眼中风可不能耽误，黄金时间要记牢，早发现，早治疗！

第二节 视频脚本

一、产科：送上一份产检指南①

场景一：配音

27 岁的小莹是一名普通上班族，去年结了婚，由于生活及工作压力较大，她暂时没有要小孩的打算。但是“事与愿违”，月经迟迟不来的她，怀着紧张、焦虑的心情到医院检查，却发现已经怀孕一个多月了。得知已经怀孕的小莹紧紧盯着手中的检查报告不知所措……

场景二

小莹嘴里碎碎念叨：“怎么办？怎么办？怎么就怀孕了？我还没做好准备呢？怎么办？……”

医生：“您先不要着急，先回家跟家人商量一下。”

场景三：女生回家跟丈夫商量

丈夫：“既然小天使自己来了，那我们就生下他（她）吧。虽然他（她）来得比较意外，但是他（她）却是上天送给我们最好的礼物。”

小莹：“好，那我们就一起迎接小天使的到来吧。”

场景四：手绘

但是身为新手妈妈的小莹对产检等流程不是非常了解，甚至有时候还会错过产检的时间。

每一位孕妈妈从怀孕到分娩，一共要做 12 次产检，那么每次产检什么时候做，又需要做哪些项目呢？

① 作者信息：庄淑仪，暨南大学新闻与传播学院 2020 级研究生。

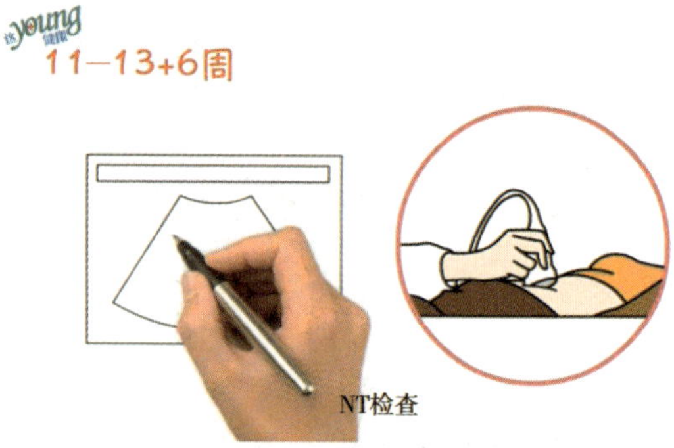

图 3－1　《送上一份产检指南》截图 1

这份产检时间表送给每一位孕妈妈：

11—13＋6 周：早期唐氏筛查、NT 检查（可排除胎儿畸形及神经系统发育缺陷）。

15—20＋6 周：中期唐氏筛查，无创 DNA 检测（排除染色体异常）。

20—24 周：四维彩超（排除胎儿心、肝、脑、肺等大器官畸形）。

24—28 周：妊娠期糖耐量检查（排除妊娠糖尿病）。

28—34 周：每 2 周检查一次，包括血常规、尿常规，必要时做胎心监测等，若有异常医生会酌情开其他检查单。

34 周后每周检查一次：每次产检查血常规、尿常规、胎心监测，酌情做 B 超。

37 周：准备待产包、产检本和身份信息相关资料，万一动产随时住院。

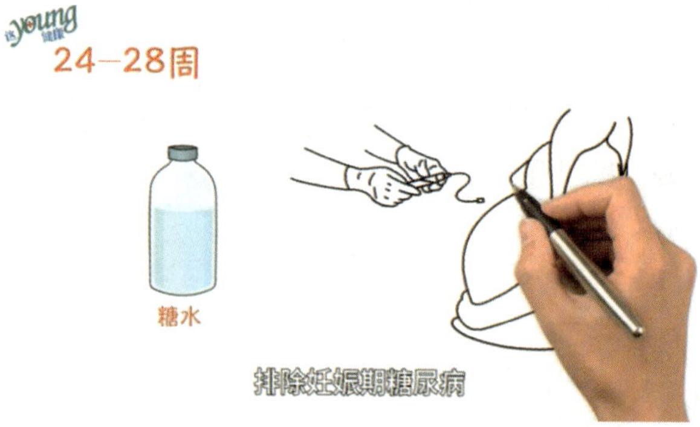

图 3－2　《送上一份产检指南》截图 2

场景五：医生讲解+科室场景

最后，产科主任胡梦川有话和各位准妈妈说：

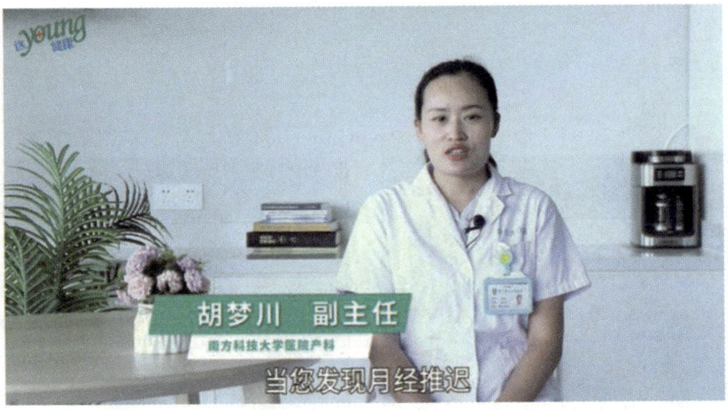

图3-3 《送上一份产检指南》截图3

当发现月经推迟，应尽早到医院检查，确认怀孕后做好围产期保健。每次产检不可忘，有下腹阵痛、阴道流血、阴道流液等产兆应及时到院检查，避免出现母儿不良结局。希望每个妈妈都能顺利度过孕产期，带着宝宝安全快乐地回家。

注意事项：

视频整体采用暖色调；拍摄时运镜和布景要更温暖，体现人文关怀。

专家点评：

背景内容简明扼要，主题明确，通过一个生活案例场景引入，比较有代入感。最后的医师健康提醒如能增加准妈妈如何舒缓及调整自己焦虑心情的内容，更能呼应前景而更完整。

——南方科技大学医院病人关爱部部长　周梅珠

二、耳鼻喉科：长期戴耳机+熬夜加班，当心突发性耳聋找上门①

场景一：手绘

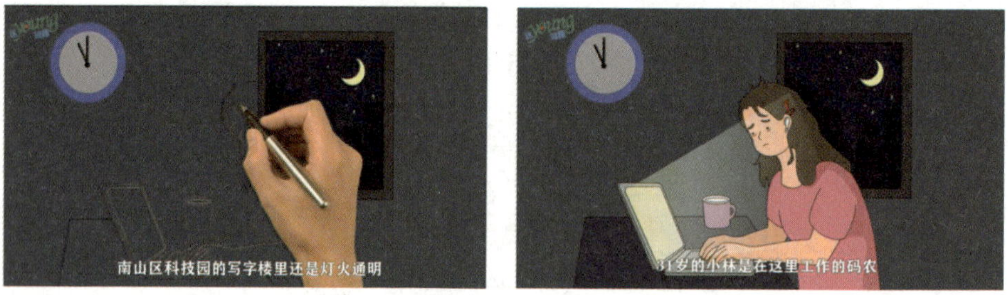

图 3－4 《长期戴耳机+熬夜加班，当心突发性耳聋找上门!》截图 1

配音：深夜 11 点，南山区科技园的写字楼里还是灯火通明，31 岁的小林是在这里工作的“码农”，她经常“996”。

近日，她像往常一样乘地铁下班回家，正戴着耳机听音乐，突然感觉左耳开始嗡嗡响。紧接着天旋地转，恶心想吐，她赶紧抓紧了扶手，等小林缓过神来，发现左耳听不到声音了，她想着肯定是最近工作压力大，睡一觉就好了。

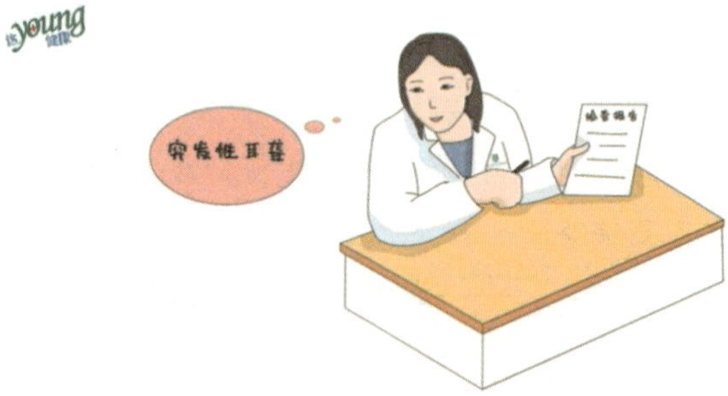

图 3－5 《长期戴耳机+熬夜加班，当心突发性耳聋找上门!》截图 2

第二天早上，小林发现左耳仍然听不到声音，便赶紧到南方科技大学医院耳鼻喉科就诊，经检查后确诊为“突发性耳聋”。

① 作者信息：朱星星，暨南大学新闻与传播学院 2020 级研究生。

场景二：实拍

医生讲解：突发性耳聋，简称突聋，是指突然发生、原因不明的感音神经性聋。

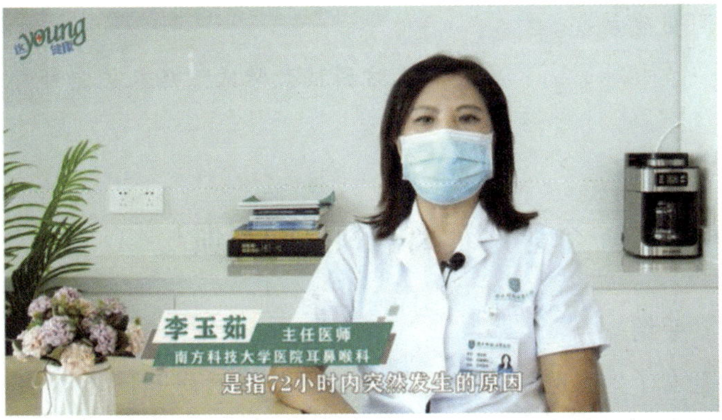

图 3－6　《长期戴耳机＋熬夜加班，当心突发性耳聋找上门！》截图 3

主要临床表现：

①突然发生的听力下降；②耳鸣（90%）；③耳闷胀感（50%）；④眩晕或头晕（约 30%）；⑤听觉过敏或重听；⑥周感觉异常（全聋患者常见）；⑦部分患者可出现精神心理症状，如焦虑、睡眠障碍等。

突发性耳聋发病急、进展快，越早治疗，效果越好。在发病初始 3 天内就诊，是治愈有效率最高的时间段，2 周内也可获得较好的效果。

目前，突发性耳聋病因不明，可能有以下诱因：

①过度疲劳，心理压力大，精神刺激：这些因素可促使末梢血管出现血栓或血管痉挛，引起耳部血供障碍而发病。

②代谢性疾病：高脂、高油、高盐饮食易导致糖尿病、高脂血症、高血压病这些代谢性疾病，这也是诱发突发性耳聋的重要因素。

③阻塞性睡眠呼吸暂停：睡眠中因暂停引起的缺氧容易诱发突发性耳聋。

如何预防突发性耳聋？

①远离噪声，不要戴耳机睡觉，尽量避免在嘈杂的环境中听歌，时间控制在 60 分钟以内。

②生活规律，保证足够的睡眠，早睡早起。注意节制饮食，多吃富含维生素 B 以及叶酸的食物，戒烟酒，降血脂，积极防治心血管疾病，并进行适当的体育活动。

③保持乐观的精神状态，避免烦躁负面的情绪。

专家点评：

现代社会，工作压力大，工作节奏快，因为工作方式改变导致的健康问题也越来越明显。突发性耳聋是其中的一类，很符合深圳这座城市年轻“打工人”居多的特点。内容点题佳，建议第三幕场景可以切换至医师与患者对答的模式，或可更生动些。

——南方科技大学医院病人关爱部部长　周梅珠

三、妇科：一个让你远离宫颈癌的习惯[①]

场景一：手绘

一位年轻女子坐在医院候诊室的长椅上，身后房间门上显示“妇科”二字。她神情沮丧，手上拿着一份检查报告，上面写着：HPV 提示阳性。

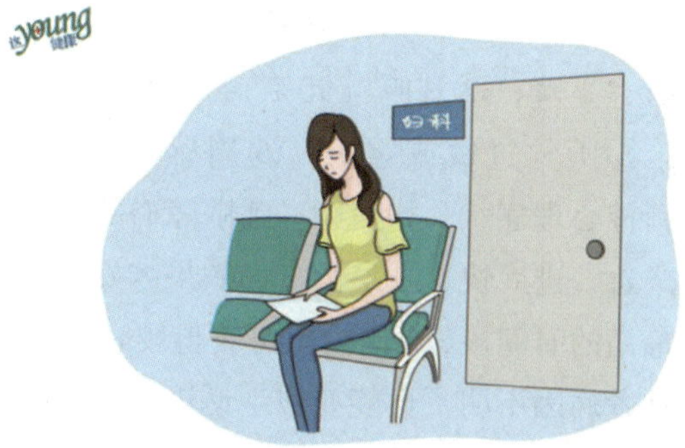

图 3－7　《一个让你远离宫颈癌的习惯》截图 1

宫颈液基细胞学检查提示：低级别宫颈鳞状上皮内病变 LSIL。

活检结果：（宫颈 5、12 点）灶性 CIN Ⅱ级伴湿疣；宫颈 7 点提示：CIN Ⅰ级伴湿疣。

出现女子的画外音：“我才 21 岁，就得宫颈癌了吗？”

场景二：黑底字幕提问＋专家出镜讲解

（1）黑底字幕：HPV 阳性就等于宫颈癌了吗？

医生讲解：“HPV 即人乳头状瘤病毒，可帮助筛查宫颈癌变高风险人群。”

① 作者信息：徐汝佳，暨南大学新闻与传播学院 2020 级研究生。

有研究发现，大约 80% 的女性一生中都感染过 HPV，就像得感冒一样普遍。别害怕，大部分的感染都可以被人体自身的免疫系统清除，而发展为宫颈癌的概率是 10%。但如果同一型别的 HPV 病毒持续超过 2 年以上存在，即为持续性感染。这就需要警惕了，持续感染者患宫颈癌的风险会大大增加。

如果 HPV 检查结果呈阳性，则需联合宫颈液基细胞检查结果来观察。

（2）黑底字幕：宫颈液基细胞检查报告单怎么看？

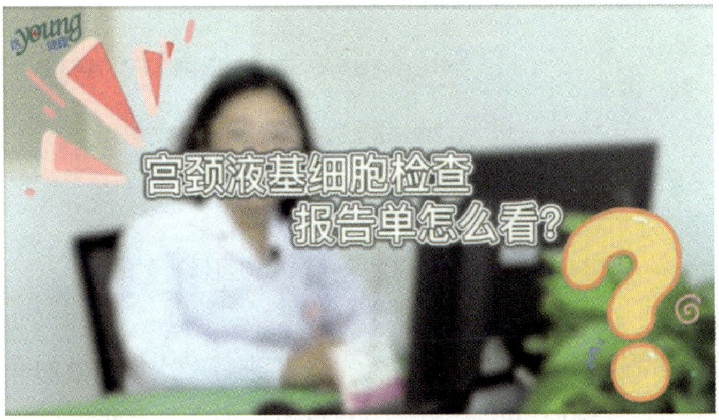

图 3－8　《一个让你远离宫颈癌的习惯》截图 2

医生讲解：宫颈液基细胞检查报告单上若显示“良性细胞形态”，则表示检查结果正常；如果出现“炎症反应性细胞改变”，则表示宫颈或阴道有炎症，一般可分为轻度、中度和重度；如果显示“ASCUS（不典型鳞状上皮细胞）”“LSIL（低级别鳞状上皮内病变）”“HSIL（高级别鳞状上皮内病变）”三种中的一种，则表示发现了不正常细胞，需要进行进一步检查，即阴道镜检查和活检。这些检查能够帮助医生判断患者是否出现癌前病变。

所以女性为了自己的健康，需要定时进行宫颈癌筛查。

（3）黑底字幕：为什么年轻女性也会出现宫颈癌前病变？

医生讲解：其实这里有个误区，大部分人都以为宫颈癌是由不健康的性行为引起的，事实上，导致宫颈癌的原因有很多，并不都与性行为有关。比如过早开始性生活、月经与分娩因素、性传播疾病导致的宫颈炎症对宫颈的长期刺激、吸烟、长期服用口服避孕药、免疫缺陷与抑制以及其他病毒感染。

场景三：手绘

护士走到年轻女子身边，对她说：“不用太担心，你的结果显示只是宫颈癌前病变，还没有到宫颈癌那一步。但是宫颈病变哪怕经过治疗，仍然有复发的可能。你必须定期复诊，检查宫颈病变组织是否已彻底清除。收好这份攻略，为自己和家人的健康负责。”

镜头转向护士手中的《宫颈癌筛查攻略》内容：

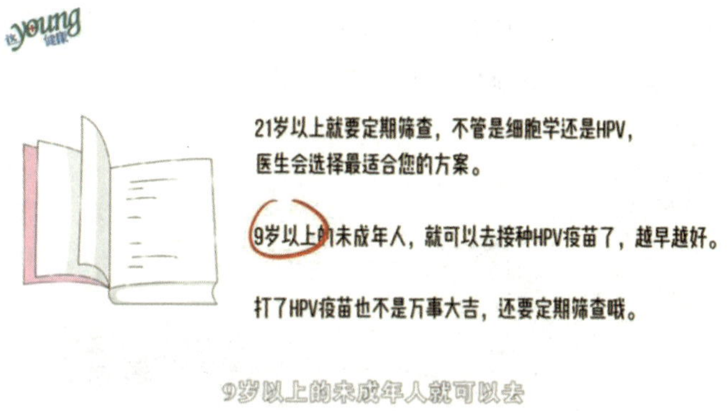

图 3-9 《一个让你远离宫颈癌的习惯》截图 3

21 岁以下不需要筛查；21～29 岁，每 3 年进行一次细胞学的筛查。30～65 岁，每 5 年进行一次 HPV 和细胞学的联合筛查，或者每 3 年进行一次细胞学的筛查；30 岁以后将 HPV 和宫颈刮片联合进行筛查，如果单纯发现 HPV 阳性（细胞学检查阴性），那就需要定期复查；如果 HPV 分型检测是高危型，应进一步做阴道镜检查。65 岁以上，若之前的结果正常，可以停止筛查。

专家点评：

由检查报告切入的方式很有吸引力，因为很多人对自己身体的异常感知都是从体检或者检查结果异常开始的。这个片子内容前后呼应很完整，建议最后加入 HPV 的疫苗施打说明，使短视频更有意义。

——南方科技大学医院病人关爱部部长　周梅珠

四、泌尿外科：什么是前列腺炎[①]

场景一：手绘

黑幕文字和旁白：你是否总是在工作途中频繁想去厕所？

画面：司机在给老板开车的途中为难地说自己想去厕所。

① 作者信息：吴妍妍，暨南大学新闻与传播学院 2020 级研究生。

黑幕文字和旁白：你是否总在半夜醒来而在厕所和房间之间徘徊？
画面：半夜频繁起床上厕所十分痛苦。
黑幕文字和旁白：你是否总感觉“爱情”路上受阻？
字幕：男性性生活受阻。

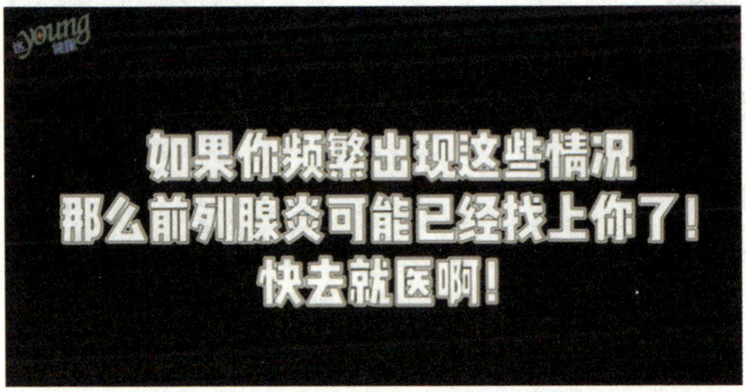

图 3－10　《什么是前列腺炎》截图 1

场景二：实拍医生讲解
前列腺炎是什么？

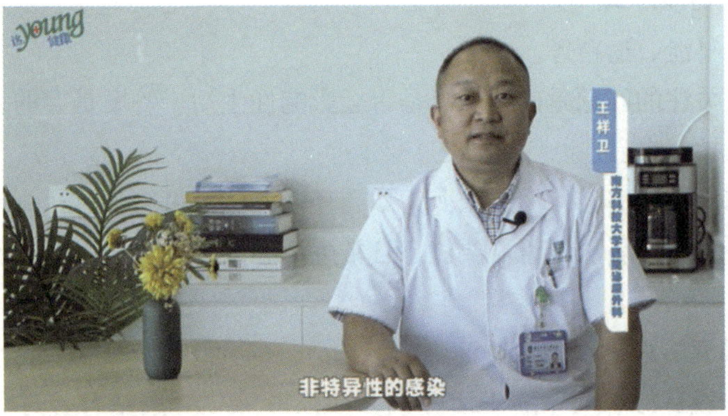

图 3－11　《什么是前列腺炎》截图 2

前列腺炎（prostatitis）是指前列腺特异性和非特异感染所致的急慢性炎症，是以尿道刺激症状和慢性盆腔疼痛为主要临床表现的前列腺疾病。

那么各位男同学要如何判断自己是否患有前列腺炎呢？

（1）疼痛。

疼痛症状主要表现在以前列腺为中心辐射周围组织的疼痛，常表现为阴囊、睾丸、小腹、会阴、腰骶、股内侧等部位的疼痛、坠胀或不适感。

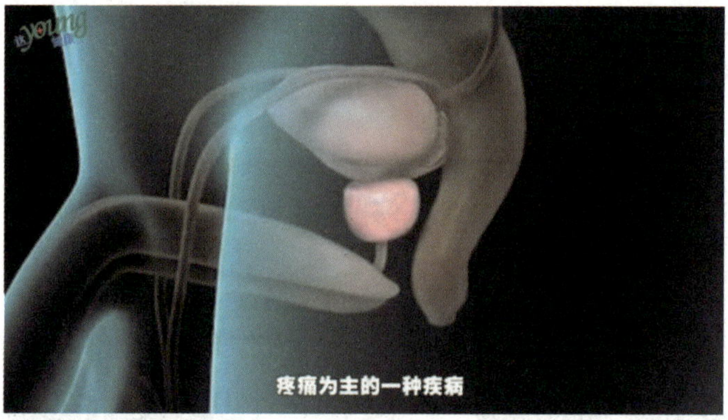

图 3-12 《什么是前列腺炎》截图 3

（2）排尿异常——膀胱刺激征。

表现为尿频、尿急、尿痛、尿道灼热，尿余沥，或晨起、尿末或大便时，自尿道溢出白色的分泌物。

（3）精神神经症状。

表现为头晕耳鸣、失眠多梦、焦虑抑郁等。

（4）性功能障碍。

阳痿、早泄、遗精等。

大家最关注的问题是前列腺炎是否会影响性生活。答案是会的，所以各位男同学要保护好自己。

那要如何治疗呢？使用抗菌药，如有环丙沙星、氧氟沙星、头孢菌素、妥布霉素、氨苄西林等。同时需要注意日常生活健康，可以从以下几点预防前列腺炎：

（1）忌酒，忌过食辛辣、油腻、不易消化的食物。

（2）养成良好、规律的生活习惯，加强锻炼，劳逸结合，避免憋尿、久坐或骑车时间过长。

（3）性生活规律。

（4）注意前列腺部位保暖。

（5）调节情绪，保持乐观，适度按摩前列腺。

专家点评：

这是一个“男言”的话题，很切合日常场景并佐以有趣的图片场景，如果最后的治疗部分也可以使用同样的方式，将会使人印象更深刻。

——南方科技大学医院病人关爱部部长　周梅珠

五、肛肠科：一场被痔疮见证的爱情[①]

场景一：手绘

（1）卧室（女人侧躺看着旁边睡着的男人），旁白："我和他恋爱七年了，最近他好像不爱亲近我了。他是不是出轨了？七年之痒终究还是来了吗？"

女人黯然闭上了眼。

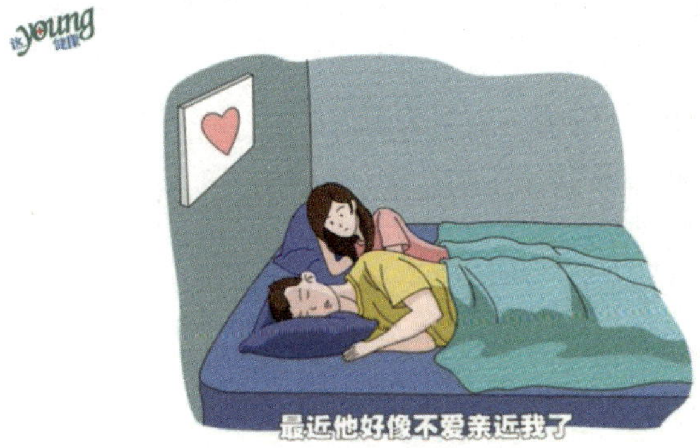

图 3－13　《一场被痔疮见证的爱情》截图 1

（2）客厅以及卫生间。

第二天，女人偶然在卫生间垃圾桶发现有血的卫生巾，不是自己的。

女人指着卫生间问男人："这是什么情况？你来解释一下！"

① 作者信息：陈晓玲，暨南大学新闻与传播学院 2020 级研究生。

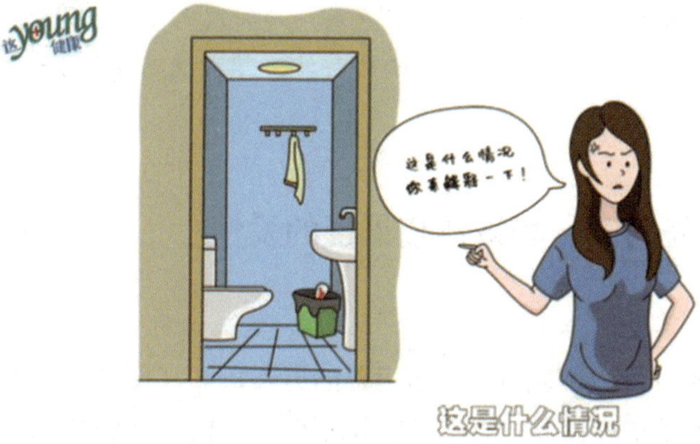

图 3－14　《一场被痔疮见证的爱情》截图 2

男人有点尴尬地道出真相："我……我屁股每天疼痛还经常便血，为了方便就……就用了你的卫生巾……"

女："身体不舒服你早说啊，赶紧去医院！"

场景二：医院肛肠科门口

（肛肠科科室传出声音）

男、女（惊讶）：痔疮？

场景三：肛肠科科室内

医生："是的，而且是内外混合疮，需要好好调理才行。"

女："这好端端的怎么就有痔疮了呢？"

医生科普（无须真人医生，动画小黑板亮出知识点和相应画面）：

痔疮病是较为普遍的疾病，有内痔、外痔、混合痔三种，主要表现为大便带血、肛门肿物脱出、疼痛、瘙痒等症状。

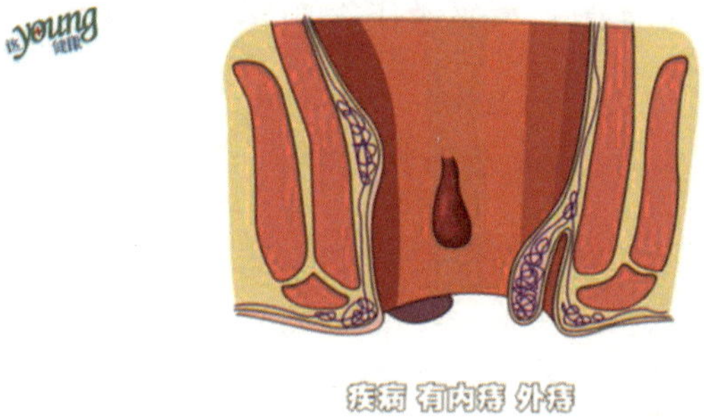

图 3－15　《一场被痔疮见证的爱情》截图 3

一般来说，从事久站、久坐、少活动的工作的人群，日常偏爱进食辛辣刺激性的食物、爱喝酒的人群，还有不爱吃蔬菜、水果的人群以及孕妇等特殊人群的发病率较高。在我国，肛肠疾病发病率逐年上升，发病率高达 59.1%，其中痔疮就占了 87.2%，所以得痔疮并不奇怪。

场景四：肛肠科科室内

男："那我这种情况该怎么办?"

医生："痔疮的治疗有药物保守治疗、注射疗法、手术三类。无症状的痔疮重在预防，防止进一步发展和加重；如果症状轻微，通过调整饮食和排便习惯，必要时配合药物或注射疗法即可治疗；如果症状严重或反复频繁，例如疼痛、出血等症状明显影响生活和工作，甚至贫血，就需要手术治疗。你这情况比较严重，手术吧。"

男（流眼泪）："没想到我也有这么一天，小丑竟是我自己。"

场景五：卧室床上

男生侧躺尝试自己涂药，够不到。

女生进房间："还是我来吧。动手帮忙涂药。"

女友在一旁念叨："医生说你就是上厕所习惯不好，每次都拿手机进去玩，一蹲就是半小时；平常还无辣不欢，老爱喝酒；在家水果蔬菜也不爱吃，每次劝你吃点还不爱听。以后啊，你可一定要改掉这些臭毛病!"

男人深情回复："都听你的……"

结尾，"啊，疼疼疼……"远远传来涂药时男人发出的惨叫声。

场景六：医生（真人）做总结

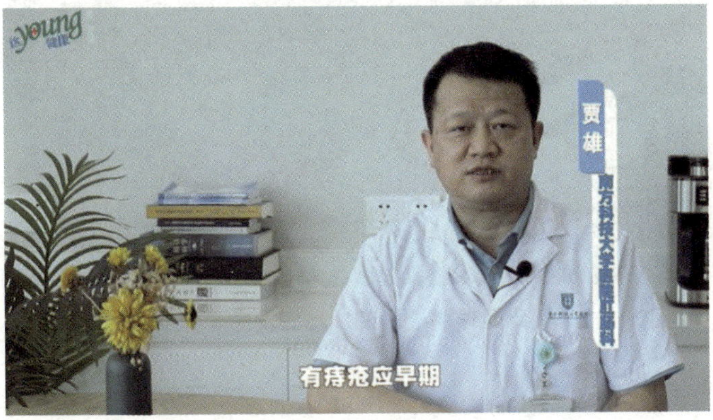

图 3-16　《一场被痔疮见证的爱情》截图 4

痔疮早期治疗难度低、恢复快。如果贻误病情，错过较好的治疗时机，不但治疗难度大、恢复慢，甚至会对身体造成不可恢复的损害。有关资料显示，我国直肠癌的误诊率在 70.00% ~88.57%。痔疮与直肠癌最突出的相似症状就是便血，不少人把直肠癌的出血当作痔疮出血，结果延误治疗时机，等到去就医时往往已是中晚期。在此，再次提醒大家，痔疮虽小也不可大意，及时治疗，才能将其对身体的伤害降到最低。

专家点评：

痔疮的发病率很高，有关痔疮的科普内容也不少。该创意一反常态，从"大姨妈"的角度勾起大家的好奇心，是一部诙谐、简单易懂、信息完整的宣教短片。

——南方科技大学医院病人关爱部部长　周梅珠

六、骨科：踢足球踢进医院？到底发生了什么①

场景一：手绘（描述球员在足球比赛中受伤的情况）

背景：球场背景，医院房间背景。

人物：一名运动员，一名队医，一名男医生。

物件：足球，骨折 X 光片，冰块，担架。

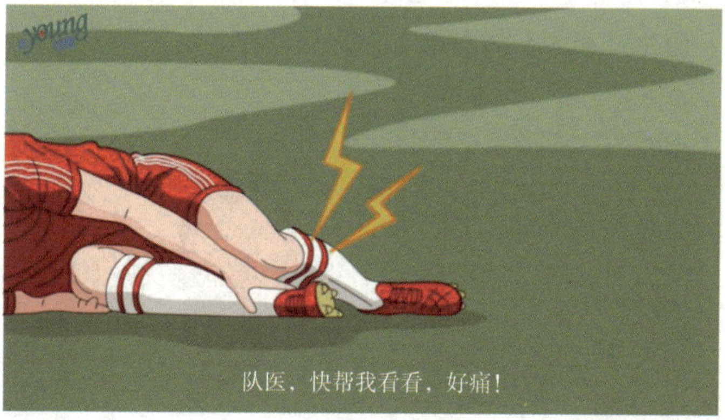

图 3－17　《踢足球踢进医院？到底发生了什么?》截图 1

① 作者信息：张海，暨南大学新闻与传播学院 2020 级研究生。

具体内容：

1. 球场

运动员："（叫声）啊啊啊啊！（翻滚）队医，快帮我看看，好痛！"

队医："先不要动！是急性踝关节扭伤，需要赶紧休息，冰敷，抬高患肢。赶紧送医院。"

2. 医院

医生："X 光片显示你踝关节骨折！你这个骨折很严重！可能还存在关节脱位的风险，要考虑手术治疗。"

场景二：实拍医生讲解

当我们进行各类运动时，经常会出现急性踝关节扭伤，因此经常做运动的人更应该知道如何正确地处理踝关节扭伤。

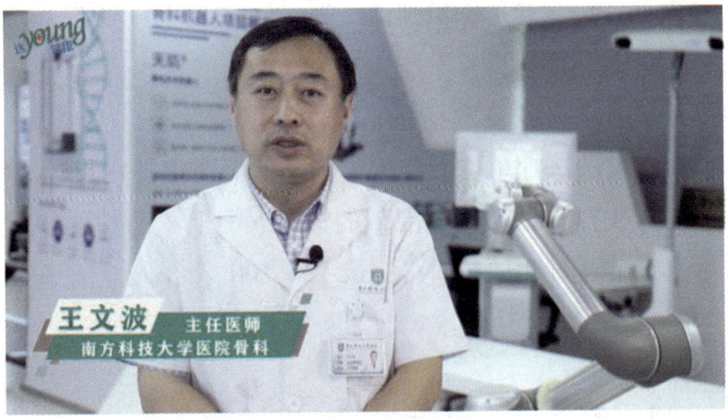

图 3－18　《踢足球踢进医院？到底发生了什么?》截图 2

急性踝关节扭伤的应急处理方法：休息，冰敷，抬高患肢。

踝关节骨折的治疗方法：严重的踝关节扭伤可能伴有踝关节骨折，如果骨折比较稳定，我们可以考虑保守治疗，骨折也能够顺利愈合，对于患者日后的生活和工作没有太大的影响，例如进行局部固定，配合口服和局部药物治疗。如果骨折比较严重，或者同时存在关节脱位等，就要考虑手术治疗。需要专业的医生评估患者是否需要手术治疗。

O 型臂＋天玑骨科手术机器人的介绍："南方科技大学医院配有 O 型臂＋天玑骨科手术机器人，天玑骨科手术机器人是我国自主研发、拥有全部自主知识产权的最新一代手术机器人，可应用于四肢、骨盆、全节段脊柱等多个部位的手术，定位精度小于 1 毫米，在适用范围及精度上均处于世界前列。"

但是，“打得准”还需要“看得清”。天玑骨科手术机器人配备目前世界上最先进的术中影像采集系统，在 10 余秒内即可扫描获取术区实时高清 3D 图像，其数据量和精准度远远超过普通二维透视。

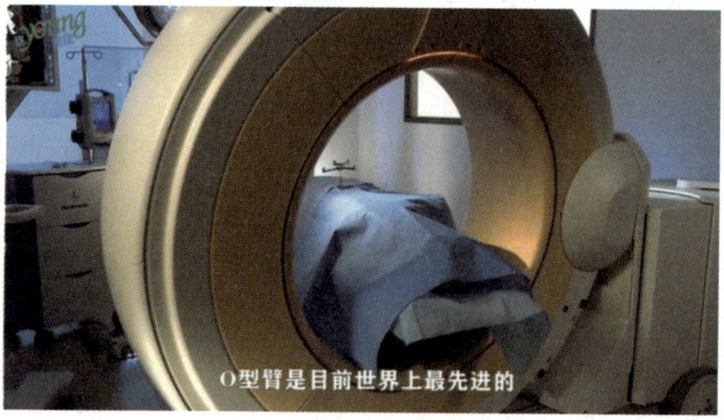

图 3-19 《踢足球踢进医院？到底发生了什么?》截图 3

南方科技大学医院突破技术壁垒，成为全国首批掌握 O 形臂 + 天玑骨科手术机器人手术技术的医疗单位，实现了国际前沿医疗技术与国内自主知识产权先进技术的强强联合，为“打得准”的机器人配上了高精度的人体“北斗”定位，截至目前医院通过此项技术已完成手术 100 余台。

专家点评：

骨折是经常发生的意外，建议可加强骨折的判定和处置，应急处理的部分可以真人演示，机器人的部分可辅以影片配音说明，给人印象更深刻。

——南方科技大学医院病人关爱部部长　周梅珠

七、神经内科：脑卒中[①]

场景一：

1. 画面内容

一位年轻男性的自白，“人生巅峰”可以用“站在山顶上的小人表示”，

① 作者信息：杨晓兵，暨南大学新闻与传播学院 2020 级研究生。

“三高（高血压、高血脂、高血糖）”可以用简单的病历单或者数字表示。

2. 台词

我是王大锤，今年 32 岁，迎来的人生高峰却是越过了“三高”的线。

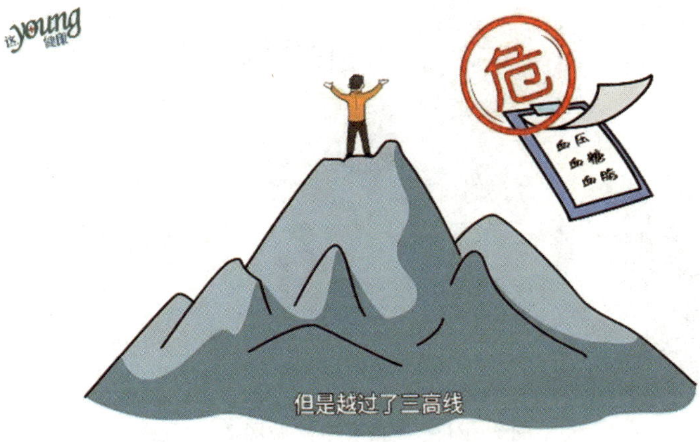

图 3－20 《脑卒中》截图 1

3. 声音

除了原声台词以外，可以配画外音：“人生巅峰”场景用“鼓掌”特效，“越过三高线”场景配上较为悲凉的音效。

场景二：

1. 画面内容

年轻男子在单位聚会时突发脑卒中，意外去世。

2. 台词

我仗着年轻，单位聚会时和一桌人不醉不归，没想到……

3. 声音

“聚会”场景配音欢快，突发意外配乐如“呼”。

场景三：

跑马灯般地回忆自己一生的幸福画面，包括三个画面：

（1）自己在毕业典礼上拿着鲜花；

（2）第一次和恋人在沙滩上奔跑；

（3）婚礼的画面。

场景四：

1. 画面内容

医生出镜。

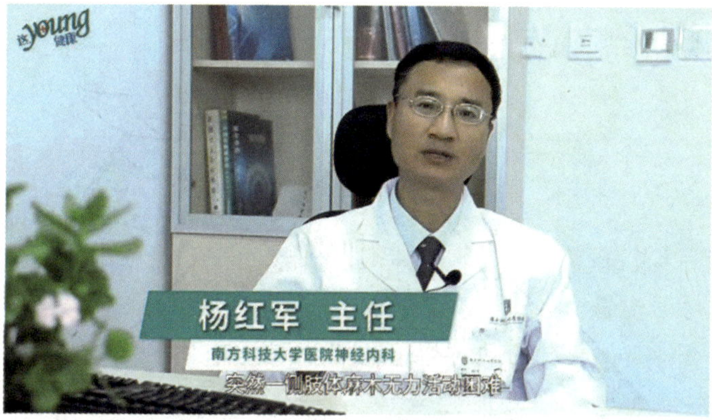

图 3－21 《脑卒中》截图 2

2. 台词

很多人可能不知道，这位年轻人为何就这般意外死亡。其实，画面中的主人公是突发“脑卒中”意外死亡。脑卒中是什么？让我们给大家介绍一下。

场景五：

1. 画面内容

介绍脑卒中疾病，可以直接显示脑卒中定义。

2. 台词

“脑卒中”（cerebral stroke）又称中风、脑血管意外，是一种急性脑血管疾病，是由于脑部血管突然破裂或血管阻塞，血液不能流入大脑，从而引起脑组织损伤的一组疾病，包括缺血性卒中和出血性卒中。缺血性卒中的发病率高于出血性卒中，占脑卒中总数的 60%～70%。脑卒中一般是老年病，不过近几十年来，年轻人患脑卒中人数逐渐增多。那么，年轻人为何患上脑卒中？

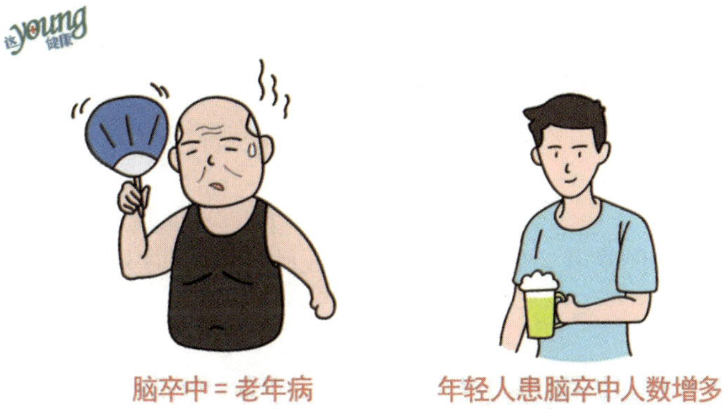
谈young健康
脑卒中=老年病
年轻人患脑卒中人数增多

图 3－22　《脑卒中》截图 3

3. 声音

除台词外，添加纯音乐 *The earth prelude*。

场景六：

1. 画面内容

南方科技大学医院神经内科主任杨红军医生出镜解释导致脑卒中的原因。

2. 台词

青年脑卒中患者的病因复杂，危险因素多样化，甚至远多于老年人，但最常见的就是血管危险因素。脑卒中分为缺血性卒中和出血性卒中。出血性卒中的一个常见原因是动脉粥样硬化。由脂质物、钙和其他物质组成的动脉硬化斑块在动脉中堆积，从而减少了血液流动的空间。动脉硬化斑块的突然破裂触发的凝血过程形成血栓，引起急性脑梗死。动脉硬化斑块对血管内皮造成损伤，引发的微动脉瘤等可引起脑出血等。早在朝鲜战争期间，解剖阵亡的美国士兵发现，77%的年轻士兵已经出现动脉硬化，这可能与西方生活方式有关。

在解放初期，我国心脑血管发病率较低，年轻人群的发病率更低，随着改革开放，人们的物质开始丰富，生活方式开始“西方化”，心脑血管发病率明显上升，并且有年轻化的趋势，因此其病因与生活方式密切相关。虽然年轻人有其自身特点：如先天性心脏病、遗传、自身免疫等疾病较多，但大多数与生活方式有关的危险因素，包括高血压、糖尿病、血脂异常、心脏病、吸烟、酒精摄入、饮食、超重或肥胖、体力。而脑卒中找上年轻人的重要原因是年轻人的不健康生活习惯。现代年轻人由于生活节奏较快，容易形成一些不健康生活习惯，如吸烟、缺乏锻炼、不健康饮食习惯、酗酒、使用非法药物（特别是甲基苯丙胺、可卡因、海洛因等）。

3. 声音

除台词外，添加纯音乐 *The earth prelude*。

场景七：

1. 画面内容

医生讲述脑卒中的症状，针对相关症状可以配相关图片。

2. 台词

一旦发生脑卒中，争取在窗口内期治疗非常重要，那么应该如何快速识别脑卒中呢？这里可以记住一个“120 口诀”：

“1 看”：脸不对称，嘴巴歪。

“2 查”：两只胳膊抬起，单侧无力。

“0 听”：说话口齿不清。

一旦发现自己或身边的人出现以上症状，必须马上拨打 120，争分夺秒地把患者送到就近医院接受救治。

3. 声音

除台词以外，添加纯音乐 *Dream for today*。

场景八：

1. 画面内容

手绘图片，阐述年轻人如何规避脑卒中。

2. 台词

虽然脑卒中的发生涉及很多因素，但大多数与人们的生活方式有关，是可防可治的。

吸烟是导致人们血管发生故障的元凶之一，熬夜时吸烟，会使血液的黏稠度比正常时升高 8 倍以上。而饮酒尤其是酗酒，可损伤血管。

饮食搭配均衡合理，忌高糖、高油、高脂、高盐。“四高”饮食多属深加工食物。适量摄入鱼、奶、蛋、肉等动物食品，多吃蔬菜、全谷、杂豆类食物（如小麦、玉米、燕麦、黄豆等）。

多喝水有助于改善代谢、改善循环。

加强锻炼，控制体重。超重或肥胖，尤其是腹型肥胖，会增加脑卒中风险。因此应当进行适当的锻炼，以有氧运动为主，改善糖脂代谢、促进血液循环。

加强心理调节，适当运动放松，避免过度紧张、焦虑、抑郁等。总之，脑卒中跟生活方式密切相关，我们是可以通过改变生活方式来防止脑卒中的发生的。

3. 声音

除台词以外，添加纯音乐 *Dream for today*。

专家点评：

脑卒中是一种常见疾病，在深圳这座高压城市，发病率不低。这个片子的开头很有力量，但后续的说明内容较多，或许可以用图片或影片搭配医师的解读，更清楚易懂。

——南方科技大学医院病人关爱部部长　周梅珠

八、急诊科：学习心肺复苏，保护身边的他①

场景一：手绘

1. 画面描述

一群年轻人勾肩搭背一同前往篮球场打球，一路上充满欢声笑语（互相开玩笑，路上运球、打球场景）。但在运动结束时，一群人收拾完毕，一位年轻球员突然捂着心脏倒地，同伴们惊呼（水瓶掉落在地，溅起水花等）。

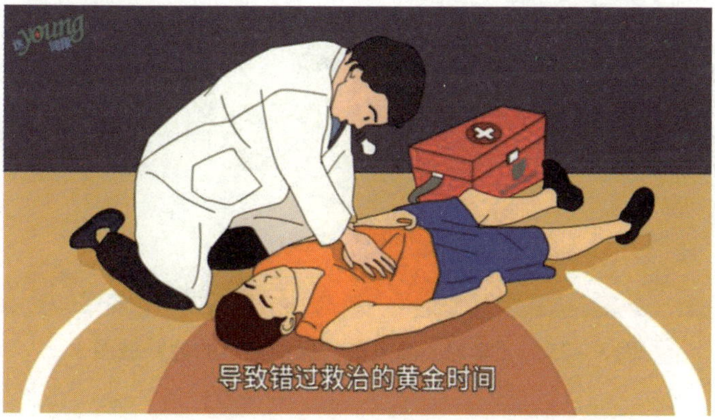

图 3－23　《学习心肺复苏，保护身边的他》截图 1

医生奔跑而来，摇头叹气。

① 作者信息：张丽秋，暨南大学新闻与传播学院 2020 级研究生。

2. 旁白配音

阳光，午后，又是打球的好时光，小蓝和他的同伴们开心地去球场打篮球。运动结束后，大家准备离场，突然，一位同伴手捂胸口，倒地不起，小蓝惊呼：“啊，这可怎么办啊，快打 120!” 由于不懂得心肺复苏以及 AED 的使用，同伴们只能等待救护车的到来，导致同伴错过黄金救治时间。当救护车到来时，医生发现病人已死亡。

3. 如果你懂得心脏复苏与 AED

进行场景的倒放，倒回同伴们发现朋友倒地，并拨打了 120 的场景。

场景二：实拍

小蓝首先指挥他人寻找 AED 设备，其次对同伴进行了心肺复苏：实际演示心肺复苏过程。

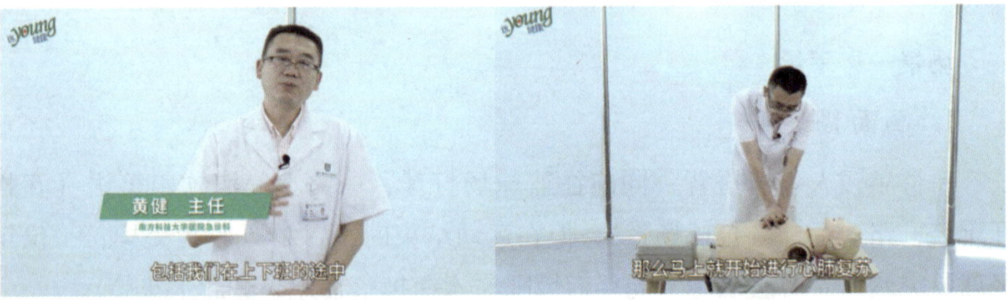

图 3－24　《学习心肺复苏，保护身边的他》截图 2

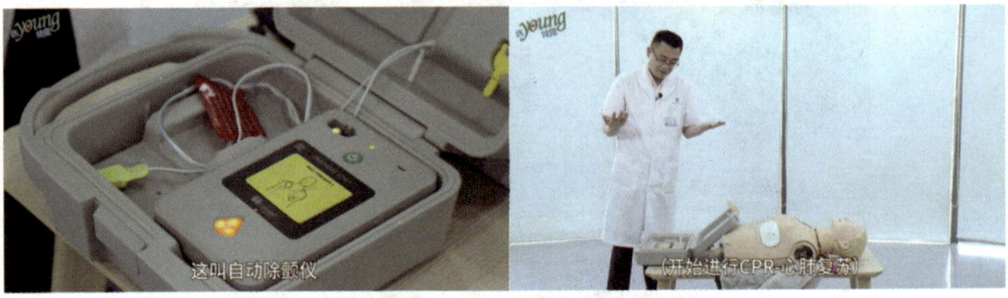

图 3－25　《学习心肺复苏，保护身边的他》截图 3

场景三：手绘（医生形象加小黑板）

猝死有时候就发生在我们身边，心搏骤停一旦发生，如果得不到及时抢救，超过 4 分钟就会造成患者的脑和其他人体重要器官组织的不可逆损害。

因此我们应该学习心肺复苏，当猝死发生时，应及时伸出援手，救起身边同伴，避免悲剧的发生。

专家点评：

数据统计，心博骤停是近年来致死率最高的心脏类病症，其发病快，致死率高，并且来不及抢救。急救的“白金十分钟”更需要“救在身边”。这部短片是既实用也很有必要的宣教，最后如果能够配上通俗易懂并且好记的口诀就更好了。

——南方科技大学医院病人关爱部部长　周梅珠

九、甲乳外科（乳腺）：如何治疗乳腺癌①

场景一：医院门口

两位年轻貌美的女生不约而同地让出租车停在了医院门口，此时镜头切换医院的名字（南方科技大学医院）。

一同进入医院后，一位女生往整形外科方向走去，另一位女生往甲乳外科方向走去。

场景二：门诊

见到了甲乳外科医生之后，女生不好意思地讲述其左侧乳房可以摸到一个硬硬的东西，而且在慢慢增大。

医生结合女生的情况，建议她做病理活检。做了病理活检后，确认了肿瘤直径已经超过 5 厘米。因为肿瘤较大，女生需要做乳房切除手术。

场景三：

患者：“主任，我这个问题不大吧？”

主任：“不需要害怕，早诊断早治疗大大提高了治愈可能性，同时我们有特殊方法能让你保持美丽。可以采用自体脂肪移植联合假体植入再造的方式，进行康复整形。”

场景四：手术室门口

术后，患者和医生都十分开心，患者开心地与医生握手，重拾信心的女生重回职场。

场景五：医生讲解（道具演示）

甲乳外科采用自体脂肪移植联合假体植入再造的方式，不仅保留了假体再造的创伤小、恢复快等优点，同时改善了再造乳房的质感及外形问题。

① 作者信息：陈小婷，暨南大学新闻与传播学院 2020 级研究生。

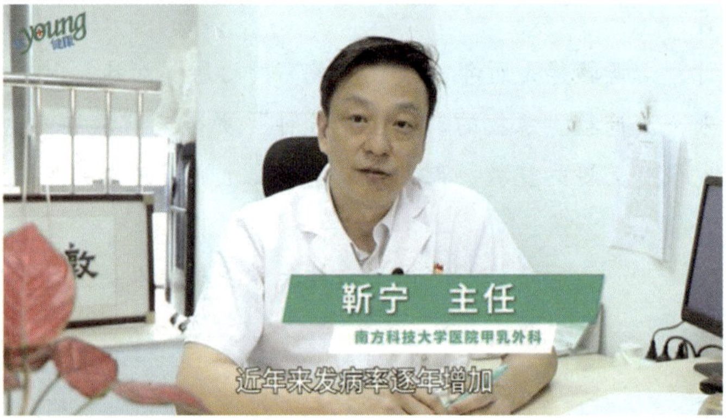

图 3－26 《如何治疗乳腺癌》截图 1

治疗疾病的同时，甲乳外科还可以满足乳腺癌患者对美的追求。

乳腺癌是危害女性健康的第一杀手，其致死率居女性恶性肿瘤第六位。并且，手术后乳房缺失的痛苦，也伤害着乳腺癌患者的心理健康，尤其是年轻女性。

目前医学上有乳腺超声、X 线射影与核磁共振三种筛查的方式，女性朋友们做好乳腺癌的早期诊断是降低乳腺癌死亡率的重要手段。

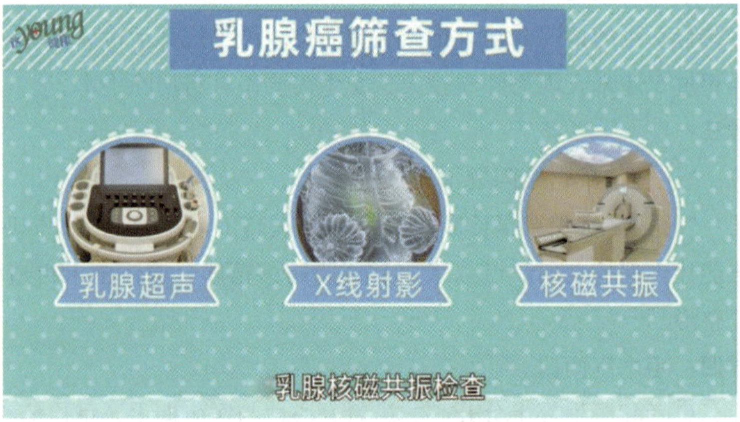

图 3－27 《如何治疗乳腺癌》截图 2

20～39 岁女性，无高危因素，建议日常自检；

40～49 岁女性，建议每年进行 1 次筛查；

50～69 岁女性，建议每 1—2 年进行 1 次筛查；

70 岁以上女性，每 2 年进行 1 次筛查。此外，高危人群可提前到 20 岁进行每年 1 次的检查。

以上四大年龄阶段检查事项，你记住了吗？

专家点评：

短片以真人场景演绎了一段乳腺癌患者就诊的过程，患者紧张焦虑的情绪，医生耐心的安抚和解答，展示了医患相互信赖的共情画面。虽然乳腺癌发病率逐年升高，损害我们的健康并影响形象，但我们不必过分紧张，做好定期筛查，可以做到早发现，早治疗。

——南方科技大学医院护理部主任　杨明艳

十、麻醉科：孩子的出生日妈妈的受难日？不！无痛分娩让分娩疼痛无须忍耐[①]

场景一：手绘 + 配音

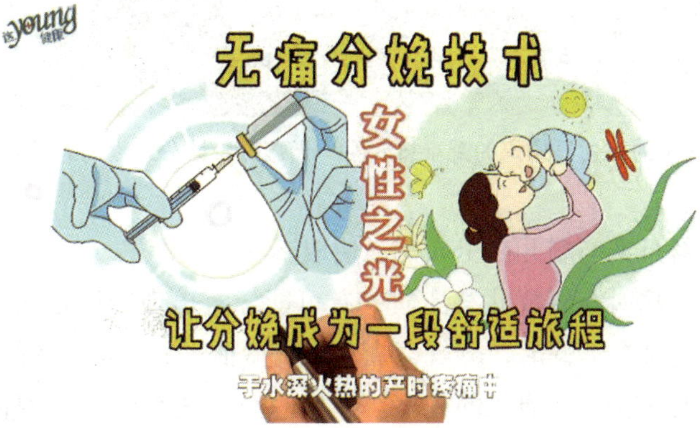
无痛分娩技术
女性之光
让分娩成为一段舒适旅程
于水深火热的产时疼痛中

图 3 – 28　《孩子的出生日妈妈的受难日？不！无痛分娩让分娩疼痛无须忍耐！》截图 1

背景音乐：婴儿的啼哭声。

旁白配音：这声嘹亮的哭声，意味着新生。但是在历史长河中，人类的分娩从来都不是那么容易的，无数的女性在成为母亲的时候经历了痛苦的挣扎。

随着现代医疗技术的不断发展，无痛分娩技术作为女性之光出现了，它拯救女性于水深火热的分娩疼痛中，帮助女性成功分娩。现在让我们一起了解无

---

① 作者信息：赵雪，暨南大学新闻与传播学院 2019 级研究生。

痛分娩吧。

场景二：场景实拍＋医生实操＋医生讲解

无痛分娩是什么？

医生讲解：无痛分娩属于药物性镇痛技术，是在椎管内进行分娩镇痛，它所需要的药物浓度低，镇痛效果好，可控性强，是目前世界上公认的最安全有效的镇痛方法。

无痛分娩如何操作？

实拍医生模拟操作。

医生讲解：为什么要推广无痛分娩？

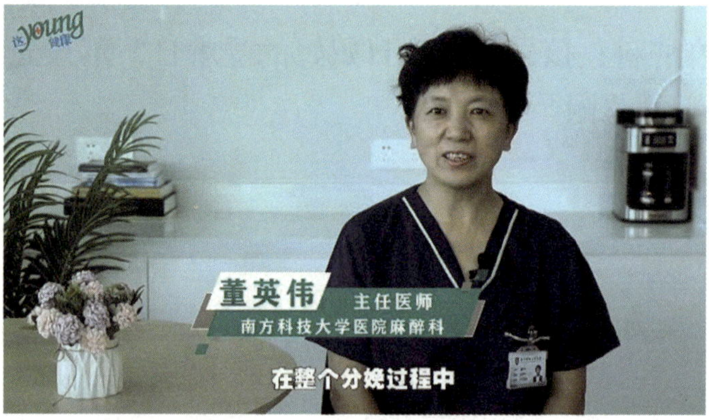

图 3－29　《孩子的出生日妈妈的受难日？不！无痛分娩让分娩疼痛无须忍耐！》截图 2

产时疼痛对母亲与婴儿两个人都会造成不良后果。

产妇严重疼痛时会释放儿茶酚胺，有可能导致出现产程延长、宫缩乏力、胎儿宫内窘迫等情况。同时，分娩疼痛和压力激活了交感神经系统，引起子宫血流量减少和心排血量、血压的升高。并且，产痛也是导致产后抑郁症的一个重要的高危因素。

在 2018 年 11 月 20 日发布的《关于开展分娩镇痛试点工作的通知》中，国家卫健委就提出了在全国内推广无痛分娩试点工作，保障母亲体面、有尊严地生育孩子。

场景三：手绘＋实拍

提问：无痛分娩会造成产后腰痛吗？

医生回答：产后腰痛不一定是无痛分娩造成的，即使不做无痛分娩也一样会腰痛。

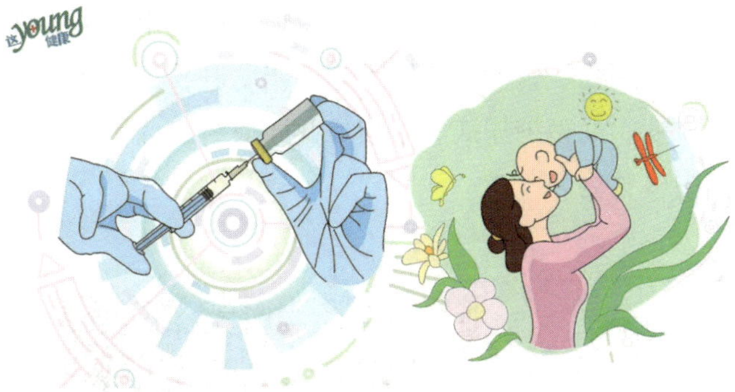

图 3 – 30 《孩子的出生日妈妈的受难日？不！无痛分娩让分娩疼痛无须忍耐！》截图 3

提问：无痛分娩会影响胎儿智力，对胎儿造成影响吗？

医生回答：没有影响。

专家点评：

随着一声婴儿啼哭声，短片开头瞬间吸引了观众的注意力，将人的思绪一下就拉到产房前经历痛苦又充满喜悦的时刻。接着思绪被一个问题困住了：“什么是无痛分娩？”专家告诉了你答案，那么你心中又产生了疑问：“为什么要进行无痛分娩？”“无痛分娩会造成产后腰痛吗？”“无痛分娩哪里做比较靠谱？”，好像有人洞悉你的心理，为你一步步解开心里的疑问。看完整个短片，“您涨知识了吗？”整个短片有很强的逻辑性，像在看一部悬疑推理剧，发人深思，通过对一个个问题的解答，最后让人豁然开朗。

——南方科技大学医院护理部主任　杨明艳

十一、健康管理中心：体检发现脂肪肝，该怎么办[①]

场景一：实景

患者领好体检单匆匆回家，并未与医生有过多的交流。

旁白：翻开体检单，那是我与脂肪肝的初次相遇，但我对它是如此的陌生。如果上苍再给我一次机会，我想对医生说五个字：脂肪肝是啥？

场景二：

画外音：现在，医生来了！

医生：“脂肪肝又称脂肪性肝病。当肝内脂肪含量超过肝脏重量的 5% ~

① 作者信息：邹越，暨南大学新闻与传播学院 2020 级研究生。

10%时就形成脂肪肝。如果您有长期饮酒的习惯，则您很有可能是酒精性脂肪肝。若可排除病毒、药物、饮酒等原因引起的脂肪肝，即诊断为非酒精性脂肪肝。肥胖、高脂血症、Ⅱ型糖尿病等单独或共同成为非酒精性脂肪肝的易感因素，在日常生活中应警惕。”

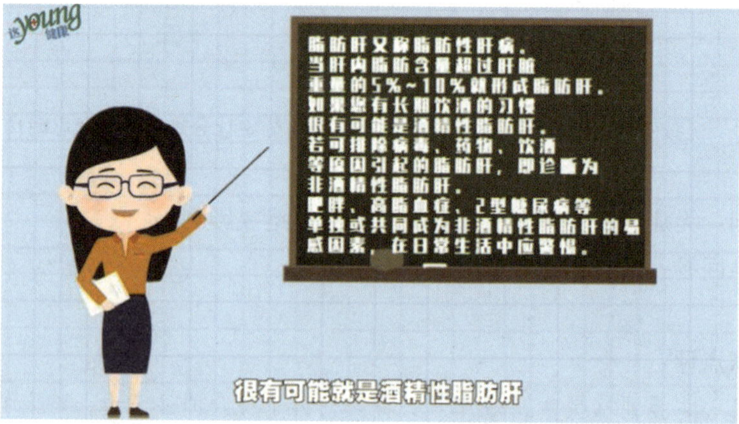

图 3-31　《体检发现脂肪肝，该怎么办?》截图 1

演员：“瞎说！我可不胖，我这可是标准体重，那怎么能得脂肪肝呢！”

医生：“体形太瘦的人也可能得脂肪肝，因为营养摄入不能满足机体需要，体内缺少蛋白质和维生素，大量脂肪酸进入肝脏，导致肝内脂肪积蓄。”

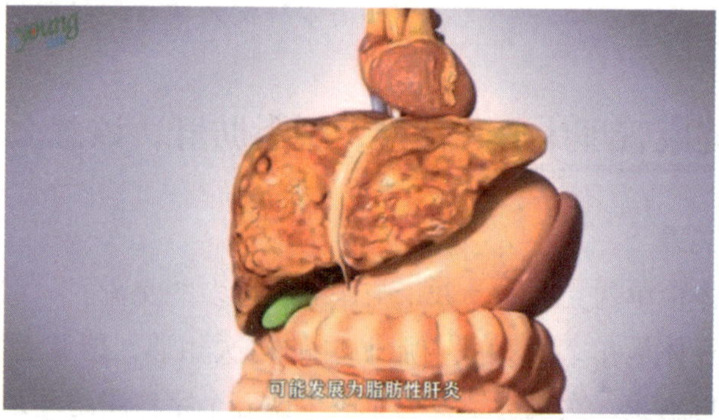

图 3-32　《体检发现脂肪肝，该怎么办?》截图 2

演员：“这样啊，可是我平时没什么症状，肝功能正常，是不是不用治疗?”

医生：“非酒精性脂肪肝起病隐匿，发病缓慢，并无症状。少数患者可有乏力、右上腹轻度不适、肝区隐痛或上腹痛等非特异性症状。常规体检部分患者可发现肝大。毫无疑问，脂肪肝是需要治疗的，否则疾病很有可能发展为脂肪性肝炎或新陈代谢紊乱及其相关并发症。”

演员：“一张彩超就确诊我得了脂肪肝？我不信！”

医生：“超声检查是诊断脂肪肝重要而实用的手段，其诊断脂肪肝的准确率高达70%~80%。CT是另一种影像学检查方法，还有一项是病理学检查。肝活组织检查是诊断脂肪肝的‘金标准’，可确认诊断，排除肝脏疾病其他不明原因，评估肝损伤程度及判断预后，但这是侵入性检查，可以明确更加详细的诊断。总而言之，如果体检查出脂肪肝，应及时就医。单纯性脂肪肝，可通过改变生活方式等使病情逆转甚至治愈；若效果不佳或病情进展，需在医生指导下规范用药。”

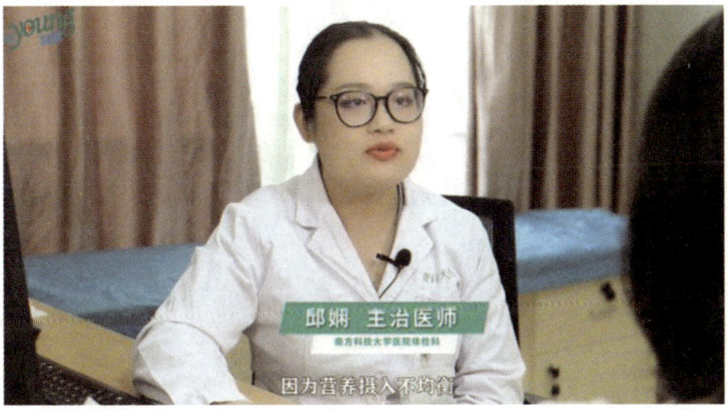

图3-33 《体检发现脂肪肝，该怎么办?》截图3

演员：“这么吓人啊，那我可要赶紧治疗了，医生，别走啊，救救我！”

结尾：医生形象飞出画面。

专家点评：

短片中的情节有没有似曾相识的感觉？许多人都有类似的体检经历，他们或多或少会出现一些健康问题，也许并没有放在心上，看完短片他们对“脂肪肝”有了认识，会更加关注自身健康。短片以动画结合真人情景模拟，视频中一问一答的互动，让观众有身临其境的感觉，这样的呈现细腻而真实，题材与现实生活息息相关，能引起共鸣，是一部能给观众带来无限思考和教育意义的短片。

——南方科技大学医院护理部主任　杨明艳

十二、消化内科：急性胰腺炎[1]

场景一：医院、食堂（手绘）

画面描述：午餐时，公司餐厅里，小王的餐盘里装满各种油腻食物，小张的餐盘里的食物荤素搭配合理。晚上，公司门口，两人分开朝两个方向走，小王和同事走进饭店。在饭店，A 跟同事们吃得开心，油腻食物不忌口，大口喝酒。

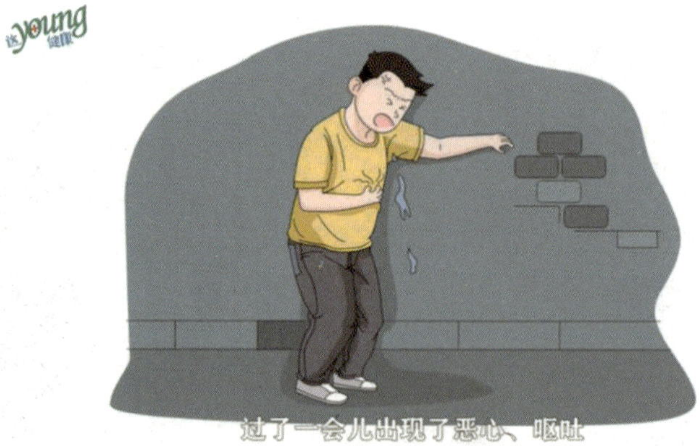

图 3－34　《急性胰腺炎》截图 1

旁白：小王和小张是这家公司的老员工了，这天又是公司聚餐的日子，小张觉得自己已经“三高”了就不去和他们胡吃海喝，小王不以为然，开心地跟着同事们一起去吃饭了，然而，这顿饭却将小王送进了医院。

场景二：病房（手绘）

回家路上，小王左上腹疼痛，过了一会，出现了恶心、呕吐，肚子比之前更痛了。

病房里小王独白：“住进来几天了，好想出院啊，好想‘肥宅快乐水’，好想啤酒，好想炸鸡，好想深夜的小烧烤啊。”（小王躺在病床上憧憬着）

医生拿着病历夹，上面写着：12 床×××，2021 年 5 月 20 日因暴饮暴食后左上腹持续性疼痛伴恶心呕吐 2 小时，由急诊收治入院。

小王：“我为什么会这样？”

---

① 作者信息：徐倩倩，暨南大学新闻与传播学院 2020 级研究生。

医生身后的小黑板上写道：这就是暴饮暴食又大量饮酒诱发了急性胰腺炎。以后千万不要再暴饮暴食了，要合理饮食，营养均衡，限制饮酒，适量运动。

场景三：家中（手绘）

小王自白：“哎，生病真是太难受了，疾病带给我身体和心灵上的痛苦是无人能替我承受的。如果时光能够倒流，我一定不再刷手机到深夜，一定远离油炸、油腻食物，多出去走走。妻子提醒我少抽烟、少喝酒时，我一定听她的话。一定好好爱惜身体，珍惜生命！”

场景四：实拍

医生向观众科普。

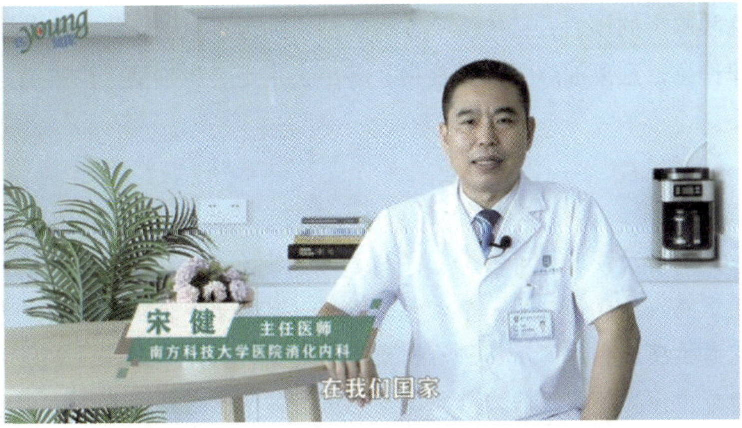

图 3－35　《急性胰腺炎》截图 2

急性胰腺炎的病因：

急性胰腺炎是由多种病因，导致胰酶在胰腺内被激活后引起胰腺组织自身消化、水肿、出血甚至坏死的炎症反应。

急性胰腺炎的防治：

合理饮食，营养均衡，限制饮酒，适量运动。

禁饮食、胃肠减压、抗感染、抑酶治疗等对症处理。

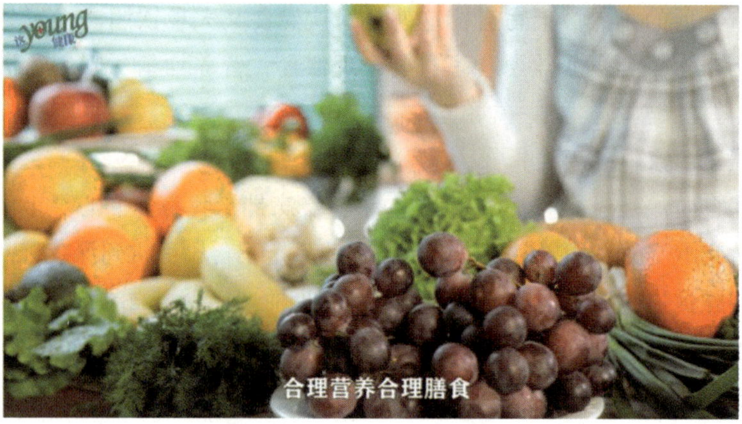

图 3－36　《急性胰腺炎》截图 3

急性胰腺炎的预后：

规律作息，远离油炸、油腻食物，多出去走走，少抽烟、少喝酒，预防胰腺炎复发。

专家点评：

短片开头用动画演绎了一个我们熟悉的聚餐场景，然而主人公聚餐结束后却住进了医院，给我们打了一个大大的问号，原来是他得了急性胰腺炎。接下来专家把急性胰腺炎的病因、防治和预后的健康知识娓娓道来。3 分 4 秒的短视频，情节中穿插了小王的内心戏以及和医生的情景对话，整个画面丰富有层次感，情感表达细腻，内容干货满满，给观众起到很好的教育和警示作用。

——南方科技大学医院护理部主任　杨明艳

十三、心胸外科：坏掉的肺①

场景一：手绘

通过手绘的形式，展现肺在香烟的入侵之下是如何逐渐受到伤害的。

旁白：我是一个肺，这是我的主人。这是主人的好朋友——香烟。你看粉红的我可爱吗？不过那是曾经的我了，自从香烟来了以后，我有了黝黑的外表，毫无波澜的内心，我更有一个成熟的肺该有的样子了。而我的主人也觉得他抽烟的样子，像极了电影里的“酷 boy”。

① 作者信息：程瑜婷，暨南大学新闻与传播学院 2020 级研究生。

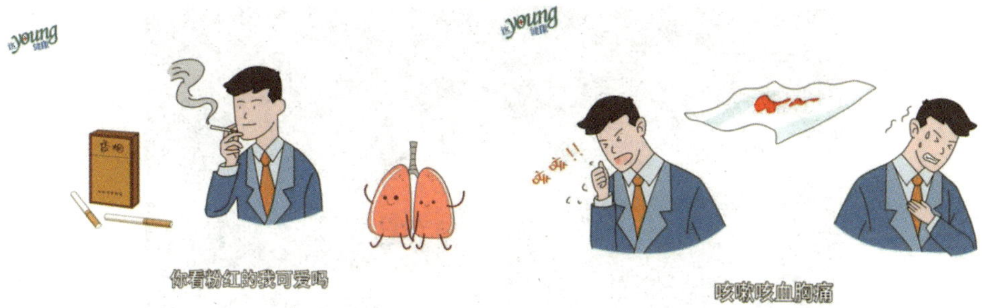

图 3－37　《坏掉的肺》截图 1

一段时间后，主人开始频繁地咳嗽咳血胸痛。并且我的身体好像长了什么东西，这些都是香烟来了后才有的感觉。今天主人来到了一个奇怪的地方，这里有刺鼻的消毒水的味道。主人来到一个穿白衣服的人面前，进行了一些我看不懂的操作后，主人变得很悲伤，还把好朋友——香烟丢掉了。

这是怎么了?

场景二：实拍

医生讲解：

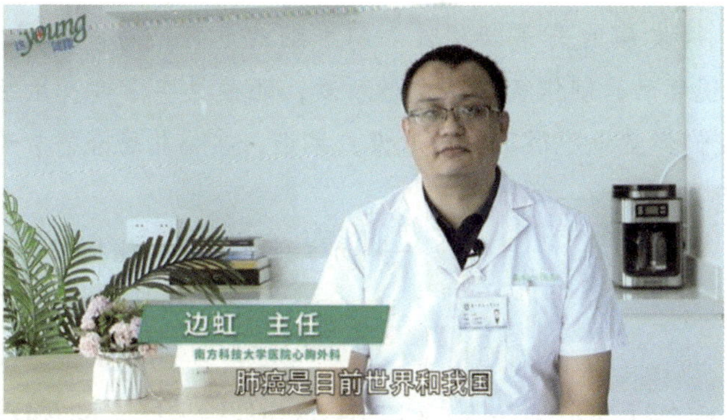

图 3－38　《坏掉的肺》截图 2

这是由长期吸烟导致的肺癌。

香烟的烟雾中含有至少 73 种已知的致癌物质，长期吸烟会导致支气管上皮细胞 DNA 损伤，使得癌基因激活和抑癌基因失活，进而引起细胞的转化，最终发生癌变。

肺癌的发生与吸烟和环境因素有密切关系。吸烟时间越长，吸烟的次数越多和开始吸烟的年龄越小，患肺癌的机会越大，妇女被动吸烟，肺癌的发病率较配偶不吸烟者高 2 倍以上。

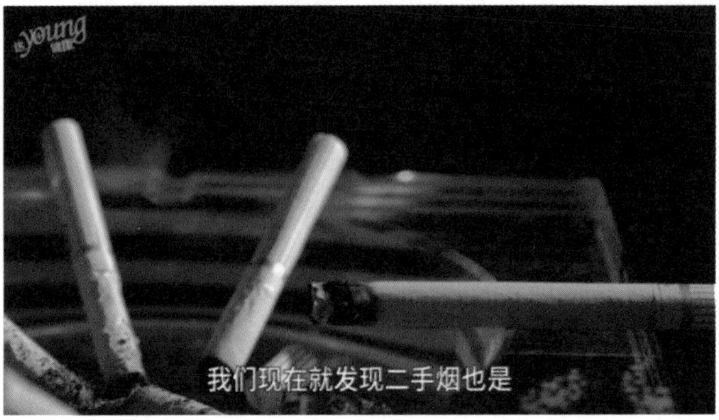

图 3－39　《坏掉的肺》截图 3

吸烟是导致肺癌的主要原因。日常生活中，我们想要预防肺癌，最直接的办法就是戒烟，远离二手烟。丢掉香烟，还自己一个干净的肺。

专家点评：

短片开篇将“肺”拟人化，以“肺”为第一人称，给我们讲了“肺”的主人和香烟之间的恩怨情仇，道出了肺癌的由来。专家以有力的数据向我们证实了吸烟和肺癌发病的关系以及吸入二手烟的危害，劝诫人们“关爱健康，远离烟草!”视频动画制作精美，构思新颖，还兼具实用性。生活中吸烟的人比比皆是，我们经常也不得不被动地吸二手烟，在公共场合播放这样一则视频应该是很有教育意义的一件事。

——南方科技大学医院护理部主任　杨明艳

十四、血管与肿瘤介入科：男子双腿无力，摔倒在地[①]

场景一：手绘

飞机落地画面，手绘呈现。

① 作者信息：杜肖锦，暨南大学新闻与传播学院 2020 级研究生。

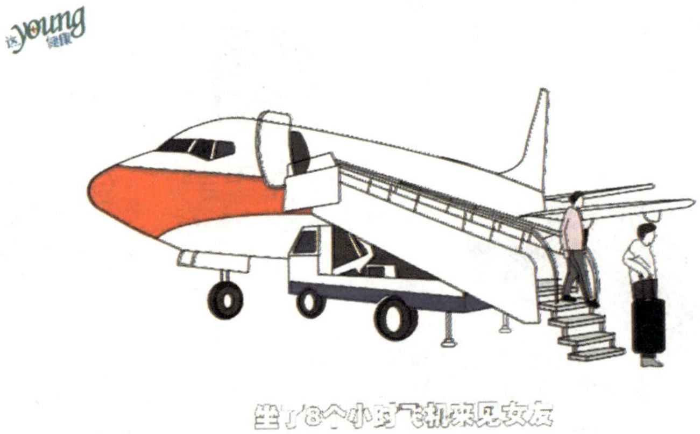

图 3－40 《男子双腿无力，摔倒在地》截图 1

男孩坐了 8 个小时飞机来见女友，就在奔向女友时他突然摔倒在地，腿上局部剧烈疼痛，伴随下肢肿胀。周围人指指点点，男生尴尬地坐在地上捂着小腿。

场景二：医院

女友赶紧带他来到医院。

经过一系列的检查后，医生诊断男子是下肢静脉血栓，也就是所谓的经济舱综合征。严重时会发展成肺栓塞，随时可能危及生命。

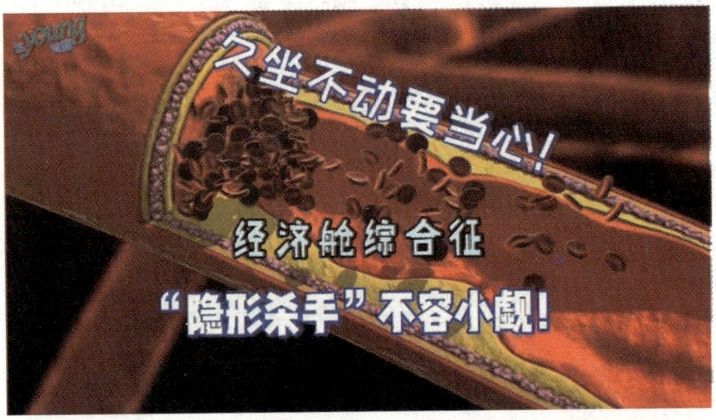

图 3－41 《男子双腿无力，摔倒在地》截图 2

迅速进行手术后，患者明显好转，其生命体征恢复至平稳状态。

场景三：实拍（科普画面）

医生对经济舱综合征（下肢静脉血栓）进行科普：

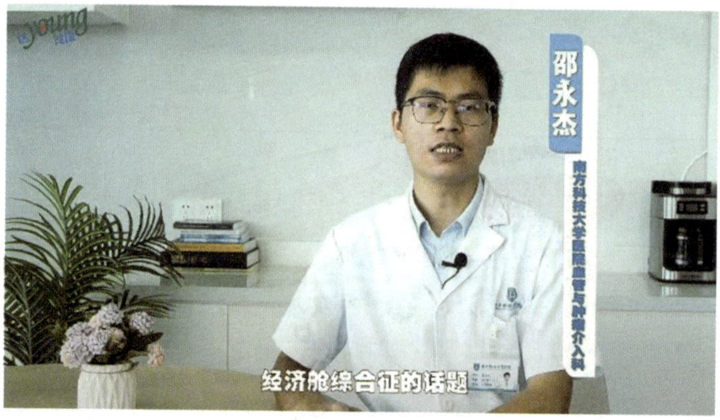

图 3－42　《男子双腿无力，摔倒在地》截图 3

乘坐经济舱旅行时，由于长时间的飞行和狭窄的座位使下肢活动受限，血液黏稠度增加，极易形成下肢静脉血栓。一旦血栓脱落至肺动脉，引起肺栓塞，就会危及生命。事实上，下肢静脉血栓基本是由久坐引起的，久坐是现代年轻人的通病，在家时是坐着，工作时是坐着，出行还是坐着。每天长时间坐着工作，坐着玩手机、玩电脑，忘记时不时地活动下肢，就会导致腿部血液流通变慢，容易形成血栓。对于年轻人而言，下肢静脉血栓已经成为高发病，需要特别注意！

下肢静脉血栓会出现一侧腿部肌肉疼痛、肿胀、行走疼痛等症状，有些患者也可能直接出现胸闷、气短、晕厥等肺栓塞症状。一旦出现上述症状应及时就医。

既往有血栓病史、高血脂、糖尿病患者、长期口服避孕药的女性，孕妇等人群为发生下肢静脉血栓的高危人群。

如何预防经济舱综合征的发生呢？

多饮水，避免饮用酒、咖啡、茶等；长坐者应每 1—2 小时起身活动，避免固定姿势；可以穿戴专门的医用弹力袜。

专家点评：

短片开端用男孩下飞机后摔跤的一个生活场景开始，强烈的画面感扑面而来，接着告诉我们男孩得了经济舱综合征，我们带着好奇来听一听专家怎么说：什么是经济舱综合征，它有什么临床表现，要如何预防。短片层次分明，重点突出，画面兼具观赏性和科普性，将健康科普融入日常生活中！

——南方科技大学医院护理部主任　杨明艳

十五、眼科：眼中风[1]

场景一：手绘

31 岁的小陈和往常一样，下班回家吃完饭就打开了手机玩游戏，一玩就是好几个小时。第二天一睁眼，小陈觉得不对劲，自己的左眼好像完全看不见东西了！小陈赶紧来到南方科技大学医院眼科就诊。

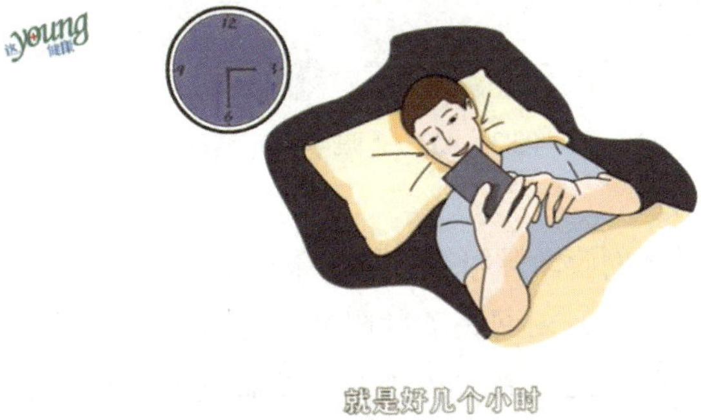

图 3－43 《眼中风》截图 1

医生接诊后，发现小陈左眼的视力只有 0.4 了，并且眼底视网膜下方有分支动脉阻塞。换句话说就是，小陈的左眼“中风”了。

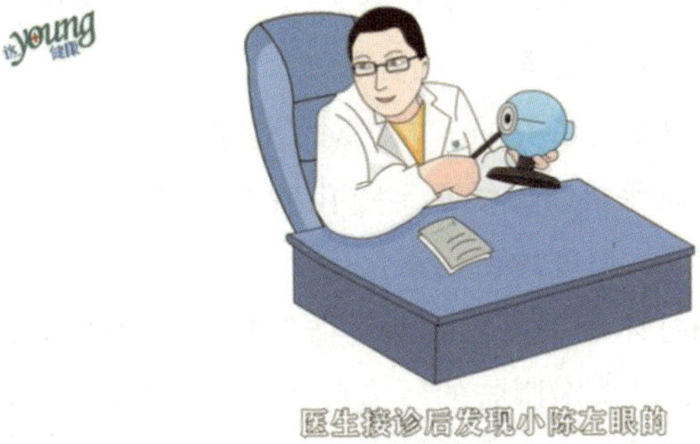

图 3－44 《眼中风》截图 2

① 作者信息：胡骞，暨南大学新闻与传播学院 2020 级研究生。

场景二：实拍医生讲解

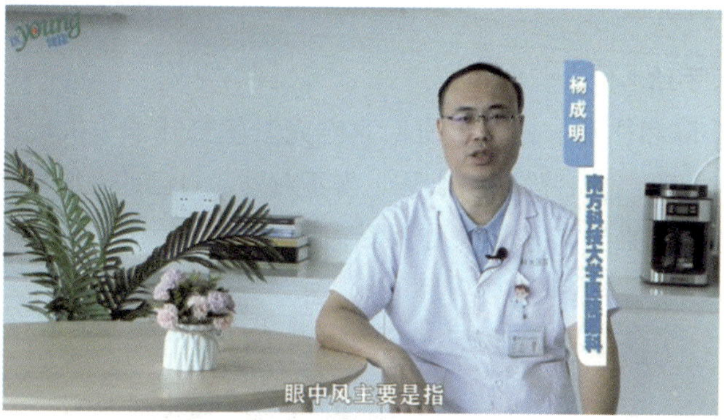

图 3-45 《眼中风》截图 3

眼中风也就是视网膜动脉阻塞，属于眼科临床十大急症之一，是由视网膜动脉阻塞导致的。其中，视网膜动脉阻塞又分为中央动脉阻塞和分支动脉阻塞。发生中央动脉阻塞的患者多表现为，单眼突然出现无痛性的视力急剧下降，甚至感受不到光线；而分支动脉阻塞的患者表现为视野缺损。

如果缺血超过 90 分钟，视网膜光感受器组织损害不可逆；缺血超过 2 小时，视网膜就会出现萎缩，即使恢复了血供，视力也很难恢复。

预防：

加强每年的体检非常重要。眼底照相可以看到眼底动脉、静脉血流情况，如果是血管比较狭窄，或者动脉颜色变白（油脂多），很容易触发堵塞，及时发现这些危险因素，才能做到有效的预防。

此外，玩手机也是有讲究的，方法对了也能预防眼中风哦！

（1）不要摸黑玩手机。光线不足瞳孔散大、眼压升高，容易使眼睛疲劳。建议在开灯的环境下，适度地使用手机。

（2）不要侧躺身体玩手机。侧躺对眼睛的压迫力最大，这样会造成左右眼视力偏差。另外，枕头对眼睛的压迫会造成供血不足，时间一长眼睛就会出现膨胀感，易出现短时性影像重叠。

（3）眼睛要与手机保持一定距离，大概 30 ~ 50 厘米。

（4）眼睛感觉疲劳时可做眼保健操缓解疲劳。

对于眼中风发作的人，即使一只眼睛视力没保住，也需要定期复查，要尽量找出发作的原因，一方面遏制病情，另一方面对侧眼预防也有帮助。

专家点评：

短片中小陈的故事看完是不是觉得心惊胆战？生活中不少人像小陈一样经常疲劳用眼，但他们心里可能会小庆幸一下：幸亏没得眼中风！接下来，观众会更想知道，得了眼中风会怎么样？要如何预防呢？视频请来专家回答得了眼中风有什么临床表现，哪些人容易得眼中风，怎样预防眼中风。当今社会，电子产品广泛使用和滥用，给我们的身体尤其是眼睛造成很大危害，及时传播用眼健康知识，极具社会意义。

——南方科技大学医院护理部主任　杨明艳

十六、营养科：老陈要减肥！至于吗？夕阳红还是第二春[①]

场景一：手绘

旁白配音：70 岁的老陈是一名有着 20 年糖尿病病史的患者。

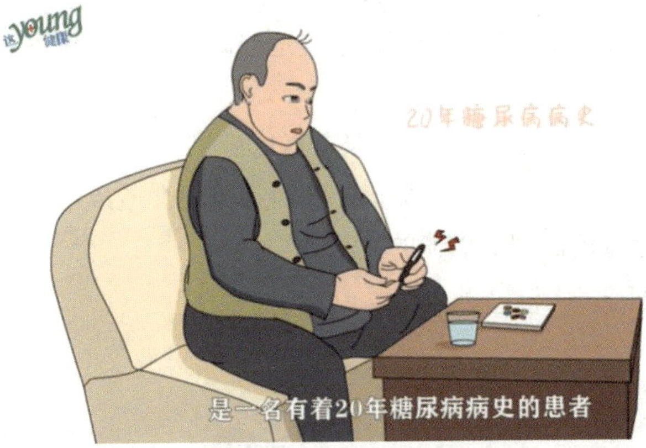

图 3－46　《老陈要减肥！至于吗？夕阳红还是第二春?》截图 1

春节时，儿女带回来许多老陈平时爱吃的零食、糖果，并且给老陈拜年，希望他身体健康。

“健康?”老陈心想：“早就没有健康喽。”

因为糖尿病合并肥胖症，老陈时常会有四肢乏力、精神萎靡的症状，所以，他想要做些什么。他在网络上听信了一些减肥的“伪知识”。比如大量运动，却不小心拉伤了自己；比如节食，却晕倒住进了医院。

① 作者信息：钟昕，暨南大学新闻与传播学院 2020 级研究生。

这时候看见了“健康云讲堂”，老陈开始尝试到营养科就诊。

场景二：实拍医生讲解

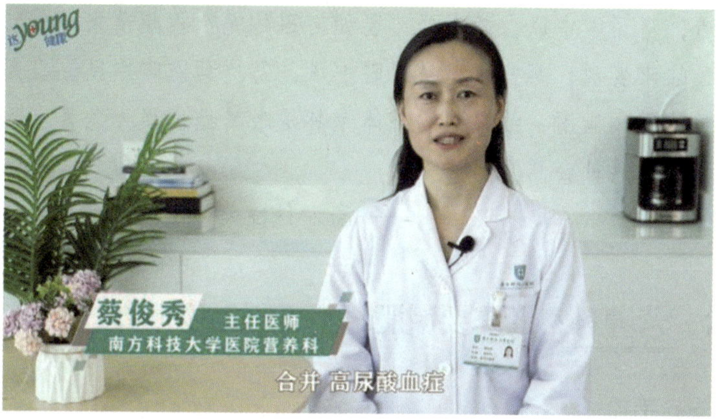

图 3－47　《老陈要减肥！至于吗？夕阳红还是第二春?》截图 2

（1）老陈这种情况一定要减肥，肥胖已经给老陈的身体带来明显的不良反应了，想要好转，除了治疗糖尿病还应适当减肥，控制体重。并且减肥对糖尿病的治疗还有一定的帮助。

（2）之前的减肥方法错误，还带来不良后果，运动节食都应适当。运动过量会损伤老年人的各类关节及肌肉，一旦摔倒还会造成严重后果。老陈有糖尿病，节食会导致他出现低血糖的症状。

（3）如何科学地减肥？

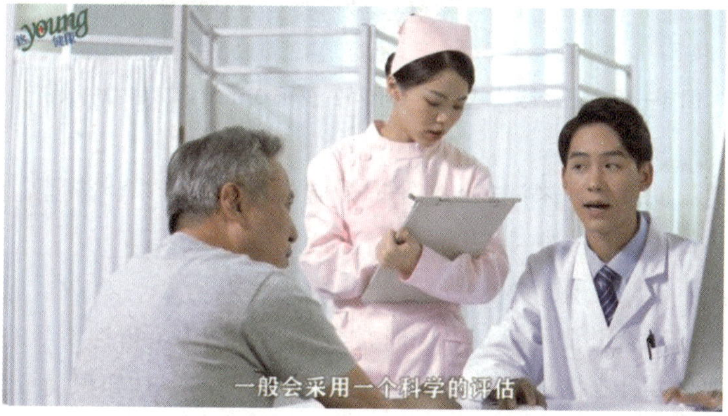

图 3－48　《老陈要减肥！至于吗？夕阳红还是第二春?》截图 3

南方科技大学医院营养科为老陈定制了专业科学的减肥计划，包括食谱、运动计划等，合理的饮食搭配专业的治疗方案，让老陈安全又顺利地减重。

场景三：手绘

老陈在营养科医生的帮助下，了解了许多与自身疾病相关的健康知识以及减重给健康带来的好处，成功减重，收获了健康，他的生活态度也变得更加积极，又重新拥有了自己身体的"第二春"。

专家点评：

短片中以老陈为案例，为我们讲述了一个糖尿病患者辛酸的治疗历程。糖尿病现在是一种常见病，这个故事也再现了许多糖尿病患者的真实情境，给观众带来很大程度上的共鸣。短片中，专家纠正了老陈在减肥和治疗过程中存在的许多误区，也给了老陈许多用药、饮食、运动等方面的建议。3 分 12 秒的短片用一个故事娓娓道来，让观众学到了专业糖尿病防治知识，是一部不仅专业、实用而且推广性很强的短片。

——南方科技大学医院护理部主任　杨明艳

十七、肿瘤内科：恶性肿瘤发病越来越年轻化，我们应该做什么[①]

场景一：手绘

画面解析：黑衣人是一个简笔黑影，隐喻恶性肿瘤，黑影在年轻人进行不良生活习惯时出现，准备偷袭年轻人，隐喻不良生活习惯有可能会诱发恶性肿瘤，最后黑影被医生架走，隐喻在恶性肿瘤在还未发病时就被发现并及时治疗。

夜晚，在路上、走廊里、电梯里有一个黑衣人一直在尾随一个年轻人，年轻人总感觉浑身不舒服，往后看却发现没人。

① 作者信息：郑敏珊，暨南大学新闻与传播学院 2020 级研究生。

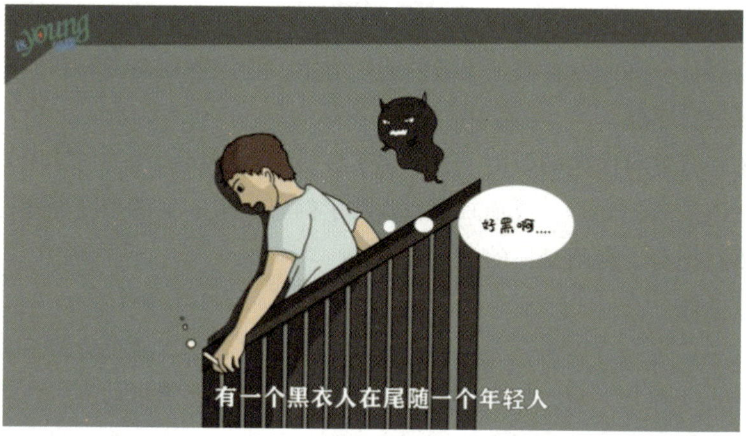
好黑啊....
有一个黑衣人在尾随一个年轻人

图 3－49　《恶性肿瘤发病越来越年轻化，我们应该做什么?》截图 1

年轻人在电脑前一直坐着工作、不运动，黑衣人更接近他了，他偷偷摸摸地去触碰年轻人，但是年轻人一回头，他就马上蹲下（躲起来）。

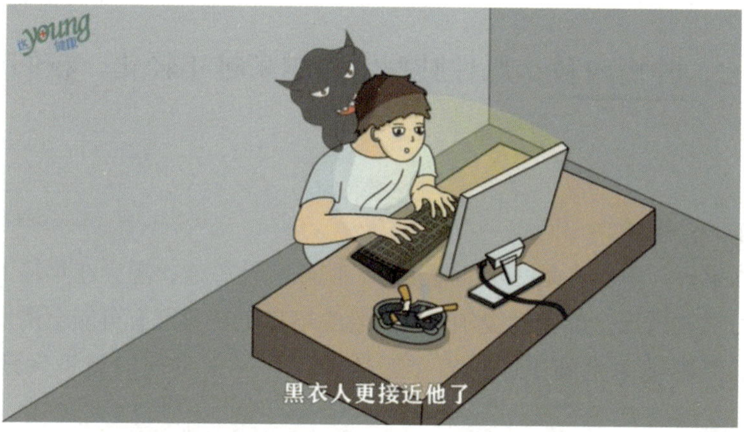
黑衣人更接近他了

图 3－50　《恶性肿瘤发病越来越年轻化，我们应该做什么?》截图 2

年轻人提高了警觉，在黑衣人第一次出现的时候就走进医院，出现了两个医生把黑衣人绑起来、塞住嘴巴、用担架抬走。年轻人自信满满地走出医院。

场景二：医生讲解

近几年，癌症有年轻化的趋势，（可穿插病例：钟某某，女，25 岁，腹痛两周入院，结肠镜及病理检查诊断为降结肠癌）。临床研究表明：95% 以上的早期癌症是可以治愈的，因此早期筛查很重要。

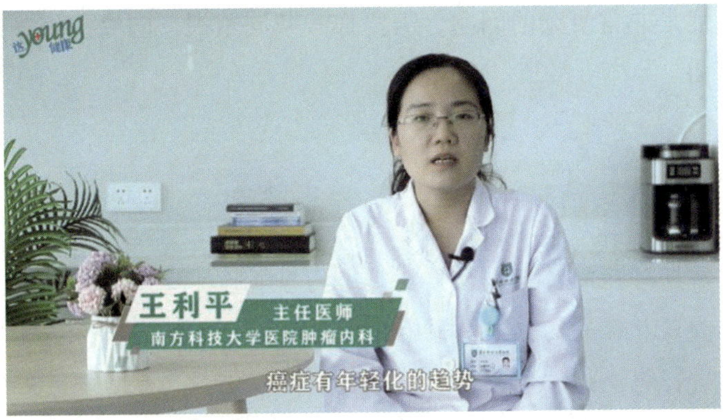

图 3-51　《恶性肿瘤发病越来越年轻化，我们应该做什么?》截图 3

那么什么时候应该进行癌症筛查呢?

对于有高危因素的人群，应该在 35 岁左右开始做筛查。在我国，也是推荐一般人群在 40 岁左右的时候做首次癌症筛查。

（1）有遗传性家族史的，比如乳腺癌、卵巢癌、结肠癌等；

（2）有超过 20 年的吸烟或者饮酒史；

（3）有慢性萎缩性胃炎、黏膜白斑等癌前病变者；

（4）长期高热量饮食，体重超标者等。

通过什么方式进行筛查?

肺癌：低剂量螺旋 CT。

胃癌、食管癌：胃镜。

结直肠癌：肠镜。

甲状腺癌：B 超。

乳腺癌：B 超或者乳腺钼靶。

肝癌：B 超。

宫颈癌：TCT 检查。

当前癌症筛查存在的误区是什么?

家族里有人患癌，自己也会得癌症吗?——不一定，在我们国家，癌症遗传的倾向只占 10% ~20% 。

那是不是就完全不用担心了?——不是，研究发现癌症有一个区域性或家族性聚集的特点。因此，医生建议家族里有多人诊断癌症的情况下，应该尽早地做癌症筛查。

那是不是只需要关注家族里出现的同一种癌症就可以了?——不是，并不是说家族里有人得什么癌了，就只关注同一种癌症。

攻克癌症是非常复杂的问题，需要你我共同重视，防癌抗癌，让我们携起手来共同努力。

专家点评：

引人入胜的开篇紧紧地抓住观看者的眼球，通过第二场景切入典型病例，精准地导出早期癌症的特点以及早期筛查的重要性，进一步阐述什么时候应该进行癌症筛查以及筛查的方式，最后再指出癌症筛查的误区，引导患者通过正确的方式，进行癌症的“早发现、早诊断、早治疗”，为癌症患者的健康保驾护航。

——南方科技大学医院科教科主任　许晶晶

十八、老年病学科：阿尔茨海默病[①]

场景一：手绘画面

旁白：不知道从何时开始，父亲两鬓的白发越来越密集；不知从何时开始，他的记性越来越差。

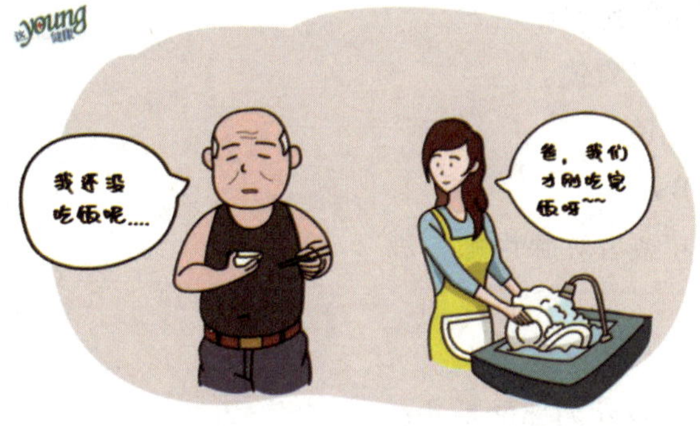

图 3－52　《阿尔茨海默病》截图 1

有时候刚做完的事就忘记了，那时的我以为，记忆力下降，是小问题。直到有一次，父亲外出后找不到回家的路，我才知道这种“记性衰退”是一种疾病的信号。这种疾病就是我们常说的——阿尔茨海默病，俗称老年痴呆。

---

① 作者信息：王莹岭，暨南大学新闻与传播学院 2020 级研究生。

场景二：医生讲解 + 场景切换

1. 医生讲述画面

医生讲解阿尔茨海默病。阿尔茨海默病，一种神经系统退行性疾病。简单地说就是大脑的认知功能出了毛病。认知功能随年龄增长逐渐衰退，极端形式则是老年痴呆症。

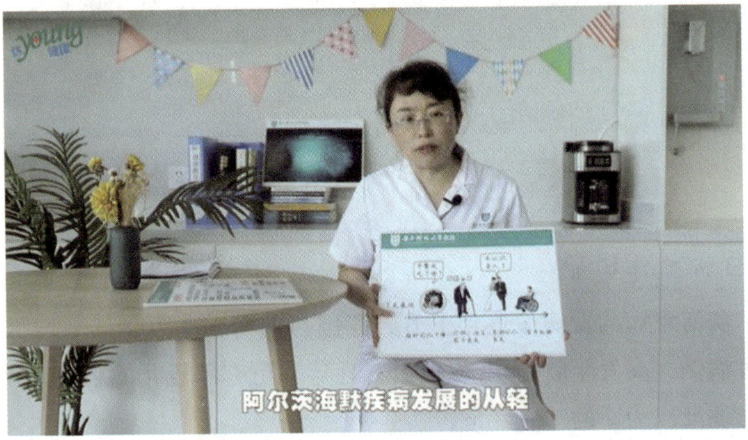

图 3－53　《阿尔茨海默病》截图 2

2. 门诊看诊画面

众所周知，阿尔茨海默病患者的记忆力衰退是呈线性加重的，一旦进展到痴呆阶段病情将无法逆转。到了晚期，患者往往有严重的记忆障碍，甚至基本失去口头表达能力，无法独立生活。

3. 医生讲解画面

不过，越来越多的研究发现，认知功能受到一些危险因素影响，如运动、吸烟、酗酒、营养等。在患者恶化成老年痴呆症之前是有可能逆转为正常认知或维持在稳定水平的，这需要老年人保持良好的生活习惯和及时接受康复治疗。

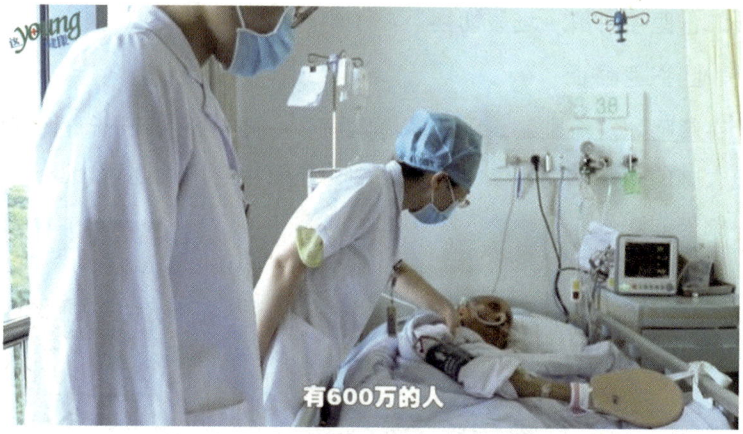

图 3－54　《阿尔茨海默病》截图 3

4. 日常工作场景

阿尔茨海默病的发病率逐年上升，我国目前有 600 万例，平均每年有 30 万例新发病例，高发年龄是 65 岁以后，近年来更有年轻化的趋势。阿尔茨海默病正在逐渐成为新的“中年危机”。

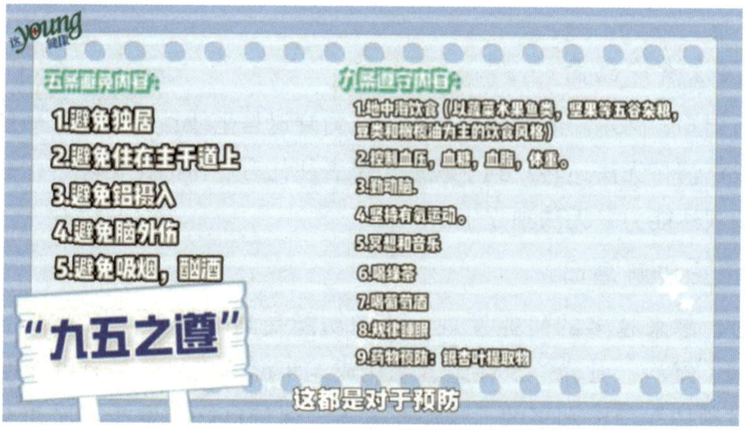

图 3－55　《阿尔茨海默病》截图 4

因而帮助老人改善生活习惯，防范阿尔茨海默病，刻不容缓。

专家点评：

阿尔茨海默病，俗称老年痴呆症，是我国进入老年社会后不得不面对的问题，该病患者在日常生活中常常会被误会——记性差、脾气古怪。在本视频中，通过场景画面很好地诠释了该疾病的特点，提高了广大群众对该疾病的认知，提升了人们的患病警觉。

——南方科技大学医院科教科主任　许晶晶

十九、康复医学科：面神经炎[①]

场景一：混剪偶像视频

选取喜欢以面无表情示人的明星来引入“面瘫脸”这个话题。

场景二：实拍医生讲解

1. 什么是面瘫

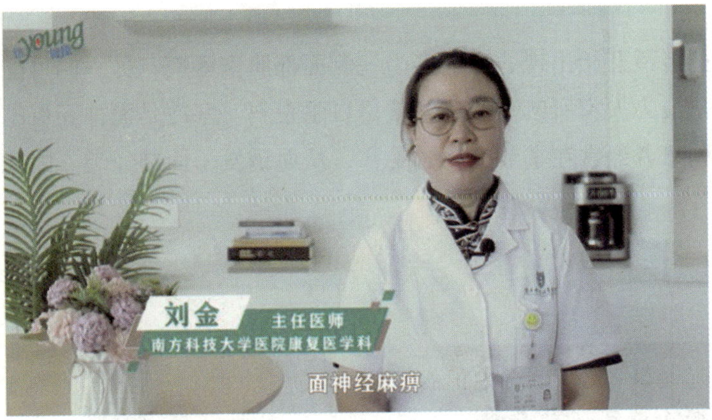

图 3－56　《面神经炎》截图 1

我们平时讲的面瘫就是面神经炎，是一种面神经受损所致的面部肌肉瘫痪，表现为面部肌肉运动障碍，是一种常见的疾病，在任何年龄段都可能会发病。

① 作者信息：文若楠，暨南大学新闻与传播学院 2020 级研究生。

2. 面瘫的症状

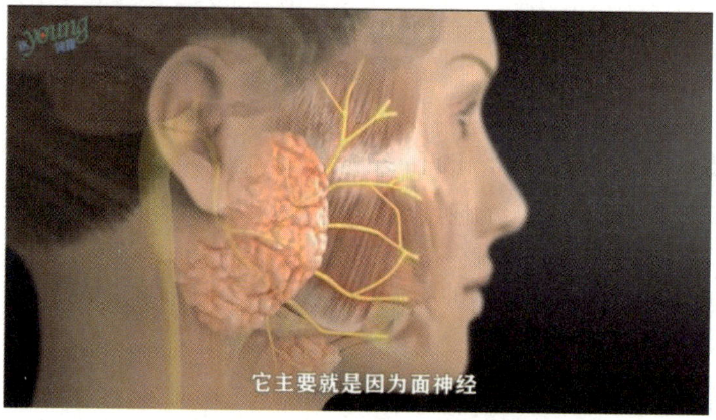

图 3－57　《面神经炎》截图 2

面瘫患者最开始出现的症状多为一侧面部肌肉瘫痪，另一侧可能较轻，最典型的也是最为大家所熟知的症状就是口眼歪斜。寒冷是面神经炎的一大诱发因素，有些患者经常在季节交替时受寒，从而诱发了面神经炎。因此正确保暖很重要。

3. 面瘫怎么治疗

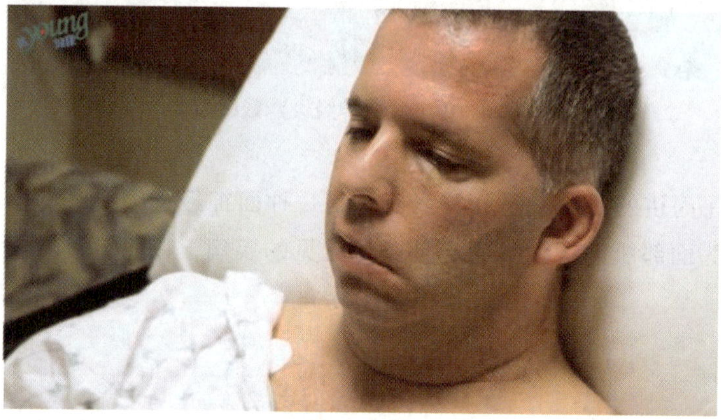

图 3－58　《面神经炎》截图 3

面瘫的治疗一定要及时，一般有药物疗法，或者手术治疗，医生会根据患者不同的情况制订不同的治疗方案。

场景三：实拍按摩操

快来跟我一起做操吧！

动作一：点按太阳穴，在耳郭前面，前额两侧，外眼角延长线的上方，每次 10 ~ 15 下，重复 3 ~ 5 次。

动作二：点按睛明穴目，在内眦角稍上方凹陷处，四白穴，定位：目正视，瞳孔直下，当眶下孔凹陷处，每次 10 ~ 15 下，重复 3 ~ 5 次。

动作三：搓热小鱼际缓慢轮刮眼眶，每次 10 下，重复 3 ~ 5 次。

动作四：抗阻耸鼻运动，每次 10 ~ 20 下，重复 3 ~ 5 次。

动作五：点按下关穴，在颧骨下缘中央与下颌切际之间的凹陷中，每次 10 ~ 15 下，重复 3 ~ 5 次。

动作六：抗阻鼓气缓慢缩唇呼气，每次 10 下，重复 3 ~ 5 次。

动作七：搓热小鱼际缓慢揉搓双侧脸颊，每次 10 下，重复 3 ~ 5 次。

动作八：龇牙，每次保持 10 秒，重复 3 ~ 5 次。

动作九：点按翳明穴，在翳风穴后 1 寸处，每次 10 ~ 15 下，重复3 ~ 5 次。

专家点评：

中医治疗面神经炎是十分有特色的治疗方式，通过视频的讲解及手法宣教，通过通俗易懂的方式，让患者可以边看边学边做，具有十分强的实操性，让患者可以足不出户地学习专业的操作手法，促进疾病的恢复。

——南方科技大学医院科教科主任　许晶晶

二十、新生儿科：新生儿黄疸的前世今生[①]

场景一：手绘

手绘动画演示新生儿黄疸的发病机制和以往的认识。

① 作者信息：黄懋俊，暨南大学新闻与传播学院 2020 级研究生。

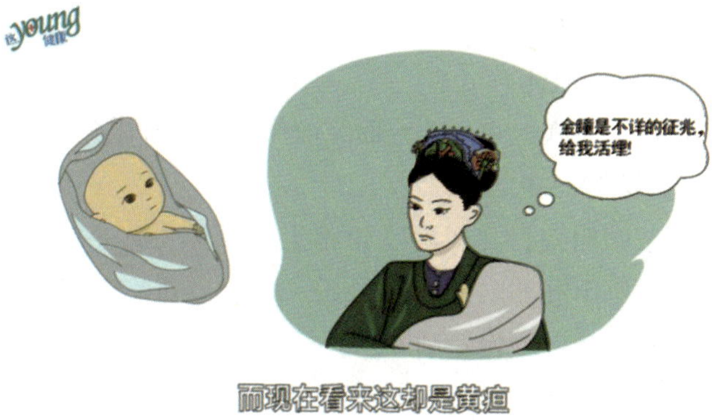
金瞳是不详的征兆，
给我活埋!
而现在看来这却是黄疸

图 3－59　《新生儿黄疸的前世今生》截图 1

《延禧攻略》中五阿哥永琪出生，却是金瞳，浑身黄得可怕，这在当时被认为是不祥的征兆，因此被高贵妃下令活埋。而现在看来这其实就是黄疸，并非无药可医。

说起新生儿黄疸，很多患儿的家长都有一个疑问，孩子为什么会出现黄疸呢?

其实这是胆红素惹的祸。刚出生的宝宝肝脏功能不成熟，胆红素代谢异常，血液中的胆红素在体内堆积，沉积于皮肤表面，导致皮肤、黏膜及巩膜变成了黄色。而当巩膜变成黄色时，就成了“金瞳”的样子。

场景二：医生讲解＋3D 动画演示

关于黄疸，医生这样说：“新生儿黄疸一般分为生理性黄疸和病理性黄疸两种。”

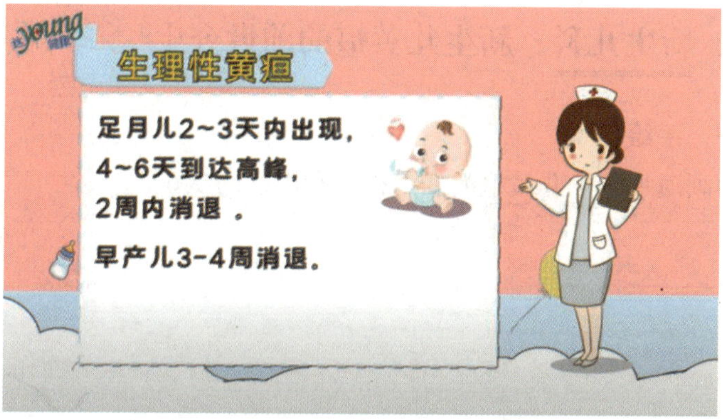
生理性黄疸
足月儿2~3天内出现，
4~6天到达高峰，
2周内消退 。
早产儿3-4周消退。

图 3－60　《新生儿黄疸的前世今生》截图 2

生理性黄疸是指单纯因胆红素代谢特点引起的暂时性黄疸，家长们可以不用过度担心它。通常情况下，婴幼儿足月 2 ~ 3 天出现，4 ~ 6 天达高峰，2 周内消退。早产儿 3 ~ 4 周消退。家长们只需要定期到社区健康服务中心做经皮测胆红素即可。

而需要家长们高度关注的是新生儿病理性黄疸，这类黄疸需药物和光疗治疗，严重的话可能还需换血治疗。

干货来啦！快拿出小本子记好！

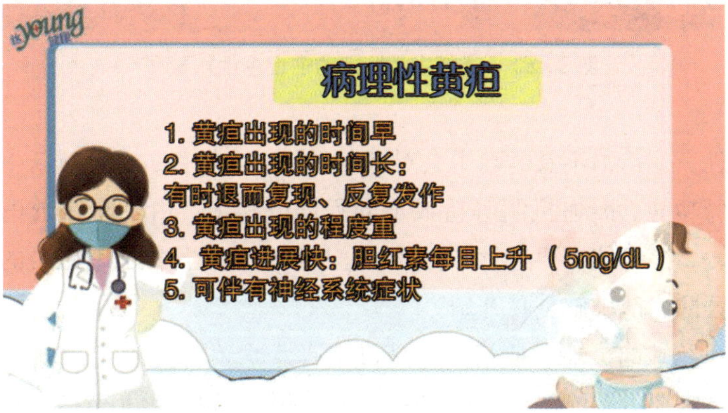

图 3 - 61　《新生儿黄疸的前世今生》截图 3

这类黄疸有以下几个主要特点：

（1）出现时间早，出生后 24 小时内出现。

（2）持续时间长，有时退而复现、反复发作。

（3）黄疸程度重，皮肤、黏膜明显发黄，波及全身。胆红素值足月儿≥220.6 μmol/L（12.9 mg/dL），早产儿≥255 μmol/L（15.0 mg/dL）。

（4）进展快，胆红素每日上升 >85μmol/L（5mg/dL）。

（5）可伴有神经系统症状，如嗜睡、少哭、少动、少吃或体温不稳定等。

出现这些症状时，家长们一定要及时就医。

另外最重要的一点是如果孩子出生第一天经皮测胆红素 >6mg/dL，第二天经皮测胆红素 >9mg/dL，第三天经皮测胆红素 >12.9mg/dL，一定要就诊！

场景三：医生总结

病理性黄疸诊治不及时可能面临严重的后遗症：

胆红素脑病——抽筋、脑瘫、视力/听力损坏、牙釉质发育不全……

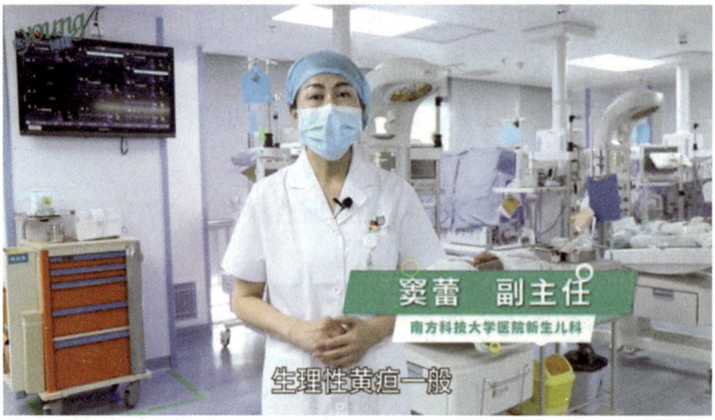

图 3-62 《新生儿黄疸的前世今生》截图 4

病理性黄疸诊治不及时除了会对神经系统造成损害，还会对新生儿的心肌组织、肝肾功能、凝血机制等造成不同程度的损害；由于胆汁淤积引起肝硬化、肝衰竭，还可能需要进行肝移植，移植后宝宝也可能面临感染的风险。

如何预防，从破解金瞳开始？

在《延禧攻略》中，剧情解释是母亲喜欢吃蒙古烧饼（甜）引起的，虽然这是剧情需要，不能深究。但实际上母亲的饮食跟新生儿黄疸之间确实存在一定的联系。如果母亲孕期血糖控制不佳，婴儿患上严重黄疸的风险就会增加。所以孕期妈妈的膳食搭配一定要合理。

专家点评：

新生儿黄疸是每个新手妈妈都有可能遇到的问题，通过视频讲解，给新手妈妈们科普如何快速地识别病理性黄疸，提高警觉及时治疗，避免疾病进一步发展，切实落实优生优育以及健康中国的号召。

——南方科技大学医院科教科主任 许晶晶

二十一、重症病学科：在最贵的“套房”住七天，要多少钱[①]

场景一：手绘

从 ICU 设备及整体环境的画面引入：

① 作者信息：苏轻舟，暨南大学新闻与传播学院 2020 级研究生。

据说这里就是最贵的“总统套房”了，你看这奇形怪状的“家具”，这看起来“高大上”的配置，这……都是啥啊？

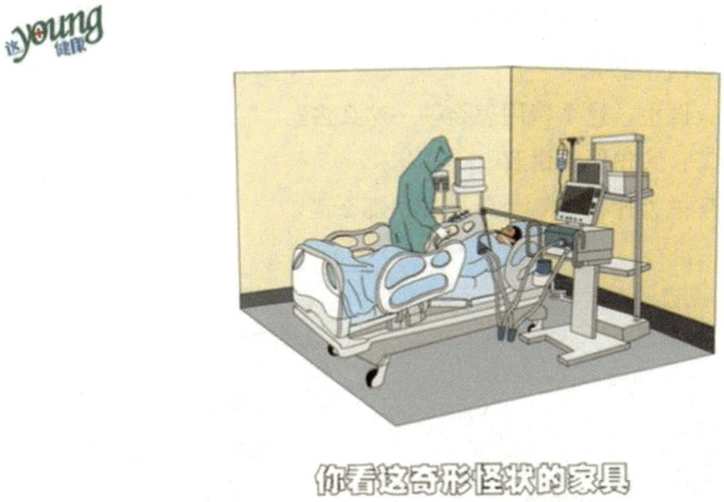

图 3－63　《在最贵的“套房”住七天，要多少钱?》截图 1

小张刚进来的时候也是一脸困惑，不过那个时候，小张可没空去想这些，眼看着都要去和佛祖“亲切交谈”了，还是赶紧保命要紧。唉，说起来也是一把辛酸泪啊。

画面：躺在病床上，周围是一堆仪器的小张。

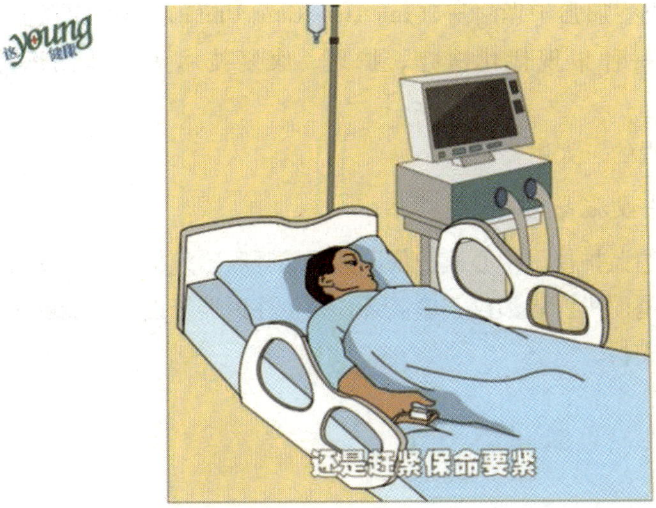

图 3－64　《在最贵的“套房”住七天，要多少钱?》截图 2

七天后，因为重型急性胰腺炎入住 ICU 的小张终于好转出院了。

画面：正在收拾东西的小张。

医生交代小张去收费处结清住院费用，然后就可以回家了。

缴费时，小张望着收费单（收费单费用特写），满脸震惊，犹豫良久，决定找医生询问一下。

小张：医生，这个费用怎么……这么多?

场景二：实拍医生讲解

医生解说为什么 ICU 为什么花费那么高。

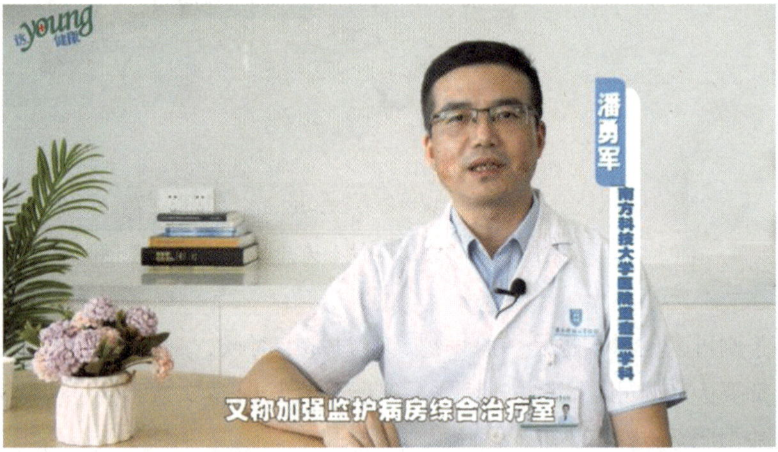

图 3 - 65 《在最贵的“套房”住七天，要多少钱?》截图 3

ICU，重症加强护理病房（Intensive Care Unit），又称加强监护病房综合治疗室，是一种集现代化医疗、护理、康复技术为一体的医疗组织管理形式。

ICU 昂贵的三大主要原因：

1. 硬件设施昂贵

配有床边监护仪、中心监护仪、多功能呼吸治疗机、纤维支气管镜、血液透析机、心电图机、除颤仪、输液泵、微量注射器等设备，能够为患者提供更高级的生命支持。

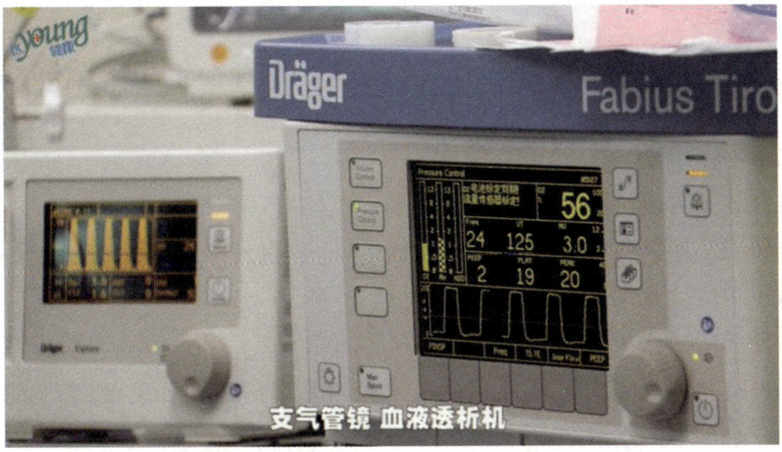

图 3-66 《在最贵的“套房”住七天，要多少钱?》截图 4

透析费用在 6 000 ~ 8 000 元之间，治疗费用约 150 元/小时，血浆置换约为 10 000 元/次、胆红素吸附约 20 000 元/次，其中材料费 15 000 元。

2. 药品昂贵

ICU 患者需要昂贵高级的抗生素才能对抗感染，如替加环素使用一天约 3 000 元，多黏菌素约 6 000 元，且部分患者需多种抗生素联合使用。患者需要使用血液制品。而且很多进口药物都不在医疗保险报销范围之内。

3. 患者病情变化快

由于 ICU 患者病情变化快，除实时监控外，医生还需要随时了解患者现在体内的情况，对各种血液、生化指标，都需要反复检查。

危重患者常因病情不稳定需要抢救，如消化道出血患者需床旁内镜下止血，肝衰竭患者需血浆吸附、血浆置换，呼吸衰竭患者需气管插管机械通气，有时需要当场做气管切开手术等。

专家点评：

ICU 贵一直是患者心中的头号“问题”，本视频很好地讲解了重症加强护理病房为什么贵、贵在哪里，有利于医患间的沟通和医患关系的和谐，选题视角很独特。

——南方科技大学医院科教科主任　许晶晶

二十二、内分泌科：为何越来越多的青少年患上糖尿病[①]

场景一：手绘

在视频开头通过案例引入话题。

近年来，糖尿病人数不断攀升，青少年也不例外。近日，南方科技大学医院收治了一位“水果宝宝”。

为什么叫“水果宝宝”呢？

原来是“水果宝宝”的父母认为水果可是个好东西，又健康、又富含维生素，要给孩子多吃点。

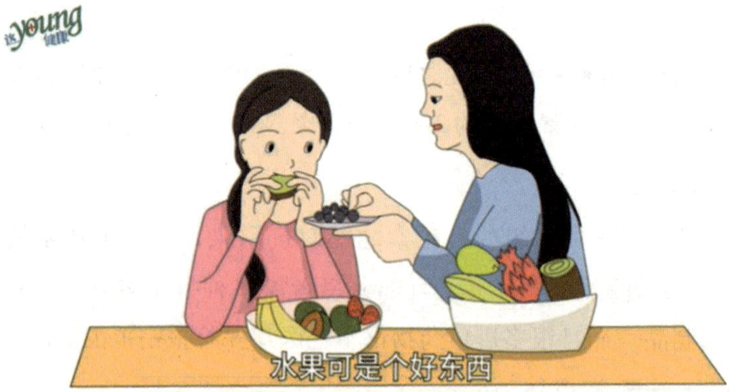

图 3－67　《为何越来越多的青少年患上糖尿病?》截图 1

但是突然有一天孩子生病了！一查才发现，正是水果惹的祸！把水果当饭吃，结果吃出了糖尿病，现在不得不终身接受胰岛素治疗。

悲剧竟然是水果造成的？别不信，先来听听专家怎么说的吧。

医生讲解画面穿插图片，如并发症、典型症状等，插入图片时，医生讲述可作为背景音。

场景二：实拍医生讲述

为什么吃太多水果会导致孩子患上糖尿病？什么是青少年糖尿病？

Ⅰ型糖尿病是一种自身免疫性疾病，多发于幼儿及青少年人群，因此也有人称其为青年型糖尿病。

① 作者信息：林晓玲，暨南大学新闻与传播学院 2020 级研究生。

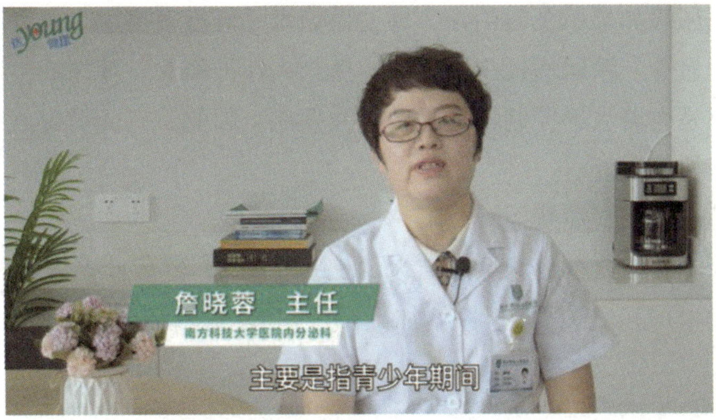

图 3－68　《为何越来越多的青少年患上糖尿病?》截图 2

当人体的免疫系统错误地攻击胰腺中负责产生胰岛素的细胞——β 细胞，阻止其生产胰岛素，细胞因此受到破坏，更多的糖保留在血液中，随后产生了高血糖的症状，Ⅰ型糖尿病因此发病。

以目前的医疗水平，没有任何方法可以完全治愈Ⅰ型糖尿病，患者必须终生依赖胰岛素治疗才能得以生存，并且稍有不慎就会产生酮症酸中毒等严重的并发症，甚至还会危及生命。

面对如此顽固的Ⅰ型糖尿病，我们能做些什么呢?

Ⅰ型糖尿病为何危害儿童? 有哪些表现? 父母在早期如何做好检查?

现有的研究表明，儿童患有Ⅰ型糖尿病的原因主要是遗传因素以及自身免疫因素等，Ⅰ型糖尿病有着家族发病的特征，家族中有人患有此疾病，那么孩子也极有可能发病。

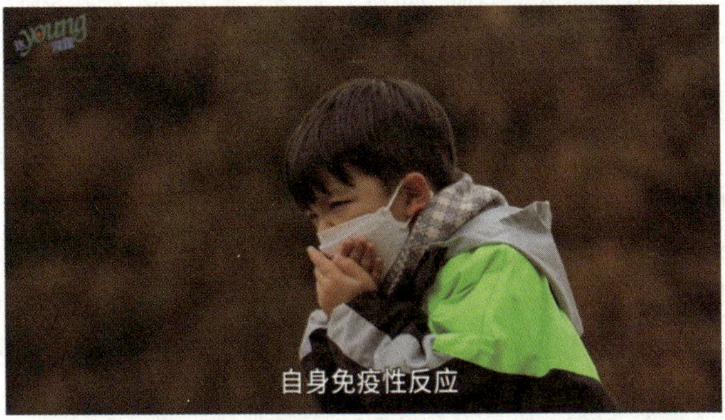

图 3－69　《为何越来越多的青少年患上糖尿病?》截图 3

Ⅰ型糖尿病如果不及时治疗，即使血糖水平轻度升高也会损害孩子们的神经、器官和血管。糖尿病性视网膜病、糖尿病性神经病、糖尿病性肾病、糖尿病足等，都是血糖水平控制不良导致的并发症。因此，有此类家族疾病史的家长应对此密切关注。

首先是注意观察症状：

Ⅰ型糖尿病的典型症状可总结为“三多一少”。包括：多尿（排尿增加），多饮（口渴增加），多食（饥饿增加），疲劳和体重减轻。

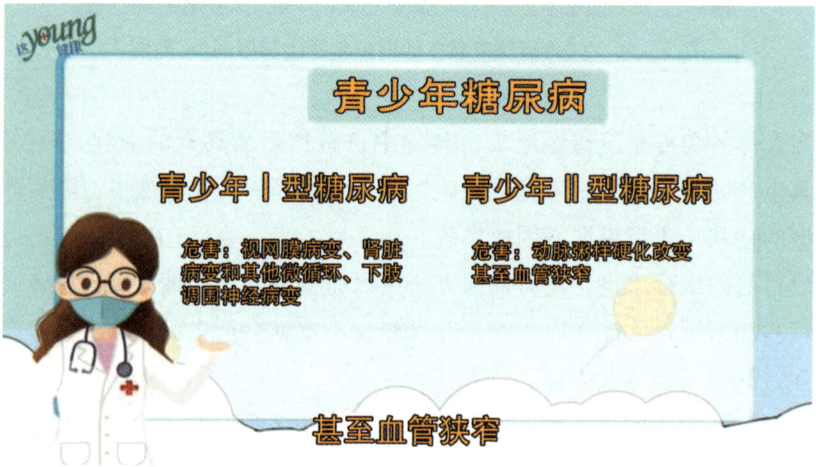

图 3－70 《为何越来越多的青少年患上糖尿病?》截图 4

然后帮助孩子养成良好的饮食习惯，从诱因上预防Ⅰ型糖尿病的发生。

最重要的是，如果已经确诊患有Ⅰ型糖尿病，家长们应严格执行医生定制的治疗方案，密切监测孩子的血糖情况，以及各项指标。尽可能避免并发症的发生，保护孩子们的健康。

在这里医生要提醒大家，水果虽然健康，但是莫要贪嘴，要适量。

专家点评：

糖尿病在人们心中一般被理解为老年病，但是随着经济的发展、生活方式改变，糖尿病越来越多地向儿童侵蚀，本视频很好地讲解了青少年糖尿病的患病原因及患者类型，通过饮食调节的方式预防疾病的发生，密切监测血糖可以有效地避免并发症的出现。

——南方科技大学医院科教科主任　许晶晶

二十三、心血管内科：为什么青年人心梗越来越多[①]

场景一：手绘

2019 年，演员高以翔在录制节目时不幸发生心源性猝死，年仅 35 岁，令人叹息。在意外发生前，高以翔已连续工作 17 个小时，他在跑步过程中一度喊出“我不行了”，最终突然倒地。

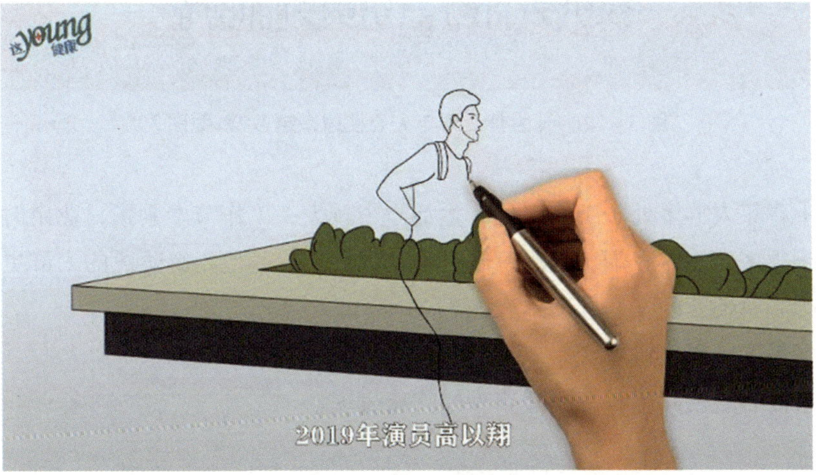

图 3－71 《为什么青年人心梗越来越多?》截图 1

很多年轻人经常调侃自己：感觉自己是 30 岁的人，70 岁的心，身体疲劳，心也累，不知不觉中已经将身体透支了，说不定哪天就猝死了。

“夏季是心肌梗死发病的小高峰，近年来我国中青年人群心肌梗死的发病率和猝死率不断上升。”夏季天气闷热，人体出汗较多，若不及时补充水分，很容易出现血液浓度上升，诱发心肌梗死。

① 作者信息：杨雪怡，暨南大学新闻与传播学院 2020 级研究生。

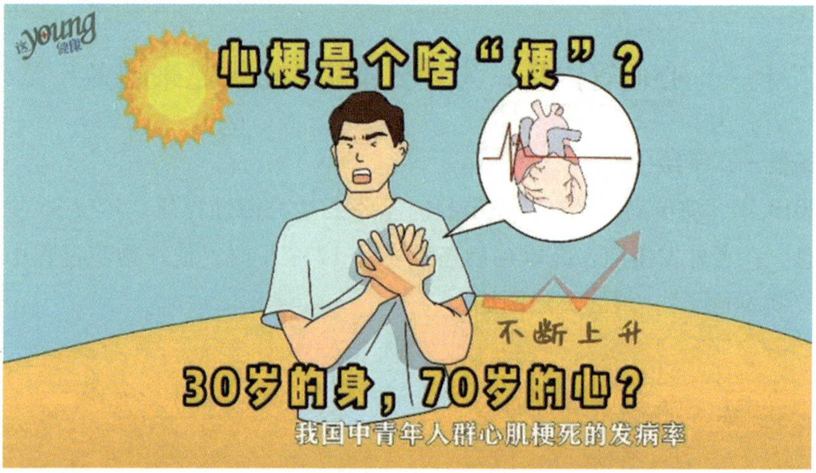

图 3－72　《为什么青年人心梗越来越多?》截图 2

中青年人群多处于工作岗位，生活压力较大，工作节奏紧张，业余时间各类应酬很多，使得吸烟、酗酒、缺乏运动的现象比其他年龄阶段的人群更为严重，为心肌梗死的发病埋下重大隐患。

场景二：医生讲解

急性心肌梗死患者有哪些典型的临床表现?

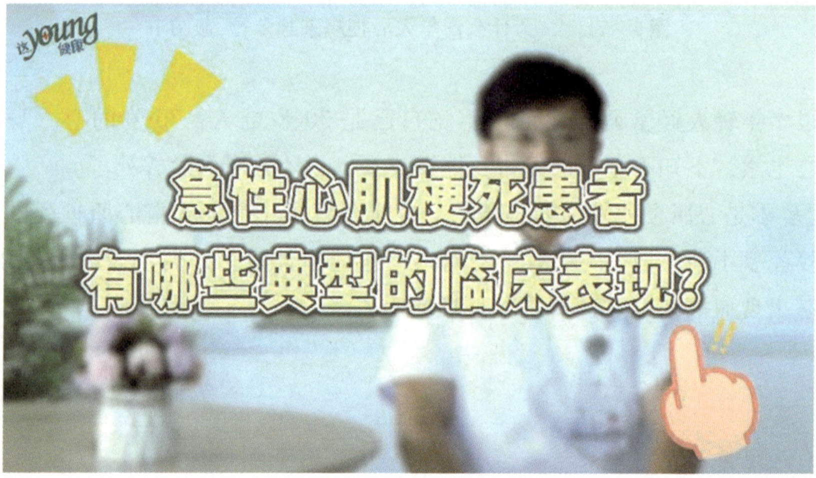

图 3－73　《为什么青年人心梗越来越多?》截图 3

（1）疼痛：为最早出现的症状，疼痛的强度不一。疼痛的性质与心绞痛相似，但放射部位更广泛（不仅可到下颌、牙齿、颈部、左肩、上臂和左臂直至尺神经支配的两只手指，而且可以累及后上胸部）。

（2）胃肠道症状：恶心、呕吐和消化不良。

（3）乏力头晕，或者烦躁不安、面色苍白甚至晕厥，还有可能出现呼吸困难、咳嗽等。

得了心肌梗死怎么办？——快速再灌注！

最优的再灌注就是急诊PCI，能够即刻明确冠脉血管的情况，迅速再通血管，创伤小、恢复快，成功率高。

我们怎样做好心肌梗死的预防？

（1）根据自身情况，选择合适的运动方式，适当进行体力活动和锻炼，可促进血液循环，恢复体力，改善心功能。活动应循序渐进，如运动过程中出现面色苍白、呼吸困难、心悸气紧、脉搏增快、胸闷胸痛等不适症状，应停止活动并及时就诊。

（2）合理调整饮食，以清淡易消化为宜，多进食新鲜水果、蔬菜和高纤维食物，养成良好的饮食习惯，少食用高脂、高胆固醇食物。忌烟、酒、咖啡、浓茶、辛辣的刺激性食物等。

（3）养成有规律的生活习惯，保持情绪稳定。避免各种诱因，建议患者家属积极参与康复指导，帮助患者正确面对疾病，树立战胜疾病的信心和勇气。

（4）保持大便通畅。过度用力排便使心脏负荷明显增加，加重心脏缺氧，容易发生意外。必要时给予药物通便。

（5）按时服药，定期检查。随身携带硝酸甘油片以备急用，如出现心绞痛且发作次数增加，持续时间延长，疼痛程度加重，含服硝酸甘油片无效时，应急呼“120”求助并及时就诊。

专家点评：

中青年人群心肌梗死是城市青年人热议的话题，怎么预防、怎么及时救治，是大家急需学习的内容，本视频通过一个明星猝死案例导入，很详细地讲解了心肌梗死的预防以及典型的临床表现的识别，为争取黄金救治时间奠定了基础。

——南方科技大学医院科教科主任　许晶晶

二十四、临床心理科：为什么青少年都开心不起来了 ①

场景一：手绘

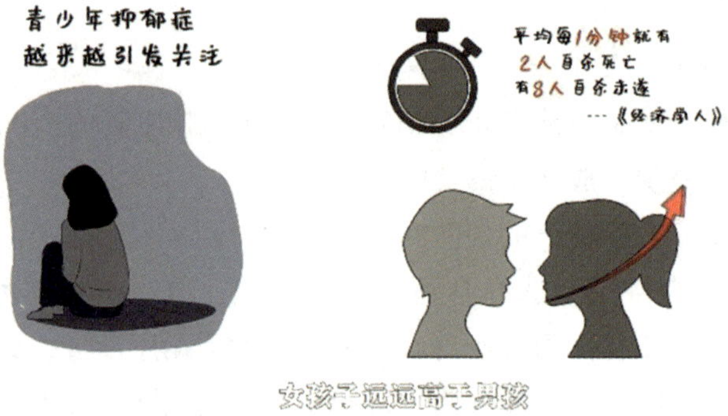

图 3－74　《为什么青少年都开心不起来了?》截图 1

调查显示，2019 年我国抑郁症发病率达到 2.1%，并呈逐年上升趋势，我国抑郁症患者超 9 500 万人。抑郁症早期的症状为情绪低落、高兴不起来、消极、对任何事情都失去兴趣。相应地会出现食欲下降、体重减轻、失眠等情况。抑郁症对患者本人及家庭都会造成很大的影响。当前，青少年心理健康成为一个突出的问题，家长在关心孩子学习成绩之余，也应多关注孩子的心理健康状况。

当前，网络上有许多的抑郁症自测量表。如果我们能够充分利用网上丰富的心理测评资源，可以帮助大家监测自身的心理状态。但是，不能仅凭一份网络测试就让自己“确诊”了哦!

诊治抑郁症最好的方式，就是到医院进行一个全面、综合的诊断。因为抑郁症的诊断有其标准的诊断流程和诊断标准。目前，针对抑郁症的心理测量工具种类非常多，有的为自评量表，有的需要借助接受过培训的专业人员的帮助完成。

场景二：实拍

身边的朋友、家人出现了抑郁的症状，我们需要怎么做？

首先，应该去到医院接受专业的诊治。

---

① 作者信息：陈宛钰，暨南大学新闻与传播学院 2020 级研究生。

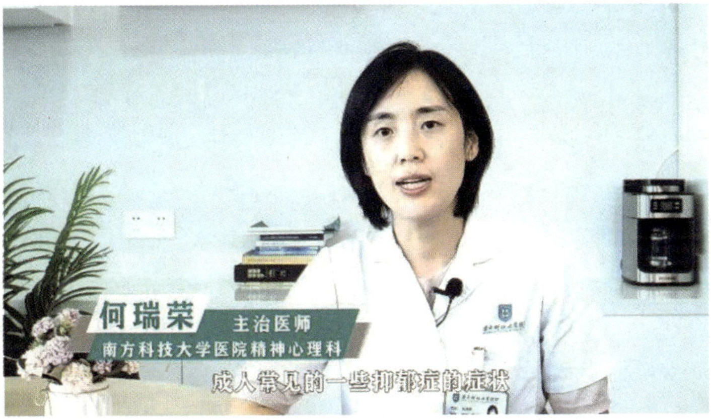

图 3－75 《为什么青少年都开心不起来了?》截图 2

其次，作为家人和朋友，应当给予患者充分的关注和陪伴。

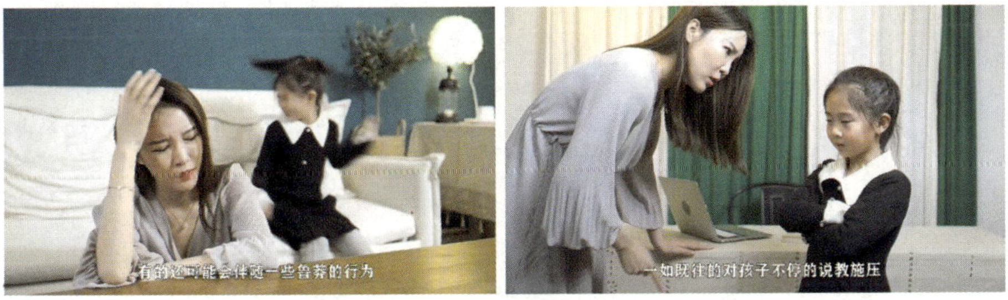

图 3－76 《为什么青少年都开心不起来了?》截图 3

最后，如果诊断为抑郁症，更应该配合医生的方案，积极治疗。

专家点评：

情绪问题是现代社会物质生活提升后，人们所面临的很突出的一个问题，特别是青少年“高兴不起来”，很多家长想知道原因，本视频从疾病的表现及专业的角度对本病做了很详细的讲解。走入内心，从实际出发，认识疾病，理解患者，从而帮助患者面对疾病。

——南方科技大学医院科教科主任 许晶晶

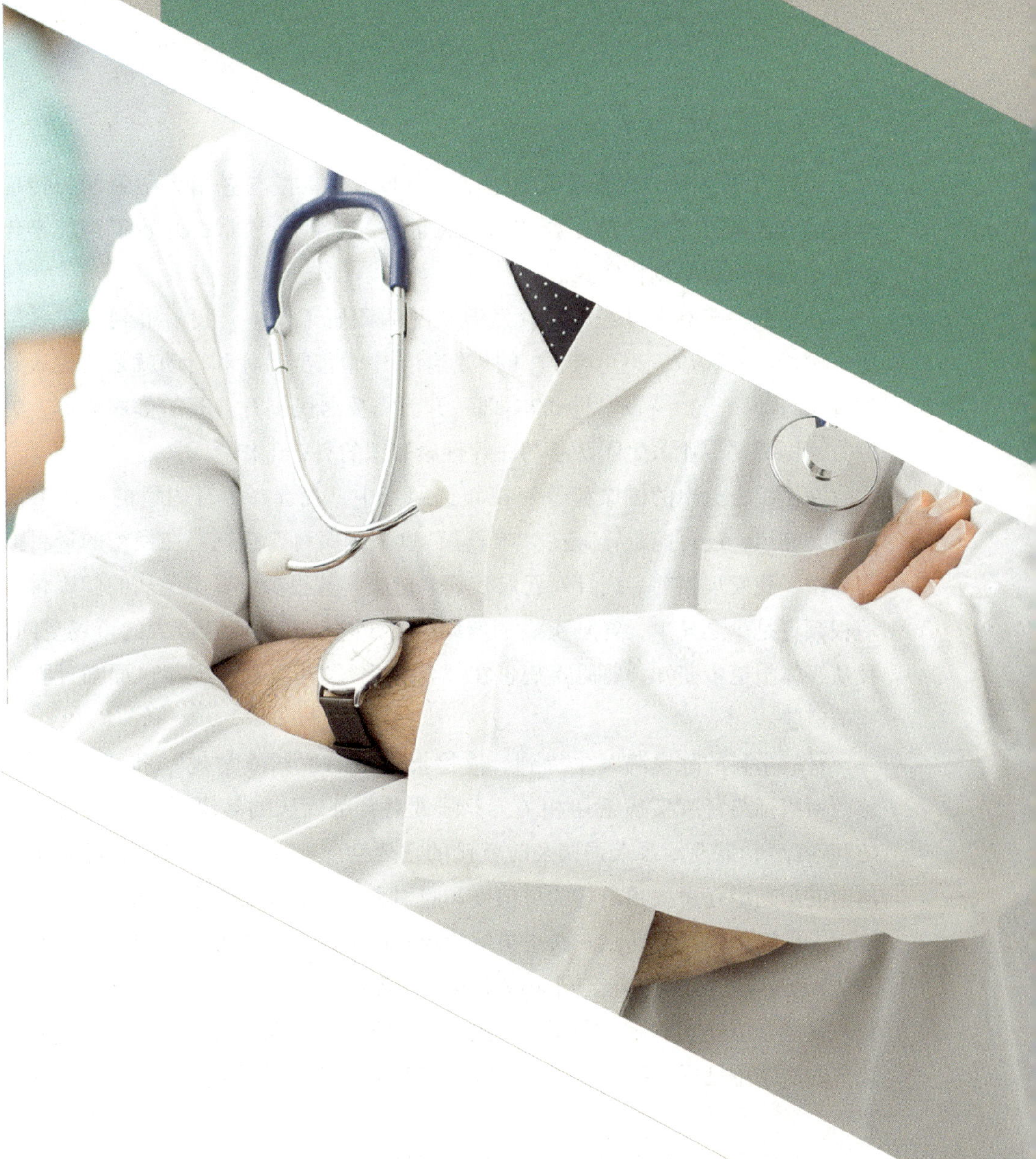

第四章

“青年健康说”短视频创作手记

周　蜜

2021 年的 2 月，我有幸参与了南方科技大学医院与暨南大学新闻与传播学院的合作项目——“健康科普短视频创作与实践”项目，开始了为期半年的健康科普短视频创作实践。

在前期关于健康科普短视频发展状况的调研工作中，我了解到，在《健康中国行动（2019—2030 年）》的规划纲要中，首要目标和行动就是“健康知识普及行动”，这一行动目标的实现一方面需要居民提升自我的健康素养；另一方面则需要专业医生团队参与医疗健康知识的科普工作。

在医院方给出的健康科普短视频选题当中，我选择了肾内科的“尿酸高不只是痛风，还可能是肾脏在‘求救’”这一健康科普选题。在最初的资料搜集当中，我发现当前专门针对肾脏疾病的健康科普很少，肾脏疾病的健康科普短视频更是少之又少，肾脏疾病的健康科普短视频在当前有极大的市场空间。我从媒体报道中获知，肾脏疾病正在“年轻化”，儿童和青少年也面临肾脏疾病的威胁。

肾病学科的陈锐鸿医生提到，体检报告中的“尿液常规”和“肾功能”这两项指标与肾脏疾病密切相关。他强调对肾脏疾病的健康科普要注重“预防和治疗”，需要给观众强调及时就诊的重要性。他提出，可以通过对具体病例的展示来增强短视频内容的可信度和吸引力。在后续的脚本写作中，我最终确定了以病例阐释 + 动画 + 医生讲解的形式向大众呈现肾脏疾病的科普知识。

5 月中旬，视频制作公司完成了健康科普短视频的初稿。医院方认为短视频的案例介绍过于专业，需要用活泼灵活的方式呈现视频内容。在充分理解医院方的修改意见后，我开始了短视频的修改工作，对视频案例和文案内容做了调整。

在与医生、医院方的沟通工作中，我体会到健康科普短视频的前期调研、中期制作和后期制作不只是一个简单的执行性工作，而是一个系统性工作。在前期调研和选题策划中，要对健康科普短视频的主题做系统性策划，如医院方抓住“青年健康”这一关键点，制定了系统化的健康科普短视频传播体系；在脚本与文案的写作中，我们要及时了解医生的诉求，才能在脚本创作与文案写作中把疾病的健康科普知识阐述清楚；前期策划、脚本与文案的写作关乎后期制作的顺利开展，不能把后期制作简单视为一项“剪辑”工作。后期制作是对视频进行包装、美化，是弥补脚本、文案和拍摄不足的关键，是不容忽视的环节。

健康科普短视频创作是一项极具理论性和实践性的工作，不仅要具有顶层策划思维，还需要懂内容、会写作、懂制作、懂运营，更重要的是，要懂得如何将好内容推广出去，吸引观众观看，完成健康科普短视频的最终目的：为观众传递健康知识，提升观众的健康素养。

陈宛钰

我选择的短视频创作主题为“临床心理科”。刚拿到这个选题的时候，我先到医院的官方网站了解该科室所涵盖的诊治范围。考虑到抑郁症已经成为当下社会讨论的热点，我将抑郁症作为短视频制作的主题。

在初步确定主题之后，接下来就是与医生沟通。在沟通的过程中，医生为我提供了一个临床诊断案例：一位青少年女生患上抑郁症之后自杀未遂。她在小学、初中阶段一直是学优生，但是进入高中之后成绩一落千丈，这让她感到焦虑、紧张。她在自杀之前曾向其母亲诉苦，认为自己没有希望，不会再考到令人满意的成绩，觉得活着没有意思。除了以上的案例，医生还向我介绍了抑郁症的一些基本的知识，比如抑郁症的临床特征，抑郁症发病的症状以及抑郁症的治疗与诊断方式等。

该案例与抑郁症基本知识是我进行脚本创作的基础灵感与思路，我最终将创作的角度定为“青少年抑郁症”，着重介绍青少年抑郁症患者的情况，并进行相关内容的科普。该脚本创作的目的是希望通过通俗易懂的方式，向人们介绍抑郁症这一心理疾病，并强调青少年抑郁症患者群体被忽视这一问题，呼吁家长时刻关注青少年的心理健康，及时带孩子到医院接受专业的诊断。

确定好创作目标之后，我开始思考呈现什么内容以及怎样呈现这些内容。一开始，我先到抖音、快手、B 站等视频平台的健康科普账号与抑郁症科普视频取经，发现观看量高的视频主要有以下几个特点：重点清晰、故事性强、数据较多等。围绕这几个特点，我制作出了两个视频脚本。

第一个视频脚本是微电影类，视频的名称为《我真的，是抑郁症吗?》。我将医生所讲述的案例作为短视频创作的引子，在开头描述了一位青少年女生患上抑郁症的过程，主要讲述这位女生是如何怀疑自己，并偷偷地在网上搜索抑郁症测试进行自测，然后陷入一个负面情感的恶性循环。在讲述完故事之后，接入专业医生的讲解画面，介绍青少年患抑郁症的现状、相关患病数据等内容，最后呼吁家长带孩子到医院接受专业的诊断。

第二个视频脚本是影视混剪类。借助电视剧《小欢喜》中的片段来进行科普内容的穿插。《小欢喜》中的乔英子，因为学业与家长的压力而患上抑郁症。在该剧中，乔英子具有抑郁症患者的一些症状，比如说失眠、出现幻觉、有自杀倾向。在乔英子的父母陪同她去医院就诊时，发现她已经陷入中度抑郁和中度焦虑。通过电视剧主人公的画面穿插抑郁症知识来达到科普的效果。

两个脚本创作完毕后，后续的工作是与医院方、视频制作公司进行沟通并修改。由于第一个视频脚本需要真人演员进行拍摄，拍摄难度较大，所以医院方与视频制作公司选择了第二个脚本。在视频制作的过程中，医院方对视频中抑郁症测试量表的呈现方式提出建议，认为不应该在视频中呈现所有的测量问题。我根据医生建议进行了后续的修改，只展示了量表中的几个重点，并通过文字展现的方式让受众能够更加清晰地了解所阐述的内容。

在修改时，医院方与视频制作方承担着不同的职责，对健康科普短视频的制作也有着不同的要求。比如，医院方更倾向于让视频呈现出多样性，而视频制作公司则倾向于将视频固定为一种风格。

在此次健康科普短视频的脚本创作当中，我发现视频脚本的执行不仅要考虑科普的专业性，还要考虑到制作的可行性。经过本次实践，我收获颇多。我不仅学习到如何快速地搜集相关知识，还学习了如何将健康知识转化为科普短视频，体验了一次从脚本创作到视频制作的全流程。

胡　骞

本次“健康科普短视频创作与实践”项目试图将理论融于实践，是一门实践性很强的课程，不仅为我们提供了南方科技大学医院各科室医生的专业指导，还让我们能与专业的视频制作公司对接修改视频。在短视频创作与撰写报告的过程中，我收获了不少经验和教训，现在分享一下自己的一些经历和想法。

在此次实践中，我选择的科室是眼科，主题为“熬夜玩手机，小心‘眼中风’”。我作为一名高度近视患者，深知近视眼人群在生活中的不便与保护视力的重要性，所以对保护视力的话题更为关注。当初我选择眼科，不仅是希望自己能够更深入学习掌握眼科专业知识和深度参与健康科普短视频创作过程，也希望能够通过科普视频，让更多的人看到我所创作的眼科健康科普内容，进而学会爱眼、用眼和护眼。

“熬夜玩手机，小心‘眼中风’”这一主题紧紧围绕年轻群体展开，在这个人人沉迷于刷手机的时代，这一选题非常有现实意义。手机成瘾和视力衰退两大现象在年轻群体中已成为普遍问题，因此有必要为熬夜刷手机的年轻群体敲响警钟。

我认为“眼中风”并非要像其他疾病科普一样要采用严肃的风格，可以选择一种幽默风趣的形式进行科普。为此，我搜集了有关“眼中风”的专业资料，仔细地观看了相关科普视频，并总结出其亮点。

最初，我想运用情景剧的方式将疾病拟人化，并通过说唱的形式将预防小窍门展现给观众。但令人遗憾的是，由于表演与说唱的要求过高等现实因素，这一创意并没有被采纳。最后，我们采用了漫画图解的形式和“新闻导入+专家解说”的结构。

在此过程中，给我提供专业指导的是眼科的李超颖医生。李医生不仅为我提供专业的文字参考资料，还特地将眼科主任杨成明在中央电视台《生活圈》的健康科普视频转发给我，为我的短视频创作提供了参考。此外，李医生还从专业视角为我的脚本提供修改意见，例如针对造成“眼中风”的病因及其病理，李医生将我原来的“容易造成眼底动脉阻塞”改成“容易造成血管持续痉挛，可能会引发眼底动脉阻塞”。

通过参与这次实践，我对健康科普短视频有了更为深刻的理解。首先，健康科普短视频最为重要的是权威性与专业性。从这一点上看，医院集中了大量的专业资源，占据了天然的优势；但是这也可能成为一种劣势，太过专业的解说可能会劝退观众，从而失去了健康科普的现实意义。其次，通俗性和趣味性也是衡量健康科普视频质量的重要指标。对于新传专业的学子来说，创造有趣的形式是我们的优势所在。通过这次实践，我深刻地理解了现实因素的影响之大。有的主题可能并不适合有趣的形式，而适合有趣的形式的主题也可能不具备客观条件。在一般情况下，大部分人都会取前者而弃后者。专业性与通俗性融合的最高境界是什么？我目前还不知道，但是可以肯定的是，一部健康科普短视频佳作必然要考虑这个问题。

总之，健康科普是一个任重道远的使命，只有医疗专业人员与媒体从业人员紧密合作，才能产出优质的作品。这次实践则是给我们提供了这样一个交流与合作的机会。作为一名新传专业的学子，我获益匪浅：一方面，这次实践让我更明白了交流与合作在工作中的重要性，锻炼了我交流和合作的能力；另一方面，这次实践也让我深入参与了健康科普短视频制作的过程，了解了其具体流程步骤。

赵 雪

我选择的健康科普科室是麻醉科。

首先需要做的是资料收集，了解麻醉科及麻醉医生的工作。在大多数人的认知里，麻醉医生的存在感并不是很高，公众对麻醉医生这个职业存在一些误解。大多数情况下，麻醉医生往往扮演着默默无闻的角色，但实际上，“外科医生救命，麻醉医生保命”。

我一开始在微信公众号、B 站、新闻报道上看了很多相关的资料，了解到公众对麻醉医生、麻醉手术实施过程的误解。在抖音等平台上不乏一些煽情的短视频，创作者向观众娓娓道来麻醉医生的工作内容，配合相关的手术镜头，在结尾处往往赞扬麻醉医生默默无闻的坚守与使命感。我们面向的主要群体是作为互联网原住民的青年群体，我认为一味地煽情可能达不到很好的效果。

资料整理完成之后，我便确定了视频的主题和风格，从有趣、有料这两个角度出发，设置青年人可能遭遇的生活场景，结合当下热门的生育话题，以家庭伦理情景剧的形式去探讨一个关联麻醉科和产科的话题：产妇要不要使用“无痛分娩”，为什么要采用“无痛分娩”，这样做的好处是什么，我希望在相对比较真实和愉快的氛围下，把麻醉的原理、实施的过程科普给大众。

确定好大致的内容方向，接下来要做的就是讲故事了：一对新手爸妈、以下一代健康为重的爷爷奶奶、以女儿的平安健康为重的外公外婆是故事的主人公，他们站在人物角色的特定立场上，各有各的考虑与顾虑。孩子爸爸认为无痛分娩不靠谱，不如忍一忍；孩子妈妈关心是否疼痛；孩子爷爷奶奶则担心无痛分娩影响下一代的智力、健康；而孩子外公外婆则更考虑，麻醉是不是会对妈妈的身体产生不良影响……一家人正吵翻天，麻醉医生出现了，他对这一家人的困惑与顾虑一一进行了解答。最后，孩子妈妈决定采用无痛分娩，这一决定也得到了家人的支持，在结尾升华主题：“有一种疼痛无须忍耐，无痛分娩让母亲有尊严并且快乐地生育！”

故事结构简单，科普内容全面，但问题出在没有合适的演员，而只有恰当的表演才让大家能够在生活中找到共鸣，产生更好的传播效果。这个方案最后没有被采用，医院方和视频制作公司选择了另外一个以动画形式呈现的视频文案。

原因是视频制作公司不太支持拍摄情景剧，他们的动画制作技术已经比较成熟，但前期的沟通并不顺畅，我没有充分理解视频制作公司倾向的文案类型，如果备注可以用动画的形式呈现人物形象，用动画的形式讲述这个故事，或许情景剧也是可行的。

因此，在进行健康科普视频创作的时候，除了要在内容上做到创意新颖、有用有趣，也应该提前了解视频制作方的能力和偏好的视频形式，以做到有的放矢。

杜肖锦

写下这些文字的时候，我参加的“健康科普短视频创作与实践”项目也快要落下帷幕。回忆这几个月来与老师、小组组员、南方科技大学医院的医生一起进行头脑风暴、写作脚本，我觉得自己收获了许多知识，获得了许多经验。

首先，在视频脚本写作方面，我得到了前所未有的锻炼。我接触脚本写作的经验不多，更遑论拿去给专业视频制作公司拍摄与制作了。这次的实践中，我体验了从灵光一现的创意设想，到一步步完善创意全貌，再到付诸笔端，反复打磨脚本的过程。

创意的落地离不开老师与组员的帮助。在聊天、开会、搜集信息时，灵感的火花就在那一刹那迸发，而后通过彼此间激烈的讨论，让创意幼雏终成长为五脏俱全的灵鸟。一开始，我计划贴合“社会性死亡”这个互联网热词，用明快的方式讲述因久坐不动而患上下肢静脉栓塞的潮男出糗的故事。后来在讨论中，组员帮我完善了“社死潮男”的身份、出场场景、出糗的具体动作、下肢静脉栓塞的科普形式等细节，让一心只想搞怪的我慢慢走回到科普视频的正轨。

在脚本的写作中，我多次感到无从下笔——将脑中想法付诸笔端，用文字活灵活现地呈现我的设计可真难啊！我不断根据南方科技大学医院老师的意见打磨脚本，从分镜头到人物对白，从医生科普的话语到情节的串联，在打磨中我得到了锻炼，获得了提升。

其次，在与南方科技大学医院医生的交流中，我深深感受到医生们想做好医学科普的决心以及其打磨作品的耐心。医生从来不是一个轻松的职业，他们时时刻刻都在与时间赛跑。在百忙之中还能抽出时间与我们沟通并为我们提供指导，真的令人钦佩。我的对接医生是血管与肿瘤介入科的邵永杰医生。在繁忙的工作中，邵医生还是会与我沟通，提出建议。这些来自医生专业视角的脚本创意，让我意识到专家关注的重点和普通人关注的重点还是存在很大区别的，科普视频，要做到专家和观众都满意，才是最好的。

最后，感谢李洁老师，让我们能真正接触到一线的医生，进行专业交流，为我们拓宽了专业技能的运用空间；感谢我们的“健康科普视频第三小分队”，5 个人的交流好过 1 个人的思考，5 个人的彼此帮助让每个人都得到了成长；感谢南方科技大学医院医生们的帮助，在群里的交流以及对创意的高要求，都是为了呈现最好的科普视频，这样精益求精和严谨的精神值得我们学习。

健康科普短视频创作与实践的结束是一个新的起点。在这段时间里，我对医生、对科普、对一些青年人的病症有了深入的了解，自身的医学素养也得到了长足的进步。

吴妍妍

2021 年寒假期间，“健康科普短视频创作与实践”项目的前期工作就已经开始筹备了，当时我在老家没有网络，我是最后一个打开共享文档的人。很不幸的是，最后留给我的只剩下泌尿外科这一个选择，这个科室的科普主题是前列腺炎。我现在都记得，在无奈地填完自己的名字之后，我闷闷不乐了一整晚。一个女生要如何制作关于前列腺炎的科普视频呢？

我努力说服自己做科普没有性别之分，终于我接受了自己要做前列腺炎科普视频的结果。我联系了泌尿外科的医生——李世潘医生。一天之后，李医生就把他们科室的基本情况和关于前列腺炎的基本常识内容发给了我，我初步了解了前列腺炎的病症、病因和治疗方式等知识。

人员配备完成之后，脚本创作工作就提上了日程。我去B站、抖音、快手、腾讯、微信等各大平台搜索了关于前列腺炎科普的视频和文字内容。我发现关于前列腺炎的视频科普内容较少，而且比较简单，大都是医生本人出镜对前列腺炎的病症和治疗方式做简单的陈述。央视也曾做过一则前列腺炎科普视频，邀请了前列腺炎的专业医生，借助人体骨骼模型向大众展示了前列腺炎的病因和病症。这个节目还选取了几个比较典型的患者，跟拍了他们的日常生活和治疗过程，完整地展示了前列腺炎的前因后果。但由于是电视节目，它的时长和节奏并不适合现在的传播环境。多方考量下，我暂时确定了自己的脚本方向——情景剧。

在第一版脚本中，我大致梳理了情景剧的剧情内容，并列出了需要在视频中呈现的知识点。之后一个月的时间里，我的脚本经过了几次修改，细节更加完善，脚本格式也更加规范。但考虑到视频制作公司制作情景剧的难度，我们缺少情景剧演员和场地，最后决定将视频以动画形式呈现。

确定呈现形式之后，我的脑海中瞬间浮现出了“肾宝片”的广告，并借鉴了其字幕黑屏闪现再切入不同场景的方式。在此基础上，我搜集了医疗科普视频中比较常见的动画形象和动画脚本中比较常见的场景，完成了自己的第四版脚本。

两个月之后，视频制作公司根据我的脚本制作出了前列腺炎的科普视频。可爱的动画角色，有趣的医生形象，前列腺炎的病症、病因和治疗方式都被一一呈现出来。我看到视频成果之后，满足感油然而生。作为一个比较私密的器官，前列腺出现一些问题之后，很多人不敢坦坦荡荡地看医生。我希望这个视频可以增加大众对前列腺炎的了解程度，不要讳疾忌医。

陈晓玲

在“青年健康说”医学科普短视频的制作中，我负责的是肛肠科的视频脚本。从选题到成片将近半年的时间，与医院、视频制作公司共同合作完成一个医学科普动画短视频，过程虽漫长，但我受益匪浅，感触颇多。

很多年轻人跟我一样，在平常学校组织的体检中，经常会避开肛门指检这一项检查。大家不相信自己会得痔疮，也不愿意被“爆菊花”。痔疮，在日常生活中是一个被污名化的疾病。很多人会认为得痔疮是一件难以置信又很污秽的事情。但实际上，痔疮是临床上一种很常见的肛门疾病，常言道“十男九痔”“十女十痔”，可见得痔疮是正常且普遍的。人们应当正视痔疮问题，积极配合做好防查治工作。

因为之前对痔疮相关知识并不了解，我先在中国知网中搜索与痔疮相关的文献，但很快便遇到了困难——知网上于痔疮相关的文献基本上是清一色的医学专业知识，相关文献诸如《吻合器痔上黏膜环形切除术治疗重度痔疮的 3 年疗效评价》《微创自动痔疮套扎联合改良硬化剂注射术治疗 300 例重度痔病》《中医熏洗坐浴与针刺痔疮穴治疗老年患者肛肠术后疼痛疗效观察》等，内容枯燥且不易理解。

但正是因为医学知识专业性强、难以普及，健康传播才应运而生，这正是我们这些从事传播相关工作的人需要努力的方向。

在通过搜索文献了解痔疮相关知识外，还需要请教专业的医生。在这一过程中，南方科技大学医院肛肠科的贾雄医生、黄贤君医生和陈子亮医生为我提供了很大的帮助。与医生互加微信后，我遇到不懂的知识便能直接咨询医生。同时，医院方还提供了不少临床案例供我学习了解。医生告诉我，首先，视频内容应该让人们了解什么是痔疮、得痔疮会有什么症状、日常生活中哪些行为会导致得痔疮等；其次，要减少人们对痔疮的误解，劝告人们主动进行检查，早发现早治疗才能预防重大疾病；最后，是告知大家痔疮治疗的技术手段。

在视频呈现形式的选择上，考虑到痔疮尴尬的位置，我与医院、视频制作公司共同敲定了动画这一个艺术形式。借助动画，视频可以灵活处理和展示相关知识点。科普短视频最终选择了《肛肠科：一场被痔疮见证的爱情》这一创意，创意灵感来源于一个两性贴吧的用户评论：一位女性用户“吐槽”丈夫因痔疮影响了夫妻间的感情交流。

有了切入点，我便正式着手写作脚本。在这一过程中，我也遇到不少困难。在最初，我以为视频要投放在短视频平台，便想着怎么简单怎么来，但却忽略了简单并不意味着简陋。老师指出了最初视频创意的弊端，只看到了故事情节，却看不出健康传播的专业性，相关知识呈现过于浅薄。得到老师和医生的反馈后，我便结合老师和医生的意见进行修改，细细斟酌脚本的逻辑与可传播性等问题，才勉强完成定稿，并最终交由视频制作公司进行动画设计等工序。视频制作完成后，我很幸运能被医院方推荐，投稿参与广东省医学会主办的第二届南方健康科普大赛。

在这一次的“健康科普短视频创作与实践”项目中，我有激动也有遗憾。激动的是，没想到自己的创意真的有一天能正儿八经地被制作出来并投放在网络中，为健康传播添砖加瓦。在这里特别感谢老师和医院能够提供一个这样的平台，感谢在创作过程中各位团队成员的支持。而遗憾的是，由于研究生课程安排紧张、疫情以及个人原因，我感觉自己还不够投入，在各方沟通上还是存在一些问题，个人感觉视频还可以再修改多几次！另外，我也还是很希望以后能有机会真正从头到尾参与健康科普短视频制作的全过程，这样的体验应该更让人受启发。

苏轻舟

为期四个月的“健康科普短视频创作与实践”项目终于来到收尾阶段。这一次的项目合作对象是南方科技大学医院，实践主题是合作拍摄健康科普类短视频。为了使拍摄效果和传播效果达到最佳，医院方为每一个科室的短视频制作都配备了一名专业医师。在与医生交流与短视频制作的过程中，我收获了很多，也更进一步地将理论知识应用于实践之中。

我选择的科室是ICU（重症医学科）。此前，我曾看过与ICU有关的纪录片，如《人间世2》的最后一集《暴风雪》。另外，大量影视作品中也存在与ICU有关的情节，再加上平时阅读到的报道与著作，我对ICU的真实情况产生了非常浓厚的兴趣。我希望能够通过与医生的沟通和交流，了解那些未曾展现在大多数人面前的ICU是怎样的，让更多的人对ICU有更深入的认识，纠正大家对ICU和ICU医生的误解。

最初，医院方给出的视频方向是围绕“ICU为什么这么贵”这一话题展开。这确实是民众普遍关心的问题。针对这一问题，我事先搜索、观看了一些以ICU为主题的健康科普类短视频，熟悉了此类短视频的叙事逻辑和拍摄手法。

此后，我和南方医科大学的丁训梅医生取得了联系。丁训梅医生以专业的眼光为我提供了部分关于ICU的科普常识资料，同时告诉我在ICU这一部分的短视频脚本写作中需要注意的问题。

由于ICU是一个相对来说较为沉重的话题，幽默、风趣的风格并不是我的首选，这样的风格可能让话题停留在娱乐化的表面，而没有触及问题的本质。我按照自己的思路撰写了视频脚本，并在这之后与丁医生进行了沟通。医生指出了脚本中存在的专业性问题，比如对ICU急救药品的价格不准确、没有强调

ICU 患者病情特点等。结合医生指出的问题，我再次“恶补”了一下相关的专业知识，先后数次修改脚本。根据校方和医院方面所提出的要求，我提供了两个不同版本的脚本以供挑选，分别是“小剧场式”和“一问一答式”。

在医院方的修改版本中，我发现修改后的版本情节更加完整，叙事也更加有条理。最重要的是，它加入了我在撰写脚本过程中一直没有重视的一点——轻松、诙谐的风格。整体来看，这一最终版本的视频脚本能够更好地讲清楚故事核心，能更好地吸引受众。

总结本次实践的过程，我认为有三点内容是值得我反思和学习的：首先，健康科普类短视频要想达到一定的传播效果，内容能否吸引受众是至关重要的一点。在今天，各类短视频填满了大众的生活，短视频同质化现象严重，如果不能在内容上下功夫，就会在“获得关注”这一环节上失去竞争力；其次，需要格外注意此类科普短视频中专业知识的问题，信息的准确与知识的专业是这类短视频的基本要求，所以在这一方面，需要和专业医师反复确认，遇到问题也要及时沟通，避免出现差错；最后，短视频脚本的撰写需要关注叙事。在我最初版本的脚本中，没有对逻辑和表达给予足够多的注意，导致后来发现了很多逻辑无法自洽之处，脚本存在很多不合理或是不现实的地方。在撰写脚本的过程中，需要一边写一边思考，在完成初稿后，还要把自己放在受众的角度上去看这个故事，找出其中有悖常理和不通顺的地方。在创作短视频时，第一人称的创作者思维和他者视角的受众思维都是缺一不可的。

这次“健康科普短视频创作与实践”项目，让我在和医生交流、沟通的过程中发现了自己的专业知识运用上的种种不足，也在脚本的历次修改过程中逐渐找到正确的方向。总的来说，这是一次非常有趣、愉快的实践经历。我会将从这次实践中总结的经验教训，有针对性地应用于其他的实践之中。

文若楠

在这次实践中，我选择了康复医学科，科普主题是面神经炎。刚开始的时候，我并没有相关的知识储备，但跟我对接的张艺帆医生很专业、很负责。张医生给我发了该疾病的基础资料，让我快速地了解到关于面神经炎的发病特征等知识。

不过掌握基本信息还不够，健康科普要想做好，还要采用受众偏好的方式和形式来为内容加成。南方科技大学医院位于深圳，主要的受众是年轻群体。我需要构思出一个较好的创意，来吸引年轻受众。这对于初次参与视频创意实践的我来说，并非易事。

为了让自己更了解健康传播，我去微博、B 站和抖音等平台浏览了很多健康传播相关视频，思考如何确定一个具备可行性的创意。在抖音平台上，许多医生都拍摄了相关的短视频，向大众传递面神经炎的病理特征和恢复措施。经过对比，我发现大部分传播效果好的面神经炎科普视频都偏向轻松幽默的风格。

在日常生活中，面神经炎常被污名化为“面瘫”。在搜罗信息的过程中，我看到了很多患者的自述经历，比如有一名 27 岁的女患者，她因面神经炎，被相恋两年的男朋友嫌弃。从她的故事中，我了解到人们对该疾病所产生的偏见。基于这样的观察，做深度的患者采访或自述视频成了我的创意方案之一。

我一共提供了三个方案。方案一是日常生活场景故事，主人公一觉醒来发现自己面瘫了，随后医生进行按摩操讲解；方案二则是聚焦网络热词“高冷脸”，视频将影视明星的“高冷面瘫脸”与真实的面神经炎做一个反差呈现；方案三则是面神经炎患者的自述，但寻找拍摄对象的过程并不顺畅。经过医院方和视屏制作公司的审核，我们敲定了方案二。

针对视频创意方案的创作来讲，去找到一个创意点是很困难的，需要对现状、患者、疾病都有很深刻的了解。此外，文本也是很重要的东西，好的旁白、台词都需要对受众偏好的话语风格有所了解。

最后，非常感谢李洁老师在“健康传播”课程和实践项目中传授给我们的内容，无论是知识、个人对健康传播的认识，还是视频传播得技巧，都让我受益匪浅。

钟　昕

历时近半年的“健康科普短视频创作与实践”项目至此已接近尾声，30 个视频已经全部制作完毕等待发布。这一次的项目经历是一次非常新奇的体验，也属实让我对短视频创作有了更为深入的理解与感悟。在本次的项目中，我主要负责与医院的营养科对接，创作有关Ⅱ型糖尿病科普的短视频内容。

在选题阶段，从寒假时起，我便开始有意识地浏览与搜集各类网络社区和媒体中有关营养类的健康知识，并在这一过程中逐渐发现，当下网络媒体中充斥着各种营养类的“伪知识”。对于具有较为强烈的饮食健康和形体保持等需求，但却没有足够的时间与精力去辨别健康信息真伪的都市青年人群来说，这种信息环境无疑是不友好的。因此，我早就定下了希望能以破除“营养伪知识”为内容主线，以相对有趣的形式创作简单易懂的营养学科普的选题基本构思，主动学习营养学知识，关注了许多具有认证的营养师的个人账号，做了许多相关的内容笔记。

在脚本创作阶段，根据医院方提供的案例，我总共产出了三个版本的脚本方案：第一个版本为“干货型”视频，计划使用短视频的传播形式，以专家讲解为主要内容，辅之以清晰、易理解的可视化图形来呈现。但这一版本的形式较为常规，缺乏趣味性和可看性；第二个版本是根据医院方所提供的案例创作的“情感向”视频，脚本以医院方真实接触过的糖尿病患者案例为原型，旨在拍摄一则含有温情元素的故事性科普视频；第三个版本以趣味卡通的形式，将人体各个部位拟人化进行营养原理科普讲解。权衡故事性与表现形式的趣味性后，我们选择将第二个与第三个版本进行综合，产出了最终的视频方案。

由于新冠肺炎疫情，本次我未能亲临现场感受完整的拍摄和制作过程，这是一个小小的遗憾。但在视频创作的过程中，我全程与营养科科室负责人进行对接，就脚本的创意和想法进行沟通，也收获了许多以前未曾有过的体验。

本次的项目经历，对我而言是一次全新的尝试。在此之前，我并未从零开始策划与制作过视频，也并不具有一套完整的视频内容创作的方法论。也正是因为经验的匮乏，在首次创作脚本时，我并没有给出一份令自己和医院方都满意的答卷。视频创作绝不等同于信息点的可视化堆砌，而是需要传播者根据传播目的、传播场景等进行进一步的包装，用最合适的形式触达最合适的人群。尤其是在互联网时代，内容策划需要更加具有用户思维和场景思维。在我负责的案例中，最终视频的传播端口主要为医院的官方网站与各平台的医院官方账号，而视频的传播目的主要为宣传医院品牌以及科普相关的知识。那么，在内容策划时，就不能仅仅只着眼于信息的“易读性”，还需要融入恰当的情感诉求与品牌记忆点，使得受众在对营养相关知识更了解的同时，也对专业的营养治疗方案和医院方品牌产生信任，才能算是达到传播目的。

在奠定了内容创作的基本方向以后，我们还需要一套科学的内容创作方法。在刚开始准备内容创作时，我的主要方法是先搜索视频内容相关的专业知识以及行业内的相关优秀案例，在具备一定程度的积累以后，再通过模仿，进行脚本的构思与创作。如此来看，我们所设计的内容基本上是在一种较为循规蹈矩的框架下进行的再组织。但在后来的视频与内容创作相关的实习经历中，我接触到了另一种不同的内容创作的方法。如广告行业常见的头脑风暴法，本质上是在不同创意的交流与碰撞中产出多种不设限制的方案，再根据一定的组织逻辑选取最符合目标的一种。

在同时接触到这两种内容创作的方法时，我一度感到困惑。因为从表面上看，这两种方法的思路是背道而驰的——一种似乎是规范框架下的叠加，但这种方法创作出来的内容似乎总是会缺乏亮点；另一种是天马行空的创想。但在仔细思考以后，我感觉到两种方法其实并不冲突，有创意、有亮点的内容不可能凭空诞生，所有在头脑风暴里出现的那些新鲜的想法，无不来自无数案例的阅览与积累。优秀内容的诞生一定是“厚积而薄发”的，因此，作为内容策划者应该要平衡好“积累”与“创新”的关系，在向优秀案例学习的同时，也不能拘泥于陈旧的框架。

此外，本次的项目还让我收获了宝贵的沟通与协调的经验，这一经验对我未来的职场生活也有很大的帮助。由于一则视频需要医院方、视频制作公司与我们策划方的三方协作才能最终产出，沟通和协调在这一过程中扮演着尤为重要的角色。在本次项目中，我自认为在沟通和协调方面做得不够好，这也是由于我缺乏相关经验。实际上，医院方在沟通中的主要利益诉求是产出更为优质的内容，以及宣传好医院方的品牌；视频制作公司主要的利益诉求是节约设计与制作的成本，最大化视频效益；而我们策划方的需求则更为单纯，主要便是产出优质的、具有创意的内容。

从诉求上来看，策划方和医院方在诉求坐标上是更为贴近的，但也可能出现冲突。比如在我负责的案例中，医院方选取了其负责过的老年糖尿病患者作为营养科的宣传案例，主要是出于宣传科室的成就的考虑。而从我个人的考虑来看，若要符合项目整体面向“青年”群体的健康诉求，选择以更为年轻的群体日常面临的一些营养相关的困扰作为素材，更能引发目标群体的共鸣。在这一点上，其实可以进一步沟通，与医院方商量调整案例素材，或是对现有案例素材进行改编。但由于项目执行时，我个人在沟通方面的经验不足以及精力有限，最终在这一点上没有争取到按原来的策划执行。

如今，我也将在这一项目中获得的经验用于我的实习工作中。当前我所做的实习涉及大量的内容策划与沟通执行的工作，这也让我得以从一个更全面的角度回顾这次的项目经历，吸取经验教训，并努力在未来成为一名更合格的传播从业者。

龚　昇

首先，需要感谢“健康科普短视频创作与实践”这个项目；我不仅从这个项目中学到了诸多健康科普知识，还依靠此次项目的经历成功获得实习机会——在微信搜索部门从事医疗健康行业方向的运营工作。

我所选取的视频主题是甲状腺结节和甲状腺癌。在了解甲状腺癌后，我才知道这个传说中的“懒癌”原来这么可怕：甲状腺结节是一种最常见的甲状腺异常，我国成人甲状腺结节发生率约为20.43%，差不多每5个人里就有1个患者；95%的甲状腺结节都是良性的，只需要患者定期复诊检查即可。目前，甲状腺癌治愈率高，手术治疗效果好。近年来，甲状腺癌的发病率以30%的速度上升，甲状腺癌患者逐渐呈年轻化趋势。

因本次系列科普短视频的基本定位与主题聚焦在年轻群体，我注重视频的创意和趣味性。在全面了解甲状腺癌的特性后，我发现甲状腺癌具有恶性程度低、病程长、发展慢、症状轻等特点。甲状腺癌是一种惰性肿瘤，医学界常常把它称为“懒癌”。

“懒癌”一词在年轻群体中已有了较高的传播度和既有影响力，年轻人多戏称自己是“懒癌患者”。我将“懒癌”这一概念作为科普视频的创意切入点，来改变年轻人对“懒癌”的态度，引导其对该疾病多关注、多了解、多预防。

确定了内容创意方向后，我对甲状腺结节和甲状腺癌知识点内容进行了细化整理，如“甲状腺癌是什么”“病因是什么”“症状有哪些”“如何预防”等重点知识。在此主题下，我确定了三个视频方案。

方案一是针对南方科技大学医院孕早期甲状腺癌根治案例的科普，主要以案例、解说、动画、数据的方式呈现。

方案二的核心是“滚蛋吧，‘懒癌’君”，将甲状腺等对象拟人化，采用创意手绘漫画和医生解说的形式，科普甲状腺、甲状腺结节、甲状腺癌的基本医学知识，再现甲状腺结节从形成到恶化为甲状腺癌的整个过程，并提醒受众如何预防甲状腺结节，注重保持良好的生活习惯（摄碘量的控制等），以及甲状腺癌的临床表现症状。

方案三的视频创意标题是《“懒癌”不可怕，可怕的是确诊“懒癌”后犯

“懒”癌》，在视频中加上患者实例来增强说服力度。

最终我们选定了拍摄流程最为简单的方案一。

在本次视频创作的过程中，我明白了健康科普的重要性，我们需要督促身边的人更多地关注家人和自己的健康状况，主动了解相关的疾病知识，早了解，早预防，长健康！

郑敏珊

随着新冠疫肺炎情蔓延全球，“健康”这一原本虚幻的概念变成重要的符码，成了一种必要的“社交货币”，这也让我们对“健康”有了新的理解和认识，让我们的健康意识也得到了一定程度的提升。在这样的背景之下，我深切地体会到“健康”也可以成为一种新型的社会资本，不管是专业的机构还是普通的公民，都可以传播健康知识，发行“健康货币”。那么，如何发行“健康货币”？以我主要负责的癌症科普视频为例，我认为主要有以下的方式。

一是发掘当前年轻人的“健康痛点”。

近年来，癌症在年轻人中的发病率持续提高。但许多年轻人对于癌症的理解并不深入，他们觉得癌症离自己很遥远。在资料搜索中，我了解到“健康折旧”这一重要概念：折旧模式是物质资本测度的核心问题之一，用以反映使用年限增加导致的生产效率衰减与资产价值降低。“癌症年轻化”也是“健康折旧”的一种呈现。我以此为逻辑起点，希望能够以“如果不从年轻开始存贮健康资本”，就可能加速“健康折旧”的风险这一理念来提醒年轻人，让年轻人提高癌症防范意识。

二是在内容转化层面，把握知识性的同时，注重趣味性。

我在内容创作的时候将视频分为两个部分。视频的第一部分主要使用了动画元素。由于癌症的比较难以具象化，直接呈现癌症可能会引起观众的不适，因此，我用黑衣人的形象来隐喻“癌症”。展现年轻人在经常吃外卖、熬夜加班工作后，黑衣人离年轻人越来越近，罹患癌症的风险越来越高的现象。

视频的第二部分主要是医生科普，从现象、原因到筛查方式，层层深入，向观众介绍多种癌症早期筛查的知识。

三是，要重视短视频的社交属性。

我认为短视频不仅仅是一种传播形式。在健康传播领域中，它可能成为新型的“健康知识货币”。健康科普短视频能够承载多样的信息，以碎片化的形式进行流通和传播。健康科普短视频具有相应的医学、健康等学习价值，成为一种疫情时代的社交货币，并已嵌入到人们的生活中。因此，我们在制作健康科普短视频的时候，可以多考虑它的社交属性，提高其传播价值，更好地发挥健康科普短视频的作用。在本次的视频制作中，考虑到其传播属性，我使用了动画形式，并且设计了年轻人比较熟悉的熬夜加班、经常吃外卖等场景，还参考了著名港片《无间道》经典镜头，希望能够引起观众的共鸣，激发起公众的分享欲望。

在健康科普短视频的制作过程中，我们不仅要有传播者思维，还要重视它的社交属性、传播价值和“健康”意义。

杨晓兵

“健康科普短视频创作与实践”是一个能够将学习理论结合实践产出的项目。这项开启于 2021 年春季的实践项目，主要是为南方科技大学医院创作健康科普短视频。这也是一次踏出校门学习的过程。通过为南方科技大学医院创作属于每个科室的宣传短视频，锻炼我们对新媒体的掌握，落实知行合一的学习目标。

在媒介技术飞速发展的今天，传统的写作技能对于新闻传播学子已经远远不够。纸上谈兵是学习过程中最为诟病的，只有不断实践打磨专业，才能帮助我们快速进入社会，迅速适应社会的发展，满足就业市场。

在这次实践中，我收获颇多。在创作健康科普短视频的过程中，我感受到了自己作品的生命力。

在老师的指导下，我用较为规范的格式和形式阐述了自己的思想，设计了“脑卒中”短视频脚本。脚本的策划饱含着创作者对主题的理解，我掌控了整个视频的叙事方式和呈现形式。视频脚本的创作犹如“设计师”，而视频的可视化是“建筑员”，视频的整个质量依赖于脚本，也依赖可视化制作水平。我为“脑卒中”设计了两套短视频脚本，但其中一个操作难度过大，文字能清晰展现的内容，画面未必能做到，无法形成最终的作品。但另一个视频脚本成功地被视频制作公司以动画的形式呈现出来，最终形成一支完成度较高的作品，并作为代表参与第二届南方健康科普大赛。

在“图像转向”的今天，视觉是人们感知、理解外在事物的重要方式。短视频则结合视觉与听觉，延伸了人们的器官，满足了人们对信息的需求、娱乐的需求以及检测环境的需求，是目前非常受欢迎的传播手段之一。我乐于学习创作短视频，在传播实践中感受短视频的魅力，并掌握创作短视频的关键要领和重要步骤。

黄懋俊

我负责儿科黄疸病的视频创意方案。新生儿有着生命之始的美好、脆弱与成长的特性；而黄疸病的常常以“黄”颜色为标志，有着凋零、枯萎之感。所以我在此视频方案中，通过开春之际的鲜活、喜悦到秋黄时分的萎靡、无力感的变化，来表现生病所带来的痛苦。

为了更好地传播晦涩的医学知识，动画这种叙事形式逐渐流行起来。动画不仅是一种生动的信息呈现形式，还可以突破图像、视频等在素材采集方面的限制，进行更自由的表达。

我以颜色、光影的转换连接全片：绿色象征活力，红色象征警诫，黄色象征枯萎；此外，红色以红细胞的形象出现，阐述疾病形成病理，黄色为黄疸病的症状。视频详细讲解了疾病病理、治疗方案等知识，对科普内容进行输出。

在创作过程中，我初次尝试撰写脚本，分镜头及方案，在以前从未尝试过的内容上进行表达。完成初步方案后及时与相关医生沟通，得到反馈后进行调整，尽量更大限度地保留医院的建议，同时不破坏视频的完整性。

朱星星

犹记得那天和崔医生电话沟通完，她跟我说：“辛苦你写一下脚本，将医学知识以大家喜闻乐见的方式科普出来。”这样一句简简单单的嘱托，像是一场隐秘的授任仪式，答应这句话的同时，一种神圣的责任感在我心中升起。

这次分配给我的任务是科普耳鼻喉科科室，我的切入主题是“耳石症”。我需要全方位地搜集整合资料，熟知医学科普视频的形式风格，了解耳石症的病症特点、治疗手法等，发散创想，尽可能完善创想，呈现一个完成的故事脚本，是一次熟悉又充满挑战的“升级打怪”任务！

但是在收集信息的时候，我就已经开始漏洞百出。网络上的信息太多了，没有医学专业素养的我，并不知哪个是真，哪个是假。我尝试整合完毕之后与相关医学负责人崔医生沟通，结果崔医生说：“其实这些信息里有误区。”崔医生一下子就点明了我的误区，并且给我指正方向。此次之后，我感受到她的专业素养并且明白沟通是个非常重要的环节，省去了很多闭门造车的认知错误。

同时，就像最开始说的，崔医生的信任赋予了我神圣的责任感：哪怕没有人知道脚本创作过程的艰辛，以及脚本创作人是谁，我也会重视作品的呈现效果和传播效果。“会有人看到这些视频之后觉得有帮助吗？”我常自问，“哪怕只有一个人，那也值得。”我如此自答。

崔医生在脚本创作期间给我的支持与帮助是我能顺利完成脚本的重要推力与精神动力，我十分感谢崔医生。

初版的脚本写出来后，崔医生退场了，我开始接受技术上的审判——视频制作公司登场。视频制作公司的负责人反复与我们核对脚本，同步修改意见，指导我们修改脚本。这种专业的审判，对我来说是非常有价值的，这不仅仅是出于传递正确的健康信息的考量，更多是该如何传递才能收获更多效果的考量。他们用更为商业化的专业实践能力，帮助我们完成整个项目的商业化转身。

我很难有机会能够真正接触到一个会“出街”的项目，而这次的实践就给了我一次这样的机会。虽然自己的产出只是贡献了这个项目非常细小甚至有些微不足道的一个部分，但是参与整个项目进程就值得我不断回味学习。

最后，感谢南方科技大学医院的所有人，尤其是和我对接的崔珑医生，还有暨南大学相关负责人李洁老师，以及参与讨论推进创意落地的小组组长、组员们，以及视频制作公司团队，也给大家道声：“辛苦啦！”

王　琦

在本次“青年健康说”医学科普短视频创作中，我担任了第三组的专业组组长，同时主要负责皮肤科科室的短视频创作。

作为非公共传播方向的同学，我对健康传播的议题也充满了兴趣：一方面希望结合自己视听传播方向的创作优势，能够接触不同的传播议题；另一方面由于包括新冠肺炎疫情在内的重大公共卫生事件的出现，我愈发意识到健康传播的重要性。因此在研一时期，我就参与旁听了健康传播的课程，并第一时间报名参加此次实践。

作为组长，在最初的选题筛选上，我和统筹组长就先达成共识；需要结合科室选题来选择科室，优先选择符合年轻人关注重点的科室，便于后续创意内容的发散思考。最终我们确定了血管与肿瘤介入科、妇科、皮肤科等热门科室。

在脚本修改阶段，根据李洁老师以及医院方的整体修改意见，我们在小组内进行了互评。我们修改了之前的面向年轻人的方向，选择更加贴合普通群众的风格，减少“玩梗”的内容，删去拍摄难度较大的镜头，在短视频中增加医生讲解的部分。

整体而言，在这次学习中，医院方面给予了极大的创作自由，从选题到策划，主要的创意点都可以由我们自己把握，我们也通过这一过程学习到了许多，并借着机会学习了许多健康传播的案例。总的来说，这次实践是一次不错的体验，让我们以团队的方式接触到了健康传播的方方面面，对行业整体有了初步的调研与总结，了解到了包括医院、校方、专业视频制作公司在健康传播中的处境，明白健康传播的未来发展注定是一个寻求三方合力的过程，并不是简单的单方努力结果。

徐汝佳

当我第一次看到30个科室具体的视频主题时，我便决定我要写妇科的脚本。

妇科的主题是“宫颈癌女性年轻化，宫颈癌如何早预防，如何做早筛”。四年前，我外婆就是因宫颈癌去世的。从她被确诊到去世，只有短短的一年。

我还记得医生取活检时，躺在病床的外婆用手遮住了脸：“真是造了大孽，太丢人了。”那是七十岁的外婆第一次接受妇科检查。彼时，“两癌免费筛查”项目已经在中国农村推行了七年。

外婆的去世对我的打击很大：为什么我没有早点关注这个致死率极高的癌症？为什么我对宫颈癌的认知只停留在梅艳芳身上？为什么我不关注家里长辈

的体检状况？

第一次写脚本时，我便倾向于纯科普，重在传播宫颈癌的死亡率、预防宫颈癌的方法、女性定期筛查的频率、宫颈癌筛查的步骤等信息。但只罗列信息点的“说教式”视频过于死板，而且三分钟的短视频也难以承载如此密集的信息。

所幸我有脑洞很大的组员们，在开会的过程中，他们经常给我灵感：不要局限于真人出镜，可以考虑动画效果，尝试构造场景。以及，因为深圳的年轻人较多，健康科普视频的受众也大多是年轻人，要切中年轻人的痛点，传播效果才可能更好。在和组员几次探讨后，我终于敲定了我脚本的第一幕场景：

一年轻女子坐在医院候诊室的长椅上，身后房间门上是“妇科”的字样。她神情沮丧，手上拿着一份检查报告：“我才 21 岁，就得宫颈癌了吗？”

“万事开头难”不假，但过程着实也没轻松到哪儿去。脚本的写作不是敲几行字就能完成的，还要确定故事发生的地点、事件、角色性格、角色的对白和动作、旁白、音乐等，当这些工作细化到每一项时，我才发现这项工作并不简单。虽没有前往拍摄现场亲自持机拍摄，但我需要确定好拍摄方式、景别、画面内容和声音。脚本写出的那一刻，我感觉自己已经亲手拍完了这个短片。

此外，专业上的晦涩名词也对我的创作造成了不小的阻力。低级别宫颈鳞状上皮内病变 LSIL 是什么？灶性 CIN Ⅱ级伴湿疣严重吗？宫颈液基细胞检查报告单怎么看？在此，感谢南方科技大学医院妇科魏雪花医生的耐心指点。魏医生给我耐心解释了医学名词的含义，宽容地接纳我的无知：“没关系，你写完后给我看，我来给你把关，不要担心。”虽然医院的工作十分繁忙，但她依旧及时给我反馈。

在创作者身份之外，我还是统筹组长之一。我自认为是个没有太大领导能力的人，但幸运地遇到了一群靠谱且有趣的组员。在与他们沟通的过程中，我并没有遇到什么棘手的难题，还常常被他们聪明的脑袋瓜给惊艳到：王琦曾想过用金庸武侠片的路子来拍皮肤性病科的“刀光剑影”；朱星星能从韩剧里获取灵感，写出非常具有喜剧效果的脚本；杜肖锦贴合“社会性死亡”互联网热词，来介绍一个不那么常见的疾病；徐倩倩在收集完一波胃癌资料后陷入对胃癌的恐惧之中，去医院做了一个全面检查，获得了宝贵的体验。

从二月到九月，从空白的文档到成型的短片，我终于有了那么一点自豪感。二月初，我第一次听说工作坊的要求是 30 个短片时，心中充满了震惊：“这是不可能办到的任务！”但最后我们办到了。

遗憾也是有的：因为疫情，我们没法前往深圳参与视频的拍摄。说一千道一万，我们仍旧停留在“纸上谈兵”。如果能和组员携手拍出自己的作品，我的成就感应该会翻倍吧！

徐倩倩

卒稿之余，掩卷而思，心绪竟至无法平静。新闻传播带给我一个与文学不同的世界。在这里，我学会质疑权威，反思共识，警惕被建构的路径，悲悯远方的哭声……这次实践更让我有机会将束之高阁的学术与实践、与实际生活相连接，尝尽千滋百味。

出于对视频拍摄、制作的懵懂与憧憬，我报名参与“青年健康说”医学科普短视频创作实践，开始在自己并不擅长的领域摸索学习。小组全员第一次见面时，我们在图书馆的讨论室开启头脑风暴，大家一起分享自己选择所选主题的初衷。有趣的是，在视频选题选择上，我们都从自身出发，“以我为主、为我所用”。可见，传播内容与受众的“接近性”尤为重要。愉快的讨论室会议结束后，原本毫无方向的我在小伙伴的分享中找到了一些思路，开始了天马行空的短视频脚本创作。

人非磨炼不懂事，事非经过不知难。面对写下的文字，犹如面对一名襁褓中的婴儿，虽有诸多不完美，但充满希望，充满生机。而为此付出的辛劳和汗水，此刻也一并化作美好的祝愿期待和忐忑。在脚本创作的这段时间里，我查找阅读了国内外关于胃癌的多篇学术研究报告，转战各大视频、短视频平台观看不同主题、不同形式的健康短视频；也曾慌慌张张跑到华侨医院挂号做胃镜检查，唯恐自己“身陷癌症而不自知”，错过胃癌最佳治疗时间；还数次跑到广州市图书馆查询资料，兴奋地捡拾着学术长河里的珍贝，一心扎在自己的“造梦空间”，丝毫没有考虑拍摄的条件以及能否呈现等现实客观因素。而最终视频的拍摄时，也由于新冠肺炎疫情反复，我无法外出，未能参与其中。

林语堂在《吾国吾民》中提到，讲情理的人常能保持平衡，而讲逻辑的人则丧失了平衡。如何权衡“情”与“理”的平衡，同时兼顾最后的呈现效果也是健康传播短视频创作中的难点和重点。而健康传播也不仅仅是视频与观看者的关系，更是健康传播与社会之间的相互关系，小到日常起居的点点滴滴，大到全球化的健康治理，无不包含着和建构者健康、传播与社会之间的错综关系。

“传播”二字并不如写起来这般容易简单，不论何种传播，路漫漫其修远兮，需耐心品之、实践之。

林晓玲

当初选择参与“健康科普短视频创作与实践”项目主要是为了锻炼一下自己的视频制作能力，且我本人对于健康话题较感兴趣。

这次实践的第一项任务就是自主选择科室并进行脚本撰写。对比一番，我选择了内分泌科。内分泌科发布的选题内容是“青少年糖尿病”。对于一个完全不懂医学知识的文科生，我拿到这个话题后只能先去问百度。在查阅了相关的资料后，我终于弄清楚了青少年糖尿病的起因、病症以及治疗手段等基本知识。我开始观看各种健康科普短视频，希望从中获得一些灵感。

观看了几天的健康科普短视频后，我结合前期整理的青少年糖尿病知识，开始梳理脚本框架和创意点。我将视频定位为青少年糖尿病科普视频，采用动画以及医生真人讲解的形式，初步完成了脚本撰写。而后根据医生和老师的修改意见进行修改，写出了两版不同的脚本创意方案。

一是采用动画小剧场一问一答的形式，模拟医生和病人问诊对话情景，从而传播青少年糖尿病的相关知识。

二是采用互动视频的形式，在视频开头展示几则青少年糖尿病的新闻报道，再通过“你是否喜欢喝奶茶”“你是否喜欢喝碳酸饮料”“你是否爱吃高热量食品”“你是否不爱运动”的反问形式调动观众的求知欲，并搭配打钩与打叉的动画展示。随后，视频从基因和进化角度就青少年糖尿病问题进行讲解，最后医生提出忠告。

这两版视频脚本都得到了对接医生的肯定，由于视频制作公司动画制作技术的限制，无法将脚本内容完美呈现出来，因此我开始第三次修改脚本创意方案，最终视频创意得到各方的认可。

在此次脚本创作的过程中，我体会到创作的不容易，光有创意想法是不够的，还需考虑实际操作的可行性，综合各方因素。

在与医院方、视频制作公司的沟通中，我发现，医院方更多考虑的是健康视频传播效果的问题，而视频制作公司则更加考虑健康视频制作的问题。因此在与双方进行沟通的时候，需要清楚双方的需求，考虑综合双的意见，同时尽可能保留脚本中的创意点，在双方的对峙中坚持自己的立场。对于医院方和视频制作公司的意见，脚本创作者也需要一个强心脏，学会以平和的态度去应对，学会解决问题更重要，抱怨和不满只会让事情更加糟糕。因此我认为此次实践也是一个磨炼心性的过程，未来的职场道路必定比现在遇到的问题更困难。

此次实践也有一些让自己遗憾的地方，由于时间安排的问题，我们没法参与视频的拍摄和剪辑，希望下一届的学生能够体验全过程。

敖泽晨

名医特鲁多曾言：“医学有时是治愈，常常是帮助，总是去安慰。”这次我负责的脚本创作主题正是这样的一片生命禁区——儿童白血病，在面对这样一种疾病时，人们更多能做的只有预防。既能够帮助普通人预防疾病的发生，又能够为已经患病的家庭提供安慰，是这次脚本创作的根本出发点。

科普类短视频的创作前提是自身的知识量储备，考虑到医生工作紧张，在询问医生之前，我先查询了儿童白血病的相关文献，并初步拟定了文献中相对模糊的信息作为要询问的问题。

南方科技大学医院血液科张岩医生在工作结束后的深夜，一一悉心解答了我的疑问，并将专业书籍中的介绍拍给我看。在初步了解到儿童白血病的准确信息之后，创作就可以正式开始了。

能够对儿童白血病患者产生直接且深刻影响的人群就是家长，这一群体往往是“80后”群体，具有一定的媒介使用习惯，但是缺乏医学知识。他们对于儿童白血病的认知，往往只停留在危害的层面，对其风险性、预防因素、危险因素认知不足。因此短视频创作的重点就是要将家长认知最少、最感兴趣、价值最大的信息及时传递给他们。

平台特性的不同决定了短视频创作策略的不同，短视频可选择的平台主要是两种：一是相对年轻化的B站，一是更具有普遍性的抖音。为了应对这两种不同平台，我创作了两种不同类型的短视频脚本。在B站上，互动视频是相对比较热门的短视频创作形式，这种形式能够以游戏的形式进行科普，观众可以自由选择答案通往不同的分支视频，从而对知识拥有更深的印象。而针对抖音，我选择了“医路前行巍子”这个账号的短视频进行对标学习，以最简洁明快的方式进行短视频的科普。

在观看了大量短视频样本后，我发现：短视频的封面文字往往用一句话交代视频内容的重点，以此吸引受众的注意力；开场白的主要作用在于加深品牌印象，提高粉丝留存率；在视频开始的15秒内就要充分调动受众的情感，这里可以利用用户的恐惧心理或好奇心理，促使观众继续观看；在对视频核心内容进行展现时，应分点进行简明扼要的介绍；在片尾，用简短的语言求一波关注是非常有效的。

我在这次脚本创作过程中，深入了解了儿童白血病，并在这个了解过程中，切身体验到了医生这一职业的责任与担当。深夜回信息答疑解惑的张岩医生、艰涩难懂的医学文献、望而生畏的疾病苦难，这一切都让我感受到了公共卫生宣传的重要性，只有做好科普工作，防患于未然，才能够减轻医生的负担、减少患者的不幸。

谢一妍

从寒假到暑假，“健康科普短视频创作与实践”项目历经了许多个不同的阶段，我也在每个阶段的学习中得到成长。

进入该项目之前，我对视频的拍摄和制作只有一些不成熟的尝试和经验，对健康科普类短视频的了解也并不丰富，因此我特别想借着这次机会更加深入全面地参与到一个短视频制作的周期中，也为自己储备一些健康类的科学知识。

我被分到的科室是呼吸内科。阅读了参考资料以后，我才发现原来身边最常见的“打鼾”这一现象就属于呼吸内科的范畴。

而随着与对接的郭丽华医生的交流，我对打鼾、哮喘等呼吸内科常见的疾病有了更加深入的认识。比如哮喘是一种慢性气道炎症性疾病，春天空气中花粉、霉菌孢子等过敏原的浓度将增加6～8倍，如果外出时不做好防护工作，很有可能会引发哮喘。再比如，打鼾其实是一种病，长期打鼾严重者可能需要呼吸机来帮助进入睡眠，而儿童打鼾更是不容忽视，当家长不能确定究竟是什么原因导致孩子打鼾的时候，必须尽早带孩子去看医生。

了解了一些基本科学知识以后，我开始了科普短视频的脚本撰写工作。而这一步并没有我想象得那么轻松。一开始，我是以打鼾为科普重点，希望能用情景剧＋科普的形式，利用科学建模具体展现成年人打鼾的危害，并举例指出一些辨别危险鼾声的办法。在抖音、微信视频号和医院大厅及相关科室等渠道滚屏播放该视频，来纠正人们对打鼾的误解，指出打鼾的危害。我想要模拟的场景是在大学男生宿舍中：深夜，A 打鼾将其他室友 B、C、D 都吵醒了，由此引发的一系列“吐槽”和疑问，将知识性科普穿插在三位男生的对话之中。但是在后续的沟通中，老师、医院和视频制作公司之间出现了意见分歧，这个方案只能搁置。

在经历了几次漫长的线上讨论之后，我们终于确定了视频制作的方向和脚本撰写的格式。这次，我以哮喘为科普重点，一共给出了三个脚本方案，分别是动画科普型、情景剧互动型和一问一答型。我希望可以利用一个肺部的 3D 建模动画，清晰详细地说明哮喘发作后的状态、诱发哮喘的各项环境因素、哮喘的危害等；或者是利用大热的互动选项来说明哮喘的全球大数据、危害、诱因、应对办法、治疗和预防措施等；第三个方案是采用最传统的一问一答形式，利用一个拟人化的小兔子形象向医生进行提问，清晰简明地向受众传达想要进行科普的知识点。

通过这次实践的学习和锻炼，我收获了很多，希望以后也能有这么好的机会继续学习！

杨雪怡

2020 年初一场突如其来的新冠肺炎疫情扰乱了人们的正常生活秩序，使人们对于健康知识有了更高的需求。与此同时，来自工作、家庭、学习、生活等各方面的压力使人们早已不堪重负，猝死、癌症、抑郁症等健康问题层出不穷，且有年轻化趋势，这也让人们越来越关注自身的健康问题，对健康知识的需求达到了新的高度。

短视频作为近年来发展迅猛的新兴媒介，凭借其碎片化，去中心化等特点迅速成为受众获取信息的高效方式。我很荣幸能参与这次南方科技大学医院与暨南大学新闻与传播学院的合作项目——“健康科普短视频创作与实践”项目，在整个创作过程当中自己也获得了一些新的体会，借此分享一下！

我负责对接的视频内容方向是心内科。在了解到自己负责的科室后，我第一时间进行了资料搜集，我了解到心内科治疗的疾病包括心绞痛、高血压、猝死、心律失常、心力衰竭、期前收缩、心律不齐、心肌梗死、心肌病、心肌炎、急性心肌梗死等心血管疾病。我打算从科室的特点入手选取视频的主题。

现有的调查显示，至少35%的人曾经发生过一次心悸。这种病症原本多见于中老年，但是近年来屡屡出现年轻人猝死、过劳等新闻。心悸降临时，患者自己感觉体内的“小心脏”在乱蹦跶，胸口闷闷的不舒服。这便是我此次科普的切入点。

在创作过程中，我秉持着成功的健康科普视频必须具备一定的传播价值和吸引力的法则，希望可以通过一些新颖的形式来让短视频具有创新性：视频节奏明快，语言通俗、诙谐有趣；符合实际真实场景，用夸张的演绎方法在视频开端吸引注意力；医生解说深入浅出，抓住主要问题，不说教，多说干货；配乐灵动、多场景穿插，符合短视频传播特点。在此次实践中，我更希望可以用年轻人喜欢的表现形式来引入话题，如脱口秀、微电影、小剧场等。

在创作的过程中，我还选取了一些值得借鉴与参考的视频案例和健康科普视频 IP，比如说全网拥有近300万粉丝的科普博主——“灵魂健身杨老师”。他的视频内容以健身科普和训练干货为主，擅长用趣味“有梗”的方式呈现视频内容，被网友称为健身界的一股清流。另一个我觉得很具有参考价值的案例是，泽桥科普发布的《甲状腺，一个重要的小器官》。甲状腺健康疾病和心内科一样，是一个易引发关注的话题。泽桥科普采用动画的形式，表达方式直观、通俗、易懂。

带着想法，我和黄毅医生进行了探讨，她为我提供了不少科室专业知识，帮助我去增强视频的专业性和实用性，但也给了我足够的创作空间，也很感谢视频制作团队，尽可能地配合我的想法，协助我去优化落地。

张丽秋

在医院、校方以及视频制作公司的共同努力之下，“健康科普短视频创作与实践”项目取得了初步成果。项目围绕30个科室进行话题的选择与策划，结合社会健康痛点进行内容创作，实现了内容和方法的有机结合。

对我而言，从选题、策划到脚本的创作，每一个环节环环相扣，每一个环节都有不一样的体会，在这个过程中我最大的感悟是：创作不是闭门造车，更重要的是观察、沟通，天马行空的同时也要注重想法是否能落地。

我选择的科室是急诊科，话题是“如果有人倒在你面前，你会怎么做”，科普重点是心脏复苏。心脏复苏是一个非常具有现实意义的话题，尤其是在“高以翔事件”后，但对我个人而言，这是一个非常庞大的话题：是从心脏复苏的定义入手，还是从如何进行心脏复苏开始？心脏复苏的科普十分普遍，怎么才能有所不同呢？如何在短时间内更好地输出内容重点？

更重要的是，作为视频创作小白的我并没有相关的脚本创作经验，问题多得好像乱成一团的毛线球。在这样的背景下，南方科技大学医院的陈启松医生给予我很大帮助，他结合自身的专业知识和经验，提出视频应聚焦于年轻人，从运动性猝死角度切入，视频重点应该在于心脏复苏技术和 AED 的使用。明确了视频创作的重点后，他还为我提供了丰富的医学资料。

在陈医生的指导下，我迈出了脚本写作的第一步，我选择知识性科普和情景剧相结合的形式，对猝死以及心脏复苏进行科普。但该创意存在脚本过长、讲述过于复杂、情景剧操作难度较大等问题。

而我们和视频制作公司也存在沟通的问题：每位同学创作出的脚本形态各异，给制作视频公司带来了困难，也使得视频难以形成统一风格，无法突出系列特点。问题发生后，李洁老师迅速与医院方、视频制作公司进行沟通，明确了视频各方面要素，也向我们提出在创作过程中要及时沟通的要求。同时，组长们也及时召开会议，一起讨论想法，让视频脚本的创作更加顺利。

在递交了第二次方案后，视频制作公司及时提出问题，并给出示例，针对存在的普遍问题提出了要求，帮助我们明确了视频脚本撰写的方向。从长篇到简明扼要的概括，从单纯的文字到图文融合，在沟通中，我将观点更好地表达了出来。

在整个创作过程中，一方面，我明白了沟通的重要性，只有沟通才能让想法明确，才能让问题更加清晰；另一方面，我也发现，视频创作不仅需要创意，更需要联系实际。对于健康科普而言，能够激发公众的忧患意识，从而更好地记住健康知识才是重点。

项目就此告一段落，在这个过程中，我学到了更多的医学知识，接触到了自己没有接触的领域。希望“健康科普短视频创作与实践”项目所产出的视频能够得到公众的喜欢！